纳米生物材料

Nanobiomaterials

聂立波 主 编
黄 钊 龚 亮 副主编

·北京·

内容简介

《纳米生物材料》从生物纳米材料的概念、分类和表征方法出发，主要介绍了生物纳米材料的特点、性能、制备方法及其在生物医学中的应用，分别就生物纳米金属材料、生物纳米陶瓷材料、生物碳纳米材料、介孔硅基生物纳米材料、生物纳米高分子材料、生物分子纳米材料、生物纳米复合材料进行了详细阐述，并介绍了生物纳米材料在生物传感、成像、药物递送、组织工程等方面的前沿应用与发展趋势。

本书可作为生物医学工程、材料科学与工程等专业本科生和研究生的教学用书，也可供从事相关领域科研、教学和生产的人员参考使用。

图书在版编目（CIP）数据

纳米生物材料 / 聂立波主编；黄钊，龚亮副主编. — 北京：化学工业出版社，2024.8
ISBN 978-7-122-45782-0

Ⅰ.①纳⋯　Ⅱ.①聂⋯　②黄⋯　③龚⋯　Ⅲ.①纳米材料-生物材料-研究　Ⅳ.①R318.08

中国国家版本馆 CIP 数据核字（2024）第 111265 号

责任编辑：赵玉清　旷英姿　　文字编辑：周　倜
责任校对：边　涛　　　　　　装帧设计：刘丽华

出版发行：化学工业出版社
　　　　　（北京市东城区青年湖南街 13 号　邮政编码 100011）
印　　装：河北延风印务有限公司
787mm×1092mm　1/16　印张 12¾　字数 301 千字
2024 年 9 月北京第 1 版第 1 次印刷

购书咨询：010-64518888　　　　　售后服务：010-64518899
网　　址：http://www.cip.com.cn
凡购买本书，如有缺损质量问题，本社销售中心负责调换。

定　　价：49.80 元　　　　　　　　　版权所有　违者必究

前　言

　　生物纳米材料是用来对生物体进行诊断、治疗，置换或修复损伤组织、器官，增进其功能的纳米材料。由于纳米材料具有许多传统材料所不具备的独特的理化性质和生物学效应，在生物医用领域具有广阔的应用前景，生物纳米材料已成为各国科学家竞相研究和开发的热点。随着社会经济发展和人们生活水平的提高，保持生命健康、提高生命质量已成为广泛共识，人们对生物纳米材料及其相关医用制品的需求也越来越多。在国家政策的大力支持下，生物纳米材料的研究、转化和生产发展迅速，生物纳米材料成为国家经济发展的重要产业之一。

　　本书是作者在多年来从事生物纳米材料科研和教学工作的基础上，参考国内外相关文献的最新研究成果编写而成，内容包括生物纳米金属材料、生物纳米陶瓷材料、生物碳纳米材料、介孔硅基生物纳米材料、生物纳米高分子材料、生物分子纳米材料、生物纳米复合材料的特点、性能、制备方法及其在生物医学中的应用，并介绍了生物纳米材料在生物传感、成像、药物递送、组织工程等方面的前沿应用与发展趋势。力求在阐明生物纳米材料基本知识的基础上，反映该领域的最新研究进展。全书按照材料属性分类，对生物纳米金属材料，生物纳米无机非金属材料、生物纳米高分子材料、生物纳米复合材料进行了阐述，此外，基于生物纳米材料的前沿研究，增加了生物分子纳米材料章节。本书可以作为大中专院校生物医学工程、材料科学与工程等专业本科生和研究生教学用书，也可用于相关企事业单位科技人员参考阅读。

　　本书由湖南工业大学聂立波教授主编，黄钊、龚亮任副主编，苏伟、周贵寅、郭文炎、李广利、马靓、唐曾民、陈瑶、刘军、陈慧、汤力、唐英、李青等老师参与了本书的编写，唐敏老师对本书章节进行了校对。

　　由于作者水平有限，书中难免有不足之处，敬请广大读者批评指正。

作者
于湖南工业大学
2024 年 4 月

目 录

第1章 绪论 ··· 1
 1.1 概述 ··· 1
 1.2 生物纳米材料的分类 ·· 5
 1.3 生物纳米材料的发展展望 ·· 10
 参考文献 ·· 12

第2章 生物医用纳米材料表征 ·· 13
 2.1 概述 ·· 13
 2.2 纳米材料的理化性质表征 ·· 14
 2.3 纳米颗粒细胞吸收和细胞毒性评价 ··· 22
 参考文献 ·· 25

第3章 生物纳米金属材料 ·· 27
 3.1 概述 ·· 27
 3.2 生物纳米金属材料的制备及应用 ·· 31
 3.3 生物纳米金属材料的毒性效应及其机制研究 ····························· 67
 参考文献 ·· 71

第4章 生物纳米陶瓷材料 ·· 73
 4.1 概述 ·· 73
 4.2 生物纳米陶瓷材料制备方法 ·· 76
 4.3 生物纳米陶瓷材料特性及应用 ··· 82
 4.4 生物纳米陶瓷材料生物安全性研究 ·· 103
 参考文献 ·· 105

第5章 生物碳纳米材料 ··· 107
 5.1 概述 ·· 107
 5.2 碳纳米材料的制备 ·· 115
 5.3 生物碳纳米材料的应用 ·· 120
 参考文献 ·· 131

第6章 介孔硅基生物纳米材料 ·· 132
 6.1 概述 ·· 132
 6.2 介孔硅的主要特性 ·· 133
 6.3 药物输送介孔硅 ··· 136
 6.4 基于介孔硅的生物传感器 ··· 142

参考文献 ……………………………………………………………………… 147

第7章 生物纳米高分子材料 ……………………………………………… 148
7.1 概述 …………………………………………………………………… 148
7.2 纳米高分子复合材料 ………………………………………………… 148
7.3 纳米高分子材料的制备 ……………………………………………… 149
7.4 纳米高分子材料的应用 ……………………………………………… 157
参考文献 ……………………………………………………………………… 164

第8章 生物分子纳米材料 ………………………………………………… 166
8.1 概述 …………………………………………………………………… 166
8.2 核酸纳米生物材料 …………………………………………………… 166
8.3 蛋白质纳米生物材料 ………………………………………………… 170
8.4 多肽纳米生物材料 …………………………………………………… 173
参考文献 ……………………………………………………………………… 175

第9章 生物纳米复合材料 ………………………………………………… 177
9.1 概述 …………………………………………………………………… 177
9.2 先进有机/无机复合纳米材料 ………………………………………… 177
9.3 先进复合纳米材料的合成 …………………………………………… 178
9.4 功能复合纳米材料的结构与表征 …………………………………… 182
9.5 智能杂化纳米材料在生物医学领域的应用 ………………………… 187
参考文献 ……………………………………………………………………… 197

第1章 绪论

1.1 概述

1.1.1 生物材料

生物材料一般是指与生物体组织接触，可用于诊断、治疗、修复或替换人体器官或增强其功能的一类天然及人工合成的高新技术材料。生物材料可以是天然材料、合成材料，也可以通过各种技术对材料进行改性或修饰。生物材料主要应用于医用领域，很少单独使用，通常被制成医疗器械。20世纪初，高分子材料开始得到应用，许多人尝试用它做人体植入试验，到目前为止，被详细研究过的生物材料已超过1000多种，广泛应用的则有90多种，这些材料主要为天然或合成高分子材料、金属材料、生物陶瓷、医用碳素材料以及它们的复合材料等。随着对生物学、材料学及其交叉学科的深入研究，各种新型的生物材料被不断开发出来并投入临床使用。

生物材料目前研究更多的是材料的生物学性能，主要是材料与生物体组织间的相互作用。与生物系统直接接合是生物医用材料最基本的特征，如直接进入生物体内的人工骨、牙心、肺、肝、肾等装置中与血液直接接触的材料等。除了应满足各种生物功能等理化性质要求，生物医用材料都必须具备生物相容性，这是生物医用材料区别于其他功能材料的最重要的特征。生物相容性是指材料在宿主的特定环境和部位，与宿主直接或间接接触时所产生相互反应的能力，是材料在生物体内处于静动态变化过程中，能耐受宿主各系统作用而保持相对稳定，不被排斥和产生明显有害效应。生物相容性包括了材料的许多特性，如细胞毒性、组织相容性、血液相容性等。生物材料的表面设计可以影响生物体组织界面与移植材料界面的相互作用，生物材料表面的拓扑结构是决定其生物学性能的关键因素之一。生物材料的化学结构和表面特性影响材料的生物相容性，包括界面自由能、表面亲疏水的平衡、表面电荷、化学结构和功能基团、分子量、多聚物的可伸缩性、表面形态结构和粗糙度等。

生物材料是研制人工器官及发展一些重要医疗技术的物质基础，不同的生物材料具有不同的使用性能。生物医用材料是一类具有特殊性能、特种功能，可用于人工器官、外科修复、理疗康复、诊断和治疗疾患，并对人体组织无不良影响的材料。目前用于临床的生物材料主要包括：生物医用金属材料、生物医用高分子材料、生物陶瓷材料、生物医用复合材料等。

生物医用金属材料是用作生物医用材料的金属或合金，又称外科用金属材料或医用金属材料，是一类生物惰性材料。医用金属材料具有较高的机械强度和抗疲劳性能以及良好的生物力学性能，是临床应用最广泛的承力植入材料。医用金属材料除应具有良好的力学性能及相关的物理性质外，还必须具有优良的抗生理腐蚀性和组织相容性。已应用于临床的生物医用金属材料主要有不锈钢、钴基合金和钛基合金三大类。此外，还有形状记忆合金、贵金属以及纯金属钽、铌、锆等。医用金属材料主要用于骨和牙等硬组织修复和替换，心血管和软组织修复以及人工器官制造中的结构元件。在骨科中主要用于制造各种人工关节、人工骨及各种内外固定器械；牙科中主要用于制造义齿、充填体、种植体、矫形丝及各种辅助治疗器件。医用金属材料还用于制作各种心瓣膜、肾瓣膜、血管扩张器、人工气管、人工皮肤、心脏起搏器以及各种外科辅助器件等，也是制作人工器官或其辅助装置的重要材料。医用金属材料通常是在体液这种复杂的环境下应用的，因此对植入材料的组织及性能要求非常严格。

生物医用高分子材料可来自人工合成，也可来自天然产物。医用高分子按性质可分为非降解型和可生物降解型。天然生物高分子材料是自然界形成的高分子材料，如纤维素、甲壳素、透明质酸、胶原蛋白、明胶及海藻酸钠等；合成生物高分子材料主要通过化学合成的方法加以制备，常见的有聚氨酯、硅橡胶、聚酯纤维、聚乙烯基吡咯烷酮、聚醚醚酮、聚甲基丙烯酸甲酯、聚乙烯醇、聚乳酸、聚乙烯等。非降解型主要用于人体软、硬组织修复体，人工器官，人造血管等的制造。可生物降解型高分子材料包括胶原、纤维素、聚氨基酸和聚乙烯醇等，主要用于药物释放和送达载体及非永久性植入装置。生物医用高分子材料作为植入人体内的材料，必须满足人体内复杂的环境，要求在生物环境中能长期保持稳定，不发生降解、交联或物理磨损等，并具有良好的物理力学性能，其本身和降解产物不对机体产生明显的毒副作用。

生物陶瓷材料通常由在生理环境中存在的离子或对人体组织仅有极小毒性的离子所构成，具有良好的生物相容性，可用于制造体内修复器件和人工器官。根据在生理环境的化学活性，生物陶瓷可分为三种类型：近于惰性的生物陶瓷、表面活性的生物陶瓷和可吸收生物陶瓷。此外还有生物陶瓷和其它材料所构成的复合材料。近于惰性的生物陶瓷如三氧化二铝和氧化锆生物陶瓷等，长期暴露于生理环境中不发生或仅发生十分微弱的化学反应，能保持长期稳定；表面活性的生物陶瓷，主要是羟基磷灰石生物活性陶瓷和生物活性玻璃陶瓷，在生理环境中可通过其表面发生的生物化学反应与组织形成化学键性结合；可吸收生物陶瓷，如石膏磷酸三钙陶瓷，在生理环境中可被逐步降解和吸收，并随之为新生组织所替代，从而达到修复或替换被损坏的组织的目的。各种不同种类的生物陶瓷的物理、化学和生物学性质差别很大，在医学领域中有着不同的用途。临床中，生物陶瓷主要用于肌肉-骨骼系统的修复和替换，也可用于心血管系统的修复及制作药物释放和传递载体。

生物医用复合材料是由两种或两种以上不同材料复合而成的生物医用材料，主要用于修复或替换人体组织、器官或增进其功能以及人工器官的制造。利用不同性质的材料复合而成的生物医用复合材料，不仅兼具组分材料的性质，而且可以得到单组分材料不具备的新性能，为获得结构和性质类似于人体组织的生物医学材料开辟了一条广阔的途径。医用高分子材料、医用金属和合金以及生物陶瓷既可作为生物医用复合材料的基材，又可作为其增强体或填料，它们相互搭配或组合形成了大量性质各异的生物医用复合材料。同样地，生物医用复合材料除应具有预期的物理化学性质之外，还必须满足生物相容性要求。

1.1.2 纳米材料

纳米材料是20世纪80年代中期发展起来的新型材料,它具有既不同于微观原子、分子,也不同于宏观物质的超常规特性。纳米材料是指物质结构在三维空间中至少有一维处于纳米尺度,或由纳米结构单元(具有纳米尺度结构特征的物质单元)构成的且具有特殊性质的材料。所有纳米材料具有三个共同的结构特点:纳米尺度的结构单元或特征维度尺寸在纳米数量级(1~100nm);存在大量的界面或自由表面;各纳米单元之间存在着或强或弱的相互作用。纳米材料具有小尺寸效应、表面效应(比表面积增大)、量子尺寸效应、宏观量子隧道效应(微观粒子贯穿势垒)等基本效应,使得纳米材料具有与宏观块体材料不同的特性。一般而言,纳米材料的制备方法可以分为自顶向下(top-down)和自底向上(bottom-up)两类。前者主要是通过加工块体材料获得纳米结构,后者则是通过合成生长并控制聚结等获得纳米结构。

纳米材料按其几何结构可以分为四类:具有原子簇和原子束结构的称为零维纳米材料,具有纤维结构的称为一维纳米材料,具有层状结构的称为二维纳米材料,以及以上各种形式的复合材料。按化学组分可分为纳米金属材料、纳米陶瓷材料、纳米玻璃材料、纳米高分子材料和纳米复合材料。按材料物性可分为纳米半导体、纳米磁性材料、纳米非线性光学材料、纳米铁电体、纳米超导材料、纳米热电材料等。按应用可分为纳米电子材料、纳米光电子材料、纳米生物医用材料、纳米敏感材料、纳米储能材料等。

纳米金属材料(包括的单质及合金)作为纳米材料中非常重要的分支之一,已被广泛应用于各种领域。将金属材料细分成纳米级颗粒后,纳米金属材料直径减小,表面原子数增多,具有相当高的比表面积,使得其光学、热学、电学、磁学、力学等性质将和大块固体时显著不同,比如熔点降低,催化、吸附能力提高,光吸收频带变宽,具有超顺磁性等。铝纳米颗粒助燃剂,可成倍提升火箭推进剂的燃烧生成热;超细金属颗粒催化材料,其活性比普通氢化反应所使用的兰尼镍提高了一百多倍;超细铁合金磁记录材料,其所具有的高记录密度使得其寿命比普通三氧化二铁的磁带高一倍以上;部分纳米金属功能材料可取代昂贵的铂族金属并广泛用作超细金属导电胶、超低温热交换器以及复合材料的优良添加剂等。纳米金属材料在各领域应用中呈现出的优越性能,主要归功于它们所具有的较小晶粒尺寸而带来的一些诸如表面效应、尺寸效应、量子隧道效应等宏观块体材料不具备的特性。纳米金属材料的制备方法主要包括机械法、液相合成法、气相沉积法,此外,还有一些特殊的制备手段,如静电纺丝法和喷雾热解法等。

陶瓷是由晶粒和晶界所组成的烧结体。由于工艺上的原因,陶瓷材料中存在气孔和微小裂纹,因而质地较脆,韧性、强度较差,难以加工,使其应用受到较大的限制。纳米陶瓷是由纳米级水平显微结构组成的新型陶瓷材料,其晶粒尺寸、晶界宽度、第二相分布、气孔尺寸、缺陷尺寸等都只限于纳米量级的水平。纳米陶瓷其尺寸的纳米化大大提升了晶界数量,使材料的强度、硬度、韧性和超塑性都大为提高,极为有效地克服了传统陶瓷的弊端。由于纳米陶瓷具有较大的晶界界面,在界面上原子排列无序,在外界应力的作用下很容易发生迁移,表现出优于普通陶瓷的延展性与韧性。纳米陶瓷的硬度相比普通陶瓷大大提高,如在100℃下,纳米TiO_2陶瓷的硬度为1.3 GPa,而普通陶瓷则为0.1 GPa左右。不同于普通陶瓷的脆性,纳米陶瓷在一定的应变速率下,会产生较大的拉伸形变,表现出超塑性。如纳米晶氮化硅(Si_3N_4)陶瓷在10^{-3}~$10^{-2}s^{-1}$的高应变速率下表现出超塑性变形，在变形样品中未观察到显著的显微结构变化。纳米陶瓷的制备方法主要包括物理法（机械粉碎法、高能机械球磨法、蒸发冷凝法和电火花爆炸法）、水热法、化学气相沉积法、溶胶-凝胶法等，其在生物医学、防护涂层、储能材料等方面有着广泛的应用。

纳米高分子材料也可称为高分子纳米微粒或高分子超微粒，主要通过微乳液聚合的方法得到。纳米高分子材料具有巨大的比表面积，纳米粒子的特异性能使其表现出一些普通高分子材料不具备的新性质和新功能。纳米高分子材料在生物医学、涂层防护、污水处理方面具有应用广泛。在生物医学领域，纳米高分子材料常用作药物载体，如聚乳酸、聚丙烯酸酯类纳米高分子材料，与药物或者生物大分子制剂具有良好的相容性，能够负载或包覆多种药物，同时可以有效地控制药物的释放速度。此外纳米高分子材料还可以用于某些疑难病的介入性诊断和治疗。

纳米复合材料是由两种或两种以上至少有一维是纳米级的固相复合而成的材料，固相可以是非晶或晶态，也可以是无机或有机物。纳米复合材料按基体形状可分为：不同纳米粒子复合，纳米粒子分散在二维薄膜材料中即纳米复合薄膜，纳米粒子分散在常规的三维固体中，以及一维纳米材料、纳米片分散在常规的三维固体中。按材质可分为金属/金属、陶瓷/陶瓷、金属/陶瓷、有机聚合物/无机纳米玻璃、聚合物/聚合物分子、聚合物/无机物和有机陶瓷等。纳米复合材料的制备方法包括高能球磨法、非晶晶化法、烧结法、涂层法、原位复合技术等。纳米复合材料的研究是开发高性能材料的途径之一。高强度、高模量、耐热性好的纳米颗粒、纳米晶片、纳米晶须、纳米纤维的弥散分布可提高纳米复合材料的强度、模量、韧性、抗蠕变和抗疲劳性能及耐热性能，在生物医学、信息、能源等领域都具有良好的应用前景。

1.1.3 生物纳米材料

生物纳米材料是纳米材料在生物材料领域的分支，又称生物医用纳米材料，是指对生物体进行诊断、治疗，置换或修复损伤组织、器官，增进其功能的纳米材料。随着纳米材料研究的不断深入，人们开始考虑将"纳米化"的概念引入生物材料中。由于纳米材料具有许多传统材料所不具备的独特的理化性质和生物学效应，在生物医用领域具有广阔的应用前景。目前，天然的纳米材料（如细胞、病毒、外泌体、蛋白质分子、血液等天然生物体，或贝壳、珊瑚、骨骼、昆虫翅膀等自然矿化材料）和各种人工合成的纳米材料（量子点、富勒烯、碳纳米管、金属纳米颗粒、各种无机/有机纳米复合物等），已在生物传感、医学成像、组织工程、再生医学及药物靶向递送等生物学领域得到广泛应用，尤其是具有响应物理或生物微环境（如电、光、温度、pH、生物成分等信号）特性的智能多功能纳米生物材料的发展，进一步推动生物材料进入纳米时代。

作为药物递送载体，传统的病毒载体在应用中存在严重的副作用，如引起强烈的免疫排斥反应，故其发展受到限制。采用纳米材料作为药物载体具有显著优势。纳米颗粒的粒径比毛细血管通路还小一至二个数量级，因而可通过表面修饰识别分子或通过磁性纳米材料构建定向载体，将药物输送到癌细胞和器官进行治疗，达到增强药效、降低毒副作用的目的，尤其在提高疏水性药物的水溶性、控制药物释放、增加药物在靶器官或组织的累积方面具有独特的优势。目前，高分子纳米材料、硅基纳米材料、碳基纳米材料、铁基纳米材料等已被广泛应用于携载抗肿瘤小分子药物和核酸/蛋白质等大分子药物，提高了肿瘤和心脑血管等疾病的药物靶向治疗效果。

生物纳米材料在医学成像方面同样具有广泛应用。目前临床常用的造影剂材料存在造影增强时间短、靶向性差、使用剂量高等缺点。纳米级造影剂材料因自身独特的光、声、电、磁等理化特性，可用于计算机断层扫描成像（computed tomography，CT）、磁共振成像（magnetic resonance imaging，MRI）、正电子发射断层显像（positron emission tomography，PET）、单光子发射计算机断层显像（single-photon emission computed tomography，SPECT）、光声成像（photoacoustic imaging，PAI）等多种影像增强，且具有生物相容性好、毒副作用低以及靶向性高等优势。超顺磁性纳米粒子、量子点、纳米碳及纳米硅等荧光纳米探针在生物成像、细胞与组织标记等生物医学领域具有重要的应用价值。

除医学影像外，基于纳米材料和技术开发的新型传感器，能对离子、小分子、蛋白质、DNA、RNA、细胞等生化指标进行高灵敏度的传感与检测。例如，开发基于量子点、金属纳米颗粒等功能纳米材料的新型标记物，以及基于碳纳米材料、硅纳米微球等功能纳米材料的生物传感器和生物芯片，能实现对目标生物分子的高灵敏度和高特异性检测，为重大疾病、传染病及遗传病的早期诊断提供新技术。

在组织工程的应用方面，生物纳米材料能够在组织或器官发生缺陷时，激发所需细胞的行为和功能。生物纳米材料的精细结构和纳米尺度，有利于这类材料与细胞表面受体以及细胞成分之间的相互作用，并为重塑细胞微环境提供有利条件。作为组织工程材料构建的结构单元，各种纳米粒子、纳米纤维、纳米管和纳米膜等在修复或替换病变组织和器官过程中发挥独特优势。纳米仿生材料的研究集中在力学形变、微结构与功能方面，阐明生物纳米材料的生化过程、力学形变与运动规律有助于生物仿生材料的设计与制造。生物系统拥有一些独特的能力，如控制晶体结构、相的方向与对无机材料纳米结构的调节，识别与材料特异结合的蛋白质。这些生物分子固有的自组织、高选择特性可被用于制造纳米传感器。

纳米材料在生物体内的生理行为与常规物质有很大的不同，其负面生物效应，尤其是毒理学与安全性问题对人类健康造成的不良影响不可忽视，这也限制了纳米材料的生物医学应用。从纳米颗粒的角度看，其毒性与粒径的大小有着重要的联系。从纳米材料的外包被和本身的性质出发，可以发现在不同的外部条件下（例如改变纳米材料表面的电荷性质，改变纳米材料所处的物理化学环境），相同的纳米材料可能会出现不同的毒性。生物纳米材料必须具有生物相容性，对人体无毒性、无刺激性、无致敏性、无遗传毒性、无致癌性，对人体组织、血液、免疫等系统无不良反应。这要求生物纳米材料和宿主间应产生恰当的、相适应的作用，纳米材料在生物环境中不发生被腐蚀、吸收、降解、磨损和失效等反应；其次是与宿主反应，包括局部和全身反应，没有炎症、细胞毒性、凝血、过敏、致畸和免疫反应等。

1.2 生物纳米材料的分类

按照材料科学的分类方法，生物纳米材料按其成分一般可分为生物纳米金属材料、生物纳米无机非金属材料、生物纳米高分子材料和生物纳米复合材料四大类。纳米材料与生物体联系密切,生物体中存在着大量精细的纳米结构,如蛋白质、核酸、病毒等;牙齿、肌腱、骨骼等器官与组织中也都发现存在有纳米结构。由于纳米粒子的尺寸一般比生物体内的细胞小得多,因此纳米技术为生物医学研究提供了一个新的途径,即利用纳米微粒进行细胞分离、临床诊断,或利用纳米微粒制备成特殊药物或新型抗体进行局部的定向治疗等。

1.2.1 生物纳米金属材料

生物纳米金属材料,包括各种形态和结构的纳米金、纳米银、纳米铜、纳米铂及其他金属纳米材料,如不同尺寸的纳米球、纳米壳、纳米盒和纳米笼,不同长径比的纳米棒、纳米立方体、纳米长方体和纳米八面体等多种纳米多面体以及纳米单晶和多晶等。它们表现出与其组成、形状、大小以及结构密切相关的理化性质。

1.2.1.1 纳米金

纳米金通常以胶体金形态存在于溶液中,制备胶体金最经典的方法是柠檬酸钠还原法,此外硼氢化钠、硫氰酸钠以及酚类等也可作为还原剂制备胶体金。根据还原剂的种类和浓度不同,可以在实验室条件下制备出不同粒径的胶体金。可以利用纳米金作为探针进入生物组织内部探测生物分子的生理功能,进而在分子水平上揭示生命过程。近年来,纳米金探针在生化分析中取得了较大进展,通过纳米金与生物大分子作用,纳米金探针在核酸分析、免疫分析方面有着重要的应用。纳米金的颜色变化是其应用于生物医学的重要特性,可利用金纳米粒对细胞内部进行染色,以及用于生物分子的比色检测等。

除纳米金颗粒以外,其它形状的金纳米材料,如金纳米棒、金纳米壳、金纳米星等在生物医学领域也有广泛应用。金纳米棒、金纳米壳具有显著的光热效应,可吸收近红外光转化成热能,常用于肿瘤的光热治疗。金纳米星是制备成星状物的金微粒,同样具有光热效应;此外由于金纳米星具有多个带有尖角的臂,尖角处能产生很高的电场放大,因此在生物传感器和表面等离子激元共振增强光谱方面有很好的应用前景。目前,金纳米星在生物免疫检测、蛋白质标记、暗场光学成像、荧光增强、表面增强拉曼光谱、药物载体等方面有广泛应用。

1.2.1.2 纳米银

纳米银由于微观尺寸的影响,具有特殊的物理、化学和生物学特性,其制备一般使用硝酸银溶液作为前体,以多元醇作为还原剂。纳米银颗粒具有优秀的抗菌性能。科学家研究证实,银离子有干扰细菌呼吸和分解细胞膜的功能。银离子可与细菌 DNA 键合,从而抑制其繁殖。纳米银粒的抗菌活性,主要是由于金属银的表面容易形成水层,银离子能够从金属银中释放出来,进入水层,与细菌细胞膜和膜蛋白质相结合,使其结构发生变化;同时银离子能与细菌体内的巯基稳固结合,使酶丧失活性,导致细菌死亡。纳米银的广谱抗菌性使得纳米银抗菌材料得到广泛应用。研究发现,纳米银对大肠杆菌、金黄色葡萄球菌、枯草芽孢杆菌等均具有良好的抑制作用。纳米银敷料、纳米银抗菌凝胶、纳米银骨水泥、纳米银导管以及纳米银制剂等纳米银产品均已投入生产,用于临床疾病的治疗。

1.2.1.3 纳米铜

与纳米金、纳米银等贵金属纳米材料相比,铜是一种较为廉价的金属,经济实用性强,在各领域的开发和应用潜力巨大。当前,制备纳米铜常见的方法主要有:化学还原法、模板辅助法及刻蚀法。其他合成法还有电化学法、微波辅助法、反相微乳法等。纳米铜颗粒在细胞膜、核酸和蛋白质损伤时有显著的抑菌和杀菌活性，与其它抗菌材料相比，铜是生物正常生长必需的微量元素，对环境和人体更加友好。此外，铜纳米簇呈现出良好的聚集诱导发光效应，被广泛用于离子、生物大分子等的检测和生物标记成像等领域。

1.2.1.4 纳米铂

纳米铂相较于其他金属纳米材料（如金、银等纳米材料）具有更高的催化活性，因此成为人造酶中的佼佼者，吸引了广泛的关注。据报道，基于铂的双金属或杂化纳米结构具有更高的稳定性和催化活性。纳米铂通常采用蛋白质、肽和聚合物以及 DNA 等模板来合成，目前已经制备了具有各种形貌和不同尺寸的纳米铂，以获得具有更高催化活性的氧化酶模拟物。纳米铂可用于电化学传感、生物催化、杀菌等领域。近年来纳米铂杀菌逐渐成为科学家关注的研究领域，其杀菌机制包括损伤细菌细胞膜、促进活性氧的形成、诱导 DNA 损伤、催化反应等方面，显示出在抗菌抑菌功效上的强大作用。

1.2.2 生物纳米无机非金属材料

生物纳米无机非金属材料涉及的材料种类很多，其中纳米碳材料、纳米生物活性陶瓷、纳米金属氧化物、纳米半导体材料（量子点）、纳米硅材料等在生物医学领域得到了广泛的研究和应用。

1.2.2.1 纳米碳材料

纳米碳材料是一类应用广泛的纳米生物材料，主要有碳纳米点、纳米碳管、石墨烯、纳米碳纤维及类金刚石碳等。

碳纳米点是一种新型的具有冷发光特性的准零维碳纳米材料，具有制备成本低廉、生物相容性好、易于官能化、能带结构可调等优点。

纳米碳管是一种管状的纳米级石墨晶体，具有独特的准一维管状结构及特有的电学、机械、吸附等性能。纳米碳管在药物载体、生物传感、肿瘤成像等领域得到了广泛应用。

石墨烯是一种具有六边蜂窝结构的二维原子晶体，以 sp^2 杂化连接的二维碳纳米材料，有着非常优异的力学性能、光学性能和电学性能。它还具有一些独特的性能，如完美的量子隧道效应、半整数量子霍尔效应、永不消失的电导率等一系列性质。石墨烯具有比表面积大、高弹性延性、良好生物相容性、较高机械强度等优点，可应用于生物传感器、医学诊断及组织工程等领域。

纳米碳纤维不仅具有微米级碳纤维的低密度、高比模量、高比强度、高导电性之外，还具有缺陷数量极少、比表面积大、结构致密等特点。其具有优异的力学性能和抗血栓性能，良好的生物相容性，被广泛应用于人工器官的制造、血液净化等领域。

1.2.2.2 纳米生物活性陶瓷

生物体中存有大量精细的纳米结构，如骨骼、牙齿中存在纳米磷灰石结构。纳米陶瓷是由极小晶粒构成的特殊结构，其所展现出的独特性能解决了传统陶瓷在强度、韧性、力学性能等方面的缺陷。

羟基磷灰石（hydroxyapatite，HA 或 HAP）是一种生物活性陶瓷，植入人体后具有良好的生物相容性及生物活性和成骨特性，可与人体骨骼实现骨性结合，但由于脆性大，单一生物陶瓷只适用于不受力或受力不大的场合。作为纳米生物活性陶瓷的代表性材料，纳米羟基磷灰石呈现出良好的韧性和优异的超塑性能，其力学性能也比常规材料大幅度提高。为充分利用生物纳米陶瓷材料的优点，人们把纳米生物活性陶瓷做成涂层利用或加入第二相做成复合材料，在人工器官如人工骨头、人工关节、人工齿等方面广泛应用。此外，以 $β-Ca_2P_2O_7$ 为主晶相的生物活性微晶玻璃是一种较好的骨移植替代材料。

1.2.2.3 纳米金属氧化物

金属氧化物是氧元素与金属元素组成的化合物。金属氧化物纳米材料除具有纳米材料的特点外，由于体积效应，当粒子尺寸与传导电子的德布罗意波长相当或更小时，周期性的边界条件将被破坏，导致其磁性、光吸收、化学活性等特性均有所改变。

纳米 ZrO_2 具有增韧功能，为了提高 Al_2O_3 惰性陶瓷的韧性，可制备纳米 ZrO_2 增韧的 Al_2O_3 陶瓷，改善其挠曲强度低、易折裂的弱点。将纳米 ZrO_2 与羟基磷灰石复合，其硬度、韧性等综合性能可达到甚至超过致密骨骼的相应性能。

纳米 TiO_2、纳米 ZnO、纳米 CuO 具有光催化活性，在光的照射下，电荷分离产生氧负离子，具有强氧化性，对细菌细胞壁造成破坏，并抑制细菌生物膜的形成，常用作抗菌材料。

纳米 Fe_3O_4 具有尺寸可控、磁响应性、生物相容性等特点，在生物医学领域有广泛的应用。纳米 Fe_3O_4 用于磁性靶向给药系统，可在体外磁场的引导下将药物送达病变部位，减少用药量、降低毒副作用、提升治疗效果。将磁性 Fe_3O_4 注入肿瘤部位，可在足够强度的交变磁场中产生热量，对肿瘤细胞进行热疗。Fe_3O_4 纳米粒子可作为磁共振成像的造影剂，利用粒子在正常组织与肿瘤组织的分布差异，显著增加对比成像效果。利用纳米 Fe_3O_4 的磁性，可广泛应用于蛋白质分离、固定化酶、核酸分离、细胞分离等领域。

1.2.2.4 量子点

量子点（quantum dot，QD）是在把激子在三个空间方向上束缚住的半导体纳米结构，其直径常在 2~20nm 之间，常见的量子点由 Ⅳ、Ⅱ-Ⅵ、Ⅳ-Ⅵ 或 Ⅲ-Ⅴ 元素组成，如碲化镉、硫化镉、硫化铅、硒化镉、硒化锌量子点等。量子点由于粒径很小，电子和空穴在三个维度上都受到量子限域的影响，材料中连续的能带变成具有分子特性的分立能级结构，具有独特的光学和电子性质。如其光学行为与一些大分子（如多环的芳香烃）很相似，可以发射荧光，同时具有良好的电子转移促进能力。量子点具有大的比表面积，在其表面，由于存在大量的自身缺陷和吸附物质，表面电子的量子状态会形成分立的能级或很窄的能带，在能量禁阻的带隙中引入许多表面态，它们成为可以捕获电子和空穴的陷阱，从而导致量子点的发光效率降低。通过化学手段对量子点进行适当的修饰能够改变其化学性质、光学性质等，量子点的表面修饰是获得高性能量子点材料的方法之一。

自 20 世纪 80 年代提出量子点的概念以来，量子点各类系统已经较为完整。以最有代表性的量子点材料硒化镉（CdSe）为例，合成 CdSe 量子点时，通常会引入硫化锌（ZnS）、硒化锌（ZnSe）、硫化镉（CdS）等作为壳层，实现核/壳结构或者核/壳/壳结构。无机半导体外壳包裹着内核，可以钝化内核的表面缺陷，提高荧光量子产率和量子点稳定性。量子点作为荧光纳米材料一般用于生物检测与成像。目前也有报道 CdS 的量子点通过干扰细胞氧化还原平衡，增加细胞内的活性氧产物，使得机体不能恢复正常的生理氧化还原调节功能，从而损伤细胞和有机机体。

1.2.2.5 纳米硅材料

纳米硅材料是指在空间尺度有两维处于纳米尺度的硅材料。纳米二氧化硅（SiO_2）粒子为无定形的白色粉末，表面存在大量不饱和的残键及不同键和状态的羟基，亲水性强，因其化学纯度高，分散性好，比表面积大，是目前世界上大规模工业化生产的产量最高的一种纳米粉体材料，具有良好的稳定性，易于表面修饰，在生物医学领域常用作生物分子或药物的载体。

介孔二氧化硅纳米粒子（mesoporous silica nanoparticles，MSNs）是一类具有规则介孔孔道结构（孔径为2～50nm）的二氧化硅材料。MSNs作为代表性构筑基元具有大的比表面积、稳定且可调的介孔结构、易于表面功能化、强的负载能力以及良好的生物相容性等一系列优点，在药物递送领域受到越来越广泛的关注与应用。由于具有内部孔道结构，MSNs相比纳米SiO_2粒子具有更高的药物担载能力。随着研究的不断深化，MSNs在生物医学应用中也暴露出一些缺点，如生物降解性能较差，易于在体内长期蓄积，可能引起极其严重的副作用（如血栓等），存在一定的生物安全性问题。

1.2.3　生物纳米高分子材料

生物纳米高分子材料具有较大的比表面积，其表面效应和体积效应随其微粒尺寸的减小而发生极大的变化，可提高高分子纳米粒子的选择性吸附能力、缩短超微粒子吸附平衡的时间、增加粒子的表面积及官能团密度等，这为纳米高分子材料在免疫分析、药物递送及生物分离等方面的应用创造了有利条件。

某些亲水性纳米高分子粒子由于对非特异性蛋白质吸附量较少，可作为免疫分析中良好的载体材料，用于蛋白质、抗原等的定量分析。纳米高分子材料在血液中能够自由移动，可用于疾病的介入性诊断和治疗。临床研究表明，将载有地塞米松的乳酸-乙醇酸共聚物的纳米微粒经动脉注入人体基质，可以防止动脉再狭窄，并得到有效的治疗；载有抗增生药物的乳酸-乙醇酸共聚物的纳米粒子经冠状动脉注入人体基质，则可降低冠状动脉再狭窄的概率。此外，还可以将载有抗生素或抗癌剂的纳米高分子通过动脉给药的方式送入某些特定器官中进行治疗，如携带药物的纳米球制成疫苗及乳液可以进行皮下、肌内注射及肠外、肠内注射。在智能药物载体方面，可制备温敏、光敏、pH值敏感的纳米高分子药物载体，实现环境响应的药物控制释放。可降解纳米高分子材料作为药物载体，进入生物体内后可被逐步分解，从而调控药物的释放速度，提高药物治疗效果。

纳米高分子粒子具有良好的吸附特性，能在短时间内达到吸附平衡，可用于生物物质的吸附分离，如薄片状的纳米高分子材料可以作为过滤器应用于血清的消毒。另外，纳米高分子材料也可用于分离生物大分子，一方面，可以适当地改变条件，使生物大分子从纳米粒子上解吸；另一方面，在纳米高分子材料中引入羧基、磺酸基等官能团，使其与蛋白质、核酸等物质发生相互作用，使大分子沉降，从而达到分离的目的。此外，带正电的纳米高分子粒子与带负电的微生物、动植物细胞表面相接触时，可以作为絮凝剂将吸附的细胞或细胞碎片从体系中清除出去。

1.2.4　生物纳米复合材料

生物纳米复合材料是由各种纳米单元之间，或与基体材料以各种方式复合成型的一种新型复合材料。生物纳米复合材料作为一种新型材料，如将无机物的刚性、尺寸稳定性和热稳定性与聚合物的韧性、易加工性及介电性能糅合在一起，得到性能优良的复合材料，在生物医学方面具有潜在的应用价值。

羟基磷灰石（HAP）是天然骨的主要无机成分，具有良好的生物活性和生物相容性，是一种性能非常优良的骨修复材料,但是其易碎、强度差、韧性差的缺点制约了 HAP 的临床应用。而纳米羟基磷灰石的晶粒尺寸、晶界宽度只限于纳米水平,内在缺陷减少,同时具有表面效应和体积效应,在力学和生物学方面具有很大的优越性。基于纳米 HAP 的力学性能、降解速度和生物活性,在金属材料复合纳米 HAP 涂层作为骨植入材料,既可保护金属材料不被腐蚀,又可改善金属材料的生物活性,提高种植体周围的骨整合效果,促进蛋白质吸附和细胞分化。此外,将纳米 HAP 与 β-磷酸三钙复合可制备力学强度和降解速度与天然骨相匹配的纳米陶瓷复合材料。

在通常情况下,陶瓷材料呈脆性,而由纳米超微颗粒压制成的纳米陶瓷材料却具有良好的韧性。在陶瓷基体中加入纳米粒子第二相形成纳米陶瓷复合材料,可改善陶瓷的力学性能或产生某些新功能,如优良的力学性能、超塑性和可加工性。如将纳米 ZrO_2 与 Al_2O_3 陶瓷复合制备纳米 ZrO_2 增韧 Al_2O_3 陶瓷,在骨修复领域具有良好的应用前景。

无机/有机复合材料可以是无机改性有机聚合物,也可以是有机改性无机聚合物,通过调节有机相与无机相的组分及比例,可以实现对材料功能的"剪裁"和"组装"。兼具诊断和治疗功能的"诊疗一体化"药物载体是当前纳米复合材料的研究热点之一。将聚乳酸、聚乙二醇、壳聚糖等有机高分子材料作为药物载体,同时包埋具有 MRI 成像、荧光成像、光声成像,以及热疗、光动力治疗等多种功能的无机纳米粒子形成的纳米载药体系,可同时实现多模态成像和多种方法协同治疗,为肿瘤等重大疾病的有效诊断和治疗提供了新途径。

1.3 生物纳米材料的发展展望

自 20 世纪 90 年代,世界各国对纳米材料开始进行了研究,而真正大规模研究是在 21 世纪。日本是开展纳米技术基础和应用研究最早的国家。早在 1981 年,日本科学技术厅(现改为文部科学省)就推出了"先进技术的探索研究计划"(exploratory research for advanced technology,ERATO),每年启动 4 个 ERATO 基础研究项目,每个项目实施 5 年,研究内容绝大部分是纳米技术的前沿课题,如纳米电子学、纳米材料学、纳米分子学、纳米加工和纳米结构等研究领域的课题。

美国 2000 年启动了国家纳米技术计划(NNI),明确了纳米技术领域的计划和重大挑战,认为其中纳米工程应用于基因和药物递送的新型生物材料是潜在可能的重要突破方向。2011 年美国提出"材料基因组计划",2015 年进一步颁布《材料基因组计划战略规划》,其中特别强调基于近 10 年 NNI 中材料科学家和工程师对纳米级材料的理解和控制研究,开发新型生物医用材料,为有效解决国家在医疗和健康领域的创新开辟新途径。这些重大举措引导了纳米技术在生物材料领域的推进,促进了有前途的生物纳米材料的临床转化研究。

欧洲科学基金会提出了 2003 年开始实施的"自组织纳米结构"5 年计划,将分子自组织、与力学机制相联系的软物质或超分子研究、自组织纳米结构的功能和制备列为第一阶段的研究重点。

英国政府在题为"英国纳米技术发展战略"的报告中选定了认为英国具有研究优势和产业发展机会的 6 个纳米技术领域:电子与通信;药品传递系统;生物组织工程、药物植入和器件；纳米材料，尤其是生物医学和功能界面纳米材料；纳米仪器、工具和度量；传感器和制动器。

总之，世界主要国家和地区的新材料产业相关政策，在突出各自特色、优势发展领域的同时，均强调高度重视技术研发、人才培养、合作融合以及产品转化。

中国在纳米科技领域的研究起步较早，基本上与国际发展同步。2001年，我国成立了全国纳米科技指导协调委员会，2001年7月下发的《国家纳米科技发展纲要》规划了建立全国性的纳米科技研究发展中心和以企业为主体的产业化基地，以促进基础研究、应用研究和产业化的协调发展。2006年初，国务院制定的《国家中长期科学和技术发展规划纲要（2006—2020）》将纳米科学列入了这段时期内基础科学研究的4个主要方向之一，将纳米材料和纳米器件作为发展先进材料的重点目标。我国在纳米科技的基础研究方面取得了一系列重要进展，尤其是在纳米材料、纳米结构的检测与表征、纳米器件与加工技术、纳米生物效应等领域以及纳米材料在环保和催化方面的应用。

随着纳米技术的发展，纳米材料在生物诊断、药物递送、基因治疗、生物修复以及组织工程等生物医学领域显示出广阔的应用前景，生物可降解性和生物相容性被列为纳米材料安全应用的基本原则。许多实验研究已经评估了纳米材料的应用潜力，目前发展依然处于知识积累阶段，尚需纳米技术、生物技术、药学和材料学等领域的研发人员协同攻关。

纳米技术极大地推动了生物成像及协同治疗在肿瘤治疗领域的发展。近年来，为了进一步推进纳米材料的临床应用，将生物成像功能与多种治疗方法整合到单一纳米体系中。生物成像方面，部分纳米材料本身可作为造影剂，与传统的小分子造影剂相比，具有更加优良的稳定性与特异性；治疗方面，利用某些纳米材料特有的热疗、光动力治疗等功能，与药物化疗一起进行协同治疗，提升治疗效果；此外，纳米材料可作为药物分子的载体，改善其体内循环时间和生物相容性。纳米材料的组成、尺寸、形状及表面性质易于调控，有效克服单一治疗难以进行肿瘤可视化、治疗效率低的缺点，为实现肿瘤的精准治疗及个性化治疗提供了新的方案。

药物控释及基因治疗载体材料作为目前的研究热点之一，"魔弹"的概念也逐渐进入了药学领域，并发展成纳米药物递送系统，药物可通过生物材料载体以恒定速度、靶向定位在体内进行智能释放。脂质体是第一批被应用到临床的纳米药物递送载体，随后又出现了纳米粒、纳米胶束、纳米混悬剂、纳米囊、纳米乳以及纳米晶等。其中，微胶粒是一种新型的纳米载体，通过将药物与治疗型抗体结合成抗体-药物偶联物，能更有效地将活性成分递送到靶部位并从包囊结构中释放相应的药物。由于人类基因组计划的完成及基因诊断和治疗不断取得进展，科学家对使用基因疗法治疗肿瘤充满信心。基因治疗是导入正常基因于特定的细胞中，对缺损或致病的基因进行修复从而达到治疗的目的。基因疗法的关键是导入基因的载体，只有借助载体，正常基因才能进入细胞内。目前，高分子纳米材料和脂质体是基因治疗的理想载体，它具有承载容量大、安全性能高的特点。近来新合成的树枝状高分子纳米材料作为基因导入的载体值得关注。

自组织工程与再生医学概念提出以来，组织工程与再生医学特别是骨组织工程与再生医学得到了突飞猛进的发展。大量的研究工作围绕支架材料展开。生物纳米材料，包括羟基磷灰石、硅基纳米材料、含碳纳米材料及部分金属纳米材料具有优良的力学性能和生物相容性，成为制备骨组织工程与再生医学支架材料的理想选择，呈现出广阔的应用前景。生物纳米材料作为在组织工程领域中应用的前沿交叉性的新兴科学领域，充满了创新的机遇。如何通过调控生物载体材料的纳米特性，克服体内多重生物障碍，实现组织修复过程中再生部位的有效构建仍面临多种挑战。通过合成材料和天然材料的有机结合，制备具有生物学活性且能调控细胞生长将是组织工程生物材料的重要研究方向。此外，还可模拟生命体精细的调节机制，通过仿生研究能进一步推动新型纳米材料的出现。探索生物纳米材料可以更好地理解生命科学与材料科学交叉领域的根本原理，这些原理可用于设计与制造各种纳米装置。

随着生物纳米材料的大范围使用，纳米材料的环境与生物效应同样引起了科学家的关注。纳米材料的毒理学研究在生命个体、细胞和分子层次都还有大量的工作等待完成，目前还没有一套公认的用以专门评定纳米材料安全性的体系或者模型存在，这对于更广泛、安全地使用纳米材料无疑是一个巨大的障碍。此外，快速准确的分析和评定方法，对于纳米材料技术的发展也是很重要的。未来发展趋势包括开展纳米材料的环境效应、纳米材料的尺寸和结构与其生物效应、纳米材料与生物体相互作用机理研究以及纳米材料生物安全性评价体系的研究。

参考文献

[1] 杨芳，童杨，顾宁. 纳米生物材料的研究进展与发展趋势[J]. 中国基础科学，2022，24（01）：46-56.

[2] 徐翔晖，王雪微，陈晓农. 纳米生物材料的应用[J]. 纳米科技，2009，6（1）：72-78.

[3] 奚廷斐. 我国生物医用材料现状和发展趋势[J]. 中国医疗器械信息，2013，19（8）：5.

[4] Stupp S I，Braun P V. Molecular manipulation of microstructures: biomaterials，ceramics，and semiconductors. Science，1997，277（5330）：1242-1248.

[5] 冯艳林. 纳米材料性质-活性关系调控下的安全性设计及生物医学应用[D]. 北京：中国科学技术大学，2019.

[6] 李玉宝. 生物医学材料[M]. 北京：化学工业出版社，2003.

[7] 李世普. 生物医用材料导论[M]. 湖北：武汉工业大学出版社，2000.

[8] 张阳德. 纳米生物材料学[M]. 北京：化学工业出版社，2005.

[9] 王树，刘礼兵，吕凤婷，等. 纳米材料前沿——纳米生物材料[M]. 北京：化学工业出版社，2017.

[10] 刘昌胜. 纳米生物材料[M]. 北京：科学出版社，2021.

第 2 章　生物医用纳米材料表征

纳米材料具有高比表面积、量子效应等独特理化性质。纳米材料的粒径与蛋白质、膜受体等生物分子的尺寸相当,容易与生物分子相互作用,且它们之间的作用可通过调控纳米粒子的表面性质或组成进行调控。因此,纳米颗粒可有效用于成像、诊断和治疗药物。另一方面,纳米粒子也会产生细胞毒性效应。因此,系统表征生物医用纳米颗粒以预测其在体内环境中的行为显得非常重要。本章将主要介绍生物医用纳米材料的常用表征方法,分析它们的优势、局限性和挑战。

2.1　概述

纳米材料与本体材料的区别主要体现在以下两个主要效应:①相较于体原子,表面原子的稳定性较低从而产生表面效应,这是由于表面原子周围缺少相邻原子,会形成低配位和不饱和键;②离域电子引起的量子限域效应。纳米材料可分为四类:零维纳米材料(如纳米粒子)、一维纳米材料(如纳米棒)、二维纳米材料(如薄膜)和三维纳米材料(如纳米管)。由于纳米粒子在医学和药理学中的重要性,本文重点介绍纳米粒子的表征。纳米粒子可通过静脉注射并分布到器官和组织中,在生物医学领域展现出广阔的应用前景。凭借其纳米级的尺寸,纳米粒子与细胞作用紧密并能透过生物膜。目前具有良好的生物医用的纳米粒子系统主要包括金属/无机/聚纳米颗粒、脂质体、树状大分子和聚合物-药物缀合物。这些纳米粒子可作为药物递送载体、诊断/显像剂或治疗药物,它们通常是多组分和多功能的。

纳米粒子在生物系统中的行为高度依赖于其理化性质。血管内给药后,纳米颗粒将立即与血液接触,这可能导致血液的聚集和隔离。10~100nm 的纳米粒子是体内传递的最佳选择,因为较小的纳米颗粒(<10nm)可通过肾脏迅速去除,而较大的纳米颗粒(>200nm)通过网状内皮系统(reticuloendothelial system,RES)快速隔离。除了尺寸,纳米粒子的表面特性在决定其寿命和循环过程中的命运方面也起着举足轻重的作用。理想情况下,纳米颗粒应具有亲水表面以抑制它们与血浆蛋白的相互作用,避免被 RES 吸收。RES 细胞的非特异性吸收将导致纳米粒子的诊断和治疗的效率大幅降低。用于主动靶向细胞表面特定受体的纳米颗粒需要在其表面结合足够的靶向配体,而用作药物载体的纳米颗粒则需要在目标位置释放其有效载荷。除了预期的作用外,还必须了解纳米粒子对细胞和组织的潜在副作用。因此,表征纳米粒子的性质和作用是其在生物医学应用中的关键步骤。下面将系统总结生物医用纳米颗粒的重要表征技术,并讨论其可能遇到的挑战。

2.2 纳米材料的理化性质表征

2.2.1 尺寸

纳米粒子的尺寸是决定其与细胞相互作用及其在生物系统中分布的一个关键因素。纳米粒子从血管中渗出的能力以及从循环中清除的能力取决于其尺寸大小。这也是纳米粒子药物载体的一个重要考虑因素，因为长时间循环的药物载体具有更多达到目标的机会，从而改善治疗结果。测定纳米颗粒尺寸最常用的仪器是动态光散射（dynamic light scattering，DLS）和电子显微镜。DLS 也称为光子相关谱法，可测量分散体系中纳米颗粒的布朗运动。根据 Stokes-Einstein 方程[式（2-1）]可将其速度或平移扩散系数与纳米颗粒的大小联系起来。

$$D_h = \frac{k_B T}{3\pi \eta D_t} \tag{2-1}$$

式中，D_h 是流体动力学直径；D_t 是平移扩散系数；k_B 是玻耳兹曼常数；T 是热力学温度；η 是动态黏度。

在 DLS 实验中，激光束对准纳米粒子分散体系，散射光强度的波动由光子检测器监测，并与一个假设的硬球体大小相关，该硬球体与被测纳米粒子扩散方式相同。因此，从 DLS 得到的等效球体流体动力学直径不能提供有关纳米粒子形貌的信息。多分散指数（polydispersity index，PDI）描述的纳米粒子分散体系的尺寸分布也可通过 DLS 测量获得。PDI 越大，尺寸分布越宽，PDI 值在 0.1~0.25 之间表示尺寸分布较窄。DLS 需要的样品量小，可以用小体积的稀释分散体系快速进行测量（每次运行几分钟）。因此，DLS 已成为测定纳米粒子尺寸的主流技术。然而，由于聚集或灰尘的存在，DLS 的检测结果可能会出现偏差，因为纳米粒子散射的光强度随其直径的六次方变化而变化。因此，对于 DLS 测量来说，确保纳米粒子分散良好至关重要。如果存在多模态粒度分布，DLS 的实用性也会受到限制。例如，当测量 20nm 和 100nm 纳米粒子的混合物时，较小粒子的信号会丢失，因为较小粒子的散射强度会被较大粒子的散射信号所掩盖。Lim 等研究无表面涂层的磁性纳米颗粒去离子水中的分散行为时，发现分散体系的浓度会影响流体动力学尺寸。样品太稀引起的散射强度不够，难以被准确测量；而在高浓度的样品中则可能会发生多重散射。此外，高浓度的纳米颗粒具有更高的聚集趋势。鉴于 DLS 对粒子聚集的敏感性，该技术可用于监测胶体的稳定性。许多研究人员采用 DLS 评估纳米粒子在生理介质中的稳定性。

电子显微镜可以作为 DLS 的辅助技术进行纳米粒子的粒度测量。扫描电子显微镜（scanning electron microscopy，SEM）利用高能电子束扫描样品表面。它可以收集并转换样品与电子束相互作用产生的 X 射线、背散射电子和二次电子，并转换成表面特征、尺寸、形貌、组成等样品相关信息。SEM 在高真空下工作，样品必须是导电的或溅射镀有 Pt、Au 等导电薄层。对于纳米粒子的 SEM 表征，干燥的样品可以直接安装在样品架上。传统的 SEM 中，电子束通常由钨丝或 LaB_6 灯丝的电子枪发射。采用场发射枪代替这些传统的电子枪，可以获得更高分辨率的场发射扫描电子显微图像（field emission scanning electron microscopy，FESEM）。透射电子显微镜（transmission electron microscopy，TEM）也是利用电子束在高真空下与样品作用，但在这种情况下会检测到透射电子。TEM 的分辨率比 SEM 更高，并能在原子尺度上提供更多信息（如晶体结构），但样品必须足够薄以允许电子穿透。纳米粒子的 TEM 表征时，纳米粒子分散液可以直接沉积在支撑网格或薄膜上。

电子显微镜的样品制备可能会引入测量伪影。例如，胶体纳米颗粒的脱水会影响样品的结构和形态。脂质体、聚合物等一些纳米粒子，在没有磷钨酸等重金属染色的情况下对 TEM 是不可见的，因为它不能充分偏转电子束。因此，由 TEM 和 DLS 确定的粒度可能会有很大差异。下面通过比较 TEM 和 DLS 两种方法测量涂有油酸或接枝有亲水聚合物涂层的磁性纳米粒子尺寸进行说明。通过 TEM 可以观察分散在己烷中的油酸稳定的磁性纳米粒子几乎是单分散的，平均直径约为 12nm。该值非常接近由 DLS 确定的约 15nm 的平均流体动力学直径。由于磁性纳米粒子表面上存在油酸链（链长约 2nm），DLS 测定的尺寸稍大。通过 TEM 图可以观察，超支化聚甘油（hyperbranched polyglycerol，HPG）和甲氨蝶呤（methotrexate，MTX）接枝的磁性纳米粒子的尺寸与油酸稳定的磁性纳米粒子的尺度相似。这主要是因为在这两种情况下 TEM 只显示电子致密磁性纳米粒子的核。另外，这些纳米粒子的流体动力学直径已增加到约 32nm，流体动力学直径的显著增加主要归因于 DLS 测量时亲水性 HPG 壳在水中的膨胀。

2.2.2 表面电荷

表面电荷是另一个决定纳米粒子如何与蛋白质和细胞膜相互作用以及它们随后被细胞吸收的重要因素。此外，纳米粒子的表面电荷也会影响它们的胶体稳定性，因为它直接影响分散体系中纳米粒子的静电排斥。分散体系中纳米粒子的表面电荷会影响周围界面区域的离子分布，从而导致表面附近的反离子浓度增加。粒子周围的液体层分为两个部分，即紧密层（Stern）层和扩散层。紧密层是最靠近表面的区域，离子被认为是不可移动的，而扩散层则允许离子扩散。在液粒周围的双电层中有一个概念边界（滑动面），液体在该边界内与粒子一起移动。在该滑动面上测得的电位称为 Zeta 电位。该电位并不完全是表面电荷，但它决定了粒子间力，在表征分散液的稳定性方面具有实际意义。

Zeta 电位可以使用电泳光散射（electrophoretic light scattering，ELS）来测定，也称为激光多普勒电泳或激光多普勒测速。在这个实验中，电场被施加在胶体分散体上。分散体中的带电粒子将以与 Zeta 电位成比例的速度或电泳迁移率向相反极性的电极（电泳）移动。激光束入射到分散体上，电泳迁移率可以通过移动粒子散射的光的频移来确定。测得的电泳迁移率（U_E）通过亨利方程转换为 Zeta 电位（ζ）：

$$U_E = 2\varepsilon\varepsilon_0 \zeta f_H(\kappa a)/(3\eta) \tag{2-2}$$

式中，ε 为分散剂的介电常数；ε_0 是真空介电常数；$f_H(\kappa a)$ 是亨利函数；η 是黏度。

无量纲积 κa 描述了粒子半径（a）与双层"厚度"（κ^{-1}）的比率。在较大的 κa（约 100）时，方程可以简化为 $f_H(\kappa a) = 1.5$，即 Smoluchowski 近似。另外，当 $\kappa a \ll 1$ 时，$f_H(\kappa a) = 1$，称为 Hückel 近似。Doane 等已经提供了基于 Ohshima 对 Hückel 公式的近似的等高线图，该公式确定了不同纳米颗粒尺寸和溶液离子强度的 Smoluchowski 和 Hückel 方案（图 2-1）。

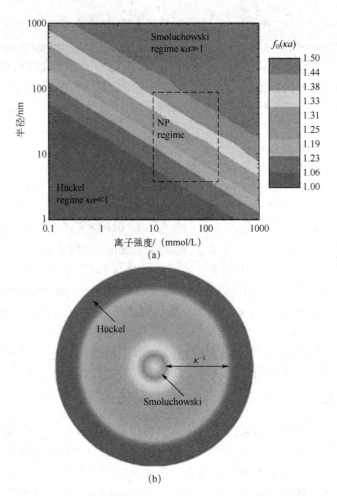

图 2-1 （a）根据分析物半径和溶液离子强度（均采用对数刻度）彩色亨利函数 $f_H(\kappa a)$：Smoluchowski $[f_H(\kappa a) = 3/2]$ 和 Hückel $[f_H(\kappa a) = 1]$ 的区域分别用红色和蓝色标识，矩形标识常见纳米颗粒应用中普遍存在的颗粒半径和离子强度。
（b）根据（a）中相应的亨利函数 $f_H(\kappa a)$ 彩色的德拜层厚度 κ^{-1}

许多商业仪器可用于测量 Zeta 电位。虽然使用纳米粒子的分散体很容易进行测量，但必须认识到温度、离子强度和分散体的 pH 值对 Zeta 电位的影响。5℃的温度变化会导致 Zeta 电位发生明显变化。高离子强度降低了双电层，导致 Zeta 电位的绝对值降低，二价离子比一价离子有更强的作用。在低 pH 值下，纳米粒子获得更多的正电荷，并且随着 pH 值的增加，Zeta 电位降低。因此，在报告 Zeta 电位测量值时，提供有关分散液的精确信息至关重要。

2.2.3 表面成分

纳米颗粒具有非常高的比表面积，纳米颗粒表面性质和化学性质在确定它们是否适用于特定生物应用方面的重要性往往被低估。例如，人们日益关注超顺磁性氧化铁纳米粒子在生物医学领域的应用。超顺磁性氧化铁纳米粒子可生物降解且铁产物可以被细胞回收,因此这些纳米粒子具有低毒性并且适合体内应用。但是单分散的超顺磁性氧化铁纳米颗粒通常是通过高温分解过程合成的,其中油酸用于稳定形成的产物。因此,纳米颗粒在有机溶剂中分散良好,但在水性介质中不分散。对于生物医学应用,这些纳米颗粒的表面必须用亲水性和生物相容性涂层进行改性。此外根据应用需要,配体也可以结合在纳米颗粒表面以促进与细胞受体的相互作用。因此,需要对纳米颗粒的表面成分进行分析,以确认制备是否成功。

X射线光电子能谱(X-ray photoelectron spectroscopy,XPS),也称为化学分析电子能谱(electron spectroscopy for chemical analysis,ESCA),是分析纳米粒子表面成分最广泛使用的技术之一。XPS能识别和量化从锂到铀的所有元素的任何固体表面的外部10nm或更小的元素组成,假设目标元素存在于>0.05%(原子百分比)。氢和氦由于其极低的光电子横截面而无法检测到。XPS还能揭示各自元素存在的化学环境。而且获取上述信息相对简单,所需的样品量较少。在XPS测量中,将样品置于超高真空下的腔室中并接收X射线,最常见的是Al Kα X射线(光子能量为1486.7eV)。电子被X射线光子从原子能级射出,其能量由光谱仪分析。通过测量发射光电子的动能 E_K 并知道光子能量 $h\nu$,可以使用Einstein方程计算光电子的结合能 E_B:

$$E_B = h\nu - E_K - \phi \qquad (2\text{-}3)$$

式中,ϕ 为仪器的功函数,可以通过校准确定。

从上式可以看出,只有低于激发辐射的结合能才能被探测到。

由于原子中电子轨道的结合能已知,XPS光谱中峰的位置可用于识别样品的原子表面组成。每个元素都具有特征电子结构,因此具有特征XPS光谱。文献中提供了用于识别和解释XPS光谱的结合能表。下面以XPS监测表面改性的磁性纳米粒子的表面组成变化来阐述XPS在表征纳米粒子的重要性。首先在油酸包覆的磁性纳米颗粒的表面接枝3-(三甲氧基甲硅烷基)丙基甲基丙烯酸酯(MPS),然后通过硫醇-烯点击反应将HPG接枝到MPS改性的磁性纳米颗粒上。

油酸稳定的磁性纳米粒子的宽扫描或全谱XPS出现与油酸有关的C 1s峰,磁性纳米粒子产生的Fe 2p和Fe 3p峰,以及油酸和磁性纳米粒子产生的O 1s峰。油酸稳定的磁性纳米粒子表面接枝HPG后的XPS谱中,O 1s信号相对于C 1s信号有所增加,且与油酸稳定的磁性纳米粒子相比,表面接枝HPG磁性纳米粒子的O/C比率更高。结合能约为168eV的S 2p信号来自于硫醇化HPG通过硫醇-烯点击反应在磁性纳米粒子上的接枝。因此,通过比较表面接枝HPG前后的XPS的变化可证实HPG是否成功接枝于磁性纳米粒子表面。低分辨率下的扫描确定了存在的元素,并且可以从每个元素的峰面积中量化出原子浓度的百分比,并通过相对敏感系数(与仪器相关)进行修正。

XPS不仅可以识别样品中的组成元素,而且还可以根据结合能移动(或化学位移)提供有关其化学状态的信息。例如,油酸稳定的磁性纳米粒子的C 1s高分辨率精细谱显示,284.6eV处有一个由C—C/C—H基团引起的主峰,288.4eV处则出现一个由油酸的COOH基团引起的小得多的峰。相对于C—C/C—H峰,COOH峰的结合能正移,这是因为由于与氧结合,C元素的电子密度下降,导致C 1s核心轨道的结合能增加。峰面积的比率还可给出纳米材料表面上每种成分的相对比例。C—C/C—H峰与COOH峰的面积比为17.6:1,这接近于从油酸化学结构中预计的17:1的理论比例。由于C存在于多种环境中而产生的C 1s峰成分更为复杂。保持最大半峰宽不变,C 1s峰包络则能分解成

284.6eV、286.1eV 和 288.3eV 三个峰。284.6eV 处的峰被归于 C—C/C—H 基团，而 286.1eV 处的主峰则归于 C—O 基团，与 HPG 的化学结构一致。次要的 O—C=O 峰可能是来自 MPS 的锚定基团，在硫醇-烯点击反应中没有发生反应。

XPS 显然是一种强大的表征技术，能够识别绝大多数的元素和它们在纳米材料表面的化学态。该分析简易可行，但样品必须能够适应超高真空环境。由于 XPS 是一种表面敏感的技术，在样品制备和分析过程中的清洁度对于获得真实的表面成分是至关重要的。还必须强调的是，尽管市面上有去卷积和峰值拟合的工具，但对于峰值包络的曲线拟合必须慎重进行，特别是在有重叠的峰值时。峰宽和峰形拟合不好的光谱会造成不正确的 XPS 数据。关于精细谱 XPS 数据的曲线拟合以及将曲线拟合信息与其他支持信息和实验相结合的重要性的讨论详见参考文献。

俄歇电子能谱（Auger electron spectroscopy，AES）是另一种常见的纳米粒子表面分析工具。AES 和 XPS 都是检测从样品中发射的电子，其动能通常低于 2000eV，但在 AES 中，样品是用电子而不是 X 射线照射的。AES 和 XPS 提供类似的信息，但是 AES 提供了更高的横向分辨率，因为电子束可以被聚焦到比 X 射线更小的尺寸。然而，电子束也会比 X 射线对样品表面造成更多的损害。Baer 等系统比较了 AES、XPS、飞行时间二次离子质谱（time-of-flight secondary-ion mass spectrometry，TOF-SIMS）、低能量离子散射（low-energy ion scattering，LEIS）、扫描隧道显微镜（scanning tunneling microscopy，STM）、原子力显微镜（atomic force microscopy，AFM）等表面分析方法表征纳米材料（表 2-1）。基于离子的技术如 TOF-SIMS 和 LEIS，可以提供表面化学成分的信息，可以作为电子光谱技术的补充。但扫描探针显微镜技术（如 STM 和 AFM），则更适合于提取尺寸、形态、表面异质性等物理特性的信息。

表 2-1 不同表面分析技术表征纳米颗粒的对比

项目	信息	探头	探测	横向分辨率	信息深度	深度分辨率
电子能谱学						
俄歇电子能谱（AES）	单个大的纳米颗粒的表面组成或较小的纳米颗粒的分布（取决于仪器的空间分辨率）；鉴别表面元素的富集或损耗，以及表面涂层或污染物的厚度	电子（3~20keV）	俄歇电子	10nm	约 10nm	约 2nm
X 射线光电子能谱（XPS）	分析沉积在基底或其他支持物上的颗粒的表面组成与化学态（价态）；鉴别表面元素的富集或损耗，以及表面涂层或污染物的厚度；测定纳米粒子的大小（尺寸小于 10nm、颗粒太小而不能用其他方法检测或复杂的基质颗粒的平均尺度测定）；分析纳米粒子的电性质	X 射线	光电子	约 2μm	约 10nm	约 2nm

续表

项目	信息	探头	探测	横向分辨率	信息深度	深度分辨率
入射离子法						
飞行时间二次离子质谱（TOF-SIMS）	通常分析沉积在支撑基底上的颗粒或较大的单个颗粒；分析纳米颗粒表面涂层或污染物；分析纳米粒子的表面官能团	离子（3~20keV）	溅射型离子	约50nm（无机材料）；>200nm（有机材料）	约1nm（无机材料）；约1nm（有机材料）	约1nm（无机材料）；约10nm（有机材料）
低能量离子散射（LEIS）	超薄涂层或污染物的鉴别；分析尺寸的影响	离子（2~10keV）	弹性散射电子	约100μm	约10nm	约0.2nm
扫描探针显微镜						
扫描隧道显微镜（STM）	分析单个纳米颗粒的电性质；沉积或生长在材料表面的纳米颗粒的形成和尺寸分布	探针	隧道电流	约1nm	约10nm	
原子力显微镜（AFM）	分析单个颗粒的形状、质地和粗糙度以及颗粒的分布情况。如颗粒结构已知，可以提供有关结晶学方向的信息	探针	力或位移	约1nm	约10nm	

傅里叶变换红外光谱（Fourier transform infrared spectroscopy，FTIR）广泛用于纳米粒子功能团的鉴定。红外辐射通过样品时，一些波段的辐射会被样品吸收，从而在光谱产生一系列的吸收带。这些吸收带与构成样品的原子之间的键的振动频率的特征相关。由于每个样品都是由独特的原子组合组成，光谱提供了一个类似于分子"指纹"的样品的独特识别。2.5~25μm（4000~400cm^{-1}）区域为现代红外仪器中最常使用的区域。FTIR测试的固态纳米粒子的制样步骤如下：首先用KBr研磨样品，然后将细粉压制成薄片，置于FTIR光谱仪的样品支架上。KBr能透过红外辐射，因此不会干扰测试样品的吸收光谱。然而，由于KBr具有吸湿性，必须采取必要的措施确保KBr是干燥的，否则KBr吸附水的吸收带可能会干扰样品的光谱。

这里还是用前面讨论的HPG接枝的磁性纳米粒子的例子来说明使用FTIR鉴定纳米粒子的官能团。在FTIR图谱中，在约3000~3500cm^{-1}处出现明显的吸收带，这主要由于—OH的拉伸振动；2926cm^{-1}和2871cm^{-1}处的吸收峰主要是由于—CH_2—的伸缩振动；1086cm^{-1}处的吸收峰与C—O—C中的酯基的伸缩振动有关。这些基团是HPG接枝的特征。在HPG接枝的磁性纳米粒子表面结合MTX可以构建癌细胞的靶向药物递送系统。MTX是广泛使用的化疗药物之一，可以治疗多种癌症。此外，MTX为叶酸的类似物，叶酸受体在许多类型的人类癌细胞上过度表达。因此MTX功能化的纳米粒子不仅具有抗癌药的功效，还可以作为一种癌症靶向剂。通过对比分析MTX功能化纳米粒子、HPG接枝纳米粒子与MTX结合前和自由MTX的FTIR，可以分析MTX是否成功与HPG接枝的纳米粒子结合。MTX功能化的纳米粒子的FTIR同样存在1646cm^{-1}和1605cm^{-1}的双吸收带（游离 MTX 的酰胺基团的特征峰），而 HPG 接枝的纳米粒子则无上述的吸收带，从而证实了 MTX 与 HPG 接枝的纳米粒子成功结合。

除了定性鉴定纳米粒子的功能基团外，FTIR 还可以用于定量分析。FTIR 的定量分析首先必须建立校准曲线。Shan 等用 FTIR 定量分析了用双乳液法从聚（乙二醇）-聚（乳酸）-聚（乙二醇）三嵌段共聚物制造的聚合纳米颗粒中包裹的血红蛋白的数量。选择聚丙烯腈（polyacrylonitrile，PAN）作为内标，并在校准和测试样品中引入恒定量的 PAN，以避免环境和实验室操作产生的误差。校准样品包括血红蛋白、PAN 和空白的聚合纳米颗粒。首先测定血红蛋白（酰胺Ⅱ）在 $1540cm^{-1}$ 处的红外吸收率和 PAN（—C≡N）在 $2241cm^{-1}$ 处的红外吸收强度，以建立血红蛋白和 PAN 的吸收带高度比与血红蛋白和 PAN 质量比的关系的校准方程。然后测试样品的血红蛋白和 PAN 的吸光度，依据校准方程计算聚合物纳米颗粒封装的血红蛋白的量。

透射模式的 FTIR 是最常见的，但衰减全反射-傅里叶变换红外光谱（attenuated total reflectance-Fourier transform infrared spectroscopy，ATR-FTIR）也已被广泛使用。透射光谱中光束是穿透整个样品，样品过厚红外光有可能不能穿透样品，因此对于透射谱来说，样品必须稀释在红外透明的盐中，即固体样品必须先进行压片。与透射模式的 FTIR 不同，当红外光束进入高折射率的晶体中，红外光束从晶体表面反射回来，但同时在样品中有一个衰减波区域，这部分红外光束有部分被样品吸收而反射出来到达检测器获得样品红外光谱的信息。Tsai 等使用改良的 ATR-FTIR 对纳米颗粒上的分子竞争性吸附进行了定量研究。实验中，金纳米粒子从分散液中沉积下来，在 FTIR 光谱仪的锗 ATR 晶体上形成一层薄膜。一个流动池连接到 ATR 晶体的顶部，然后将含有不同浓度的分子吸附物的溶液引入流动池，并收集红外光谱。通过比较与吸附物有关的红外波段的信号强度和用去离子水中的非结合分子建立的校准曲线，计算出金纳米粒子上吸附的分子的表面密度。

另一种方法是高分辨魔角旋转核磁共振光谱（high-resolution magic angle spinning nuclear magnetic resonance spectroscopy，HRMAS NMR），它对描述嫁接在纳米粒子表面的有机分子非常有用。核磁共振的原理如下：所有的核都带正电，许多核包括 ^1H 和 ^{13}C 都有自旋。如果核中的中子数和质子数都是偶数，它就不会有净自旋。在核磁共振（nuclear magnetic resonance，NMR）中，未配对的核自旋很重要，而且 ^1H 和 ^{13}C 核的行为已广泛用于推断有机化合物的结构。在核磁共振光谱学中，样品被放置在磁场中，并通过射频辐射激发不同的核自旋状态之间的转换。能量转换的精确谐振频率取决于原子核的有效磁场。分子中的不同原子由于其不同的局部环境而经历的磁场略有不同。因此，关于原子的化学环境的信息可以从其共振频率中得到。在核磁共振光谱中，共振频率表示为化学位移，即相对于标准分子的信号频率除以光谱仪频率。一般来说，原子核的电负性越大，化学位移就越大。

NMR 一直是小分子特征的黄金标准，但附着在纳米颗粒上的分子的传统 NMR 信号往往会导致显著的线宽。然而，40 余年的研究和实践表明如果固体样品以 54.74°的角度（魔角）旋转，核磁共振谱中信号的线宽会大大减少。Polito 等人采用 HRMAS NMR 分析了通过表面重氮反式铁/叠氮烷点击反应制备的碳水化合物脱敏磁性纳米粒子。他们发现信号清晰且分辨率高，并且在 ^1H NMR 中存在一个化学位移约 8 的峰值。在 ^1H NMR 光谱中存在一个由三唑质子组成的峰，这证实了 1,3 二极环化的成功。Zhou 等使用 ^1H HRMAS NMR 全面描述了金纳米粒子表面的配体结构。他们发现金纳米粒子表面和配体分子中的质子之间的距离，会显著影响检测灵敏度，离纳米粒子表面较近的质子灵敏度非常低。

2.2.4 蛋白质吸附

当纳米粒子静脉注射到体内时，循环的血浆蛋白很容易被吸附在纳米粒子表面。吸附的蛋白质形成一个电晕，其中许多蛋白质作为调理素，能够与单核细胞和巨噬细胞上的特化质膜受体相互作用。这导致这些细胞识别和吞噬纳米粒子，并迅速从血液循环系统中清除纳米粒子。目前普遍认为具有中性和亲水表面的纳米粒子将有更长的半衰期。因此，聚乙二醇（polyethylene glycol，PEG）或其衍生物、HPG 等聚合物已被嫁接到纳米粒子表面以抑制蛋白质的吸附。了解纳米粒子与蛋白质的相互作用将为体内应用的纳米粒子表面功能化或改性提供思路和方向。

等温滴定量热法（isothermal titration calorimetry，ITC）已成为研究纳米颗粒与蛋白质相互作用的重要技术。它可以在一次实验中同时测定蛋白质的吸附量、蛋白质对表面的亲和力以及吸附过程的热力学。在 ITC 实验中，将等量的蛋白质注入到纳米颗粒的分散体系中，并将热随时间的变化规律与没有纳米颗粒时的变化规律进行比较，以说明稀释热的影响。在实验结束时，以蛋白质热量（kJ/mol）对蛋白质/纳米颗粒比绘制积分热图。Becker 等使用平衡模型，从 ITC 等温线估算蛋白质吸附的结合常数、吸附焓和纳米颗粒上的结合位点数。对牛血清白蛋白与聚乙烯亚胺功能化的 ZnO 纳米颗粒以及与带负电荷和正电荷的聚苯乙烯纳米颗粒相互作用的研究也证实了 ITC 的实用性。

荧光光谱法是研究纳米粒子与蛋白质相互作用的另一种方法。在这种技术中，一束光入射到样品上，发出的荧光被检测器收集。在许多此类研究中，荧光标记蛋白质常用于观察颗粒对蛋白质的吸收和吸附蛋白质的结构性质研究。另外，金纳米团簇、量子点等自身荧光的纳米粒子或有机荧光团修饰的纳米粒子也常用于荧光光谱。然而，蛋白质或纳米颗粒表面标记荧光标签可能会干扰随后的蛋白质表面相互作用。牛血清白蛋白是一种用于大量蛋白质-纳米颗粒相互作用研究的模型蛋白，由于在不同位置（表面和疏水腔）存在两个色氨酸残基，它具有特定的荧光特性。色氨酸对局部环境的修饰也高度敏感，因此，荧光发射光谱非常适合于蛋白质构象变化和与纳米颗粒结合的研究。Iosin 等监测了添加不同浓度金纳米颗粒的牛血清白蛋白溶液的荧光光谱，光谱范围在 290～450nm 之间。荧光测量采用 280nm 的激发波长，这是远离金纳米粒子等离子体共振带。随着金纳米颗粒浓度的增加，牛血清白蛋白以 336nm 为中心的固有荧光带（色氨酸残基发射光谱）猝灭。通过荧光光谱测定了金纳米粒子与牛血清白蛋白的结合常数和结合位点数。

除了 ITC 和荧光光谱之外，还有许多其他方法可以用于研究蛋白质和纳米颗粒之间的相互作用。Bell 等利用 DLS、纳米粒子跟踪分析（nanoparticle tracking analysis，NTA）、微分离心沉降（differential centrifugal sedimentation，DCS）三种粒径测量技术以及紫外-可见光谱技术，定量了柠檬酸盐稳定的金纳米颗粒吸附的 IgG 蛋白质的数量。对于 DLS 实验，蛋白质壳的厚度计算为 DLS 测量的蛋白质包被颗粒的直径与柠檬酸盐稳定的金颗粒的相应直径之差的一半。NTA 方法将布朗运动速率与颗粒大小联系起来，通过 Stokes-Einstein 方程计算了等效球的水动力半径，计算蛋白壳厚度的方法与 DLS 相同。DCS 根据颗粒沉降率来测量颗粒大小，这取决于颗粒的大小和密度。解释结果需要了解核心粒子的大小以及核心粒子、蛋白质壳和周围流体的密度。紫外-可见光谱法记录了金局域表面等离子体共振引起的吸收光谱。等离子体峰的位置对金核的大小和金核周围介质的折射率很敏感。对于蛋白质壳，峰位置随壳层密度和壳层厚度的变化而变化，并对壳层厚度和折射率一定范围内的粒子进行了等离子体位移模拟。作者认为在蛋白质完全覆盖的情况下，用这些方法计算出的蛋白质壳的厚度一致性较好，偏差在20%以内。

2.3 纳米颗粒细胞吸收和细胞毒性评价

2.3.1 细胞吸收

如2.2.4节所述，引入循环系统的纳米颗粒能够抵抗血浆蛋白的吸附，以避免身体免疫系统过早清除。另外，对于用于靶特异性成像或药物递送应用的纳米颗粒，希望它们能够高效地被靶细胞吸收。这通常是通过在纳米颗粒上缀合与特定细胞受体相互作用的靶向配体来实现。例如，使用叶酸或MTX靶向叶酸受体。叶酸受体在许多人类肿瘤中表达水平升高，但在大多数正常组织中通常不存在。理想情况下，这些纳米颗粒可以避免被RES捕获，而是在靶细胞中积累。通常进行细胞吸收的体外测定以预测纳米颗粒在体内的命运。

在体外测定细胞对纳米颗粒的吸收时，首先将目的细胞接种在培养板上，然后将其暴露于含有不同浓度纳米颗粒的培养基中，然后孵育一段时间。如果纳米颗粒是荧光的，则可以在共焦显微镜下观察细胞吸收的纳米颗粒。在共焦显微镜中，共焦针孔仅允许来自焦平面的光到达检测器。这产生了非常清晰的图像，并使"光学切片"的收集能够重建样品的三维图像。最常见的共焦显微镜类型是共焦激光扫描显微镜（confocal laser scanning microscope，CLSM）。通过标记细胞的各种细胞器（如细胞膜、细胞核和溶酶体），可以观察到纳米颗粒在细胞内的定位。图2-2为溶酶体、三种不同表面电荷的壳聚糖纳米颗粒以及这些纳米颗粒与HKC细胞孵育6h后的重叠信号。结果表明，带负电的纳米颗粒（N-NP）和中性纳米颗粒（M-NP），都与溶酶体高度共定位；而一些带正电的纳米颗粒（P-NP）从溶酶体逃逸到细胞质中。

对于不具有荧光性的纳米颗粒，荧光标记物可以截留于纳米颗粒内或与纳米颗粒共价结合。由于荧光标记物的存在可能影响蛋白质吸附，也可能影响细胞吸收。另外，物理捕获的一个潜在问题是标记物可能在培养基中滤出，并随后有助于产生细胞内荧光。为了评估浸出问题的程度，可以对标记的纳米颗粒进行透析，并且可以测量透析前、后的标记纳米颗粒的荧光曲线。如果荧光曲线相同，则排除标记物的释放。任何浸出标记物对细胞内荧光的贡献可通过以下方式进行评估：首先进行对照实验，其中荧光标记的纳米颗粒在试验期间悬浮在培养基（无细胞）中，然后使用具有释放标记物的培养基孵育细胞。

研究细胞对纳米颗粒反应的另一种方法是流式细胞术。在该技术中，首先用如上所述的纳米颗粒培养细胞。在孵育期后，通常用磷酸盐缓冲盐水（phosphate-buffered saline，PBS）彻底清洗细胞，并通过胰蛋白酶化收集。将细胞注入形成液流中，该液流迫使细胞单独行进，以在流式细胞仪中通过激光束进行照射。收集关于散射光和荧光发射的信息

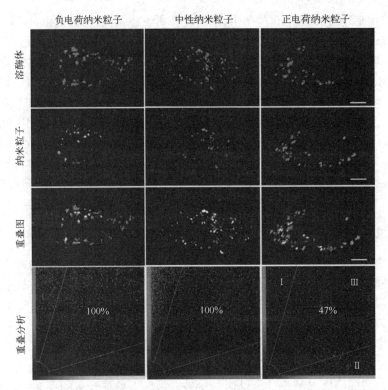

图 2-2　溶酶体、纳米颗粒（NP）和不同的纳米颗粒与 HKC 细胞孵化 6h 后的重叠信号的 CLSM 图像。溶酶体用 LysoTracker Red 标记。纳米颗粒的测试是通过它们的自发荧光并显示为假色。在叠加图像中，徕卡 LAS 共定位软件将溶酶体共同定位的纳米颗粒的信号与溶酶体的信号改变为白点。在叠加图中，第Ⅰ、Ⅱ和Ⅲ部分分别表示溶酶体、纳米颗粒以及它们的共定位点的信号。每张图片中的百分比数字是纳米颗粒的共定位率，可通过徕卡 LAS 共聚焦软件计算。图中标尺：10μm

以生成关于样品内的亚群的信息。成像流式细胞术是一种更先进的技术，结合了显微镜和流式细胞仪的优势。它将电子跟踪移动细胞的精确方法与高分辨率多光谱成像系统相结合，以不同成像模式获取每个细胞的多幅图像。通过结合共焦显微镜和成像流式细胞术，Vranic 等区分了吸附在细胞表面或内化的荧光标记 SiO_2 以及非荧光但光衍射的 TiO_2 纳米颗粒。

使用电感耦合等离子体（inductively coupled plasma，ICP）可以对多种类型的纳米颗粒（如量子点、磁性纳米颗粒以及 TiO_2 和 Au 纳米颗粒）的细胞吸收进行定量分析。该技术基于使用射频诱导的氩等离子体作为激发源。液体和气体样品可直接注入仪器，但固体样品需要提取或酸消化以便分析物存于溶液中。在电感耦合等离子体-光发射光谱（inductively coupled plasma-optical emission spectrometry，ICP-OES）中，从等离子体发射的光被分离成离散的成分波长并记录。每个元素发射不同的波长，在给定波长下发射的光量与注入仪器的溶液中相应元素的浓度成比例。除氢、氧、氟和惰性气体外，几乎所有天然元素都可以测定。ICP-OES 通常无法测定的元素分为三类：①ICP-OES 中使用的氩气中的微量污染物（CO_2 中的 C）、样品溶剂的成分（C、O、H）、环境或大气中的污染物（如 N）；②需要高激发能的元素，如卤素；③短寿命放射性元素。对于大多数元素，检测限为（0.1～100）×10^{-9}。在电感耦合等离子体-质谱（inductively coupled plasma-mass spectrometry，ICP-MS）中，等离子体中产生的离子被引导到质谱仪，在到达检测器之前，根据其质荷比将其分离。给定分析物离子的信号强度与其在仪器溶液中的浓度成正比。ICP-MS仪器测量元素周期表中的大多数元素，但氢、氦、碳、氧、氮、氟和氖等元素除外，并且ICP-MS的检测限在元素周期表的大部分处于或低于10^{-12}水平。

测定细胞首先用如上所述的纳米颗粒培养细胞。在孵育期结束时，用PBS彻底清洗细胞，以去除水中的纳米颗粒，然后通过胰蛋白酶化分离。在用血细胞仪计数后，通过离心收集细胞，并在酸中消化细胞小球用于ICP分析。必须生成使用已知量的目标元素的校准曲线，以将ICP信号与定量相关联。然后，细胞吸收的纳米颗粒的量可以表示为pg/细胞。

2.3.2 细胞毒性试验

纳米颗粒在生物体内的应用需要彻底了解其对不同哺乳动物细胞的潜在细胞毒性作用。纳米颗粒可能具有固有毒性，也可能是有毒药物的载体。纳米颗粒的细胞毒性水平可能是剂量和时间依赖性的。因此，能够避开RES和健康细胞并特异性靶向和积聚在癌细胞中的纳米颗粒药物载体将最大限度地减少与化疗相关的有害副作用。体外试验通常用于体内纳米颗粒潜在细胞毒性效应的初始测量。两种最常用的体外测定方法分别依赖于细胞乳酸脱氢酶（LDH）漏出量和细胞代谢活性的测定。LDH是一种定位于细胞质中的酶，其释放到细胞培养基中，可以作为受损细胞膜完整性丧失的指标。LDH测定可使用商业试剂盒进行。细胞与纳米颗粒培养一段时间后，收集细胞悬液并与测定溶液混合。释放的LDH通过偶合酶反应进行定量，其中LDH通过将NAD^+（烟酰胺腺嘌呤二核苷酸）还原为NADH（烟酰胺腺嘌呤二核苷酸的还原形式），进而将2-(4-碘苯基)-3-(4-硝基苯基)-5-苯基四唑氯化物（INT）还原为红色水溶性甲臜产物，从而分解乳酸氧化为丙酮酸。甲臜的吸光度直接与介质中释放的LDH的量成正比。

与LDH测定不同，LDH测定只提供了细胞死亡程度的测量，而代谢活性的评估提供了与活细胞数相关的信息。用于评估代谢活性的最常用的商业试剂盒之一是基于黄色四唑盐 3-(4,5-二甲基噻唑-2-基)-2,5-联苯四唑胺（MTT）通过脱氢酶还原为紫色、水不溶性甲臜烷产物。细胞与纳米颗粒孵育所需时间后，移除培养基，加入MTT溶液并与细胞一起孵育。可使用DMSO等有机溶剂或洗涤剂和有机溶剂的组合溶解形成的甲臜。使用分光光度计测量溶液的吸光度，并根据$[A]_{测试}/[A]_{对照}$计算与对照样品相比的相对细胞存活率，其中$[A]_{测试}$和$[A]_{对照}$分别是测试和对照样品的平均吸光度。已经开发了四唑试剂，其可被活细胞还原以产生直接可溶于细胞培养基的甲臜烷产物。例如，5-(3-羧基甲氧基苯基)-2-(4,5-二甲基噻唑基)-3-(4-磺基苯基)四唑鎓内盐（MTS）可与电子耦合试剂吩嗪乙醇硫酸盐一起使用，而不是MTT试剂。甲臜产物的吸光度可以直接从细胞培养板上记录，无需增溶步骤。因此，与MTT测定相比，该方案更加简便。可被活细胞还原以产生直接溶于细胞培养基的甲臜烷产物的其他四氮唑试剂是水溶性四唑盐（water-soluble tetrazolium salts，WST）和2,3-双（2-甲氧基-4-硝基-5-磺苯基)-2H-四唑-5-甲酰胺内盐[2,3-bis(2-methoxy-4-nitro-5-sulfophenyl)-2H-tetrazolium-5-carboxanilide inner salt，XTT]。基于MTS、WST和XTT的商业试剂盒可从多家供应商获得。

阿尔玛蓝（刃天青）测定法是另一种比色测定法，根据与四唑化合物类似的方案评估代谢活性。在该测定中，具有很少固有荧光的蓝色染料通过细胞代谢活性被还原为粉红色荧光染料。这提供了使用荧光或吸光度测量来量化结果的选项，但后者不常用，因为其灵敏度远低于测量荧光。另一种基于代谢活性的生存力测定是测量细胞中 5′-三磷酸腺苷（ATP）的量，因为 ATP 已被广泛接受为活细胞的有效标志物。测定方案简单，涉及将来自商业试剂盒的 ATP 检测试剂直接添加到培养细胞中。该试剂包含用于溶解细胞的洗涤剂、用于稳定溶解细胞释放的 ATP 的 ATP 酶抑制剂、作为底物的荧光素酶以及用于催化产生光子的反应的荧光素酶的稳定形式。然后可以测量发光信号。由于在 ATP 测定中，细胞在添加试剂后立即溶解，因此在添加试剂的瞬间获得有关 ATP 状态的信息。与四氮唑还原法或刃天青还原法相比，这是一个优势，后者可能需要与活细胞孵育数小时才能将基质转化为有色或荧光产物。

必须指出的是评估中的纳米颗粒可能会干扰用于评估细胞活力/细胞毒性的测定中的试剂。对单壁碳纳米管（single-walled carbon nanotubes，SWCNT）进行的不同细胞毒性试验结果的差异证实了这一点。MTT 试验表明，在 A549 细胞与 SWCNT 孵育 24 小时后，细胞生存能力小于 50%；而基于 LDH 和 WST-1[2-(4-碘苯基)-3-(4-硝基苯基)-5-(2, 4-二磺苯基)-2H-四唑]的其他试验表明 SWCNT 具有较小的细胞毒性。作者假设 SWCNT 与 MTT 试验中形成的不溶性甲臜烷相互作用，但不与其他试验的试剂相互作用。因此，对于新类别的纳米颗粒，建议使用至少两种独立的测定来验证细胞毒性结果。

纳米颗粒在生物医学应用中提供了巨大的潜力和机会，随着纳米医学领域的迅速扩展，未来将产生许多新的纳米颗粒系统。纳米颗粒通常具有不同于体相的独特性质，越来越复杂的纳米颗粒被设计用于在复杂的生物环境中执行多种功能。因此，纳米颗粒的物理化学和生物学特性必须得到很好的表征和理解。然而，纳米颗粒的表征因许多问题而变得复杂。纳米颗粒具有较大的比表面积，在合成或分析样品制备过程中容易发生接触，这将使结果发生偏差，尤其是来自 XPS 等表面敏感技术的结果。另一个复杂因素是体外测定中使用的条件与复杂的生理环境之间的差异。由于存在着重大的认知鸿沟，在体外模拟纳米颗粒与生理环境相互作用过程中遇到的一连串事件可能在体内是不可能发生。因此，有必要对纳米颗粒的生物分布、毒理学和功效进行动物模型研究。然而，考虑到此类研究的高成本和牺牲动物生命的需要，体外分析至关重要，特别是在提供纳米颗粒适用于预期应用的初步见解方面。因此，在设计和合成越来越复杂的纳米颗粒以扩大其应用范围的技术进步的同时，还应开发能够准确预测其在人体中性能的体外分析。

参考文献

[1] Roduner E. Size matters: why nanomaterials are different [J]. Chem Soc Rev，2006，35：583.

[2] Hall J B，Dobrovolskaia M A，Patri A K，et al. Characterization of nanoparticles for therapeutics [J]. Nanomedicine，2007，2：789-803.

[3] Cho E J，Holback H，Liu K C，et al. Nanoparticle characterization: state of the art, challenges, and emerging technologies [J]. Mol Pharm，2013，10：2093-2110.

[4] Li M，Neoh K G，Wang R，et al. Methotrexate-conjugated and hyperbranched polyglycerol-grafted Fe_3O_4 magnetic nanoparticles for targeted anticancer effects [J]. Eur J Pharm Sci，2013，48：111-120.

[5] Doane T L, Chuang C H, Hill R J, et al. Nanoparticle zeta-potentials. Acc Chem Res, 2012, 45: 317-326.

[6] van der Heide P. X-ray photoelectron spectroscopy: an introduction to principles and practices [M]. Hoboken: Wiley, 2012.

[7] Chastain J. Handbook of X-ray photoelectron spectroscopy [M]. Eden Prairie: Perkin-Elmer Corporation, 1992.

[8] Baer D R, Gaspar D J, Nachimuthu P, et al. Application of surface chemical analysis tools for characterization of nanoparticles. Anal Bioanal Chem, 2010, 396: 983-1002.

[9] Shang L, Brandholt S, Stockmar F, et al. Effect of protein adsorption on the fluorescence of ultrasmall gold nanoclusters. Small, 2012, 8: 661-665.

[10] Röcker C, Pötzl M, Zhang F, et al. A quantitative fluorescence study of protein monolayer formation on colloidal nanoparticles [J]. Nat Nanotech, 2009, 4: 577-580.

[11] Yue Z G, Wei W, Lv P P, et al. Surface charge affects cellular uptake and intra- cellular trafficking of chitosan-based nanoparticles [J]. Biomacromolecules, 2011, 12: 2440-2446.

[12] Gottstein C, Wu G, Wong B J, et al. Precise quantification of nanoparticle internalization [J]. ACS Nano, 2013, 7: 4933-4945.

[13] Hou X, Jones B T. Inductively coupled plasma/optical emission spectrometry [M]//Meyers R A. Encyclopedia of analytical chemistry. Chichester: Wiley, 2000: 9468-9485.

[14] Neoh K G, Li M, Kang E-T. Characterization of nanomaterials/nanoparticles [M]// Kishen A. Nanotechnology in Endodontics: Current and Potential. Clinical Applications. Springer, 2015: 23-44.

第 3 章 生物纳米金属材料

3.1 概述

3.1.1 概念

我国在国际上最先提出并制定了《纳米材料术语》(GB/T 19619—2004) 规范标准，分别从纳米尺度、纳米结构单元与纳米金属材料性质结构等三个方面对纳米金属材料进行了界定。

① 纳米尺度是 1～100nm 范围内的几何尺度。

② 纳米结构单元是具有纳米尺寸结构特点的物质单元，通常包括人造原子团簇、纳米微粒、纳米晶、纳米线、纳米棒、纳米管、纳米单层膜及纳米孔等。

③ 纳米金属材料性质结构是指在三维空间中至少有一维处于纳米尺度上，或由具备特殊性能的纳米结构的金属材料构成。

3.1.2 分类

若将纳米金属材料按维数进行分类，纳米金属材料的基本单元可划分为三类：第一类是零维，指纳米金属材料的空间三维尺度都在纳米尺度内，如原子团簇、纳米粉体等；第二类是一维，即在三维空间中有两维处于纳米尺度，如纳米丝、纳米棒、纳米管等；第三类是二维，指在三维空间中只有一维是由纳米结构单元组成，如超薄膜、超晶格等。由于这些结构单元通常具有量子特性，因此零维、一维及二维的基本结构单元分别又称为量子点、量子线和量子阱。按照金属纳米粒子的组成形式和形貌，一般分为纳米粉体、纳米纤维、纳米膜和纳米块体材料。

（1）纳米粉体材料

纳米粉体也叫做超微粉或超细粉，通常是指粒径在 100nm 以下的颗粒或粉末，是一类介于原子、分子与宏观物体之间的固体颗粒材料。可用作高密度磁记录材料、隐身吸波材料、强磁流体材料、防辐射材料、太阳能电池材料、精密光学器件的抛光材料、高效催化剂、微芯片导热基片、高效助燃剂、微电子封装材料、高韧性陶瓷材料、光电子材料、人体修复材料、先进的电池电极材料、敏感元件、抗癌制剂等。纳米粉体材料研究的时间最长、工艺技术也最为完善，是制备其他三类纳米金属材料的重要基础。值得一提的是金、银、铂、钯等贵金属的纳米级粉体材料及其合金粉体材料在化工、医药、电子等领域都具有极其广泛的应用，也是贵金属深加工的重点方向之一。

（2）纳米纤维材料

纳米纤维材料是指孔径为纳米尺度且长度很长的线形材料。可作为纳米光纤、纳米导线材料（未来光子计算机及量子计算机的重要元件材料）以及先进新型激光或发光二极管次材料。

(3) 纳米膜材料

纳米膜材料主要包括颗粒膜材料和致密膜材料两种。颗粒膜是将纳米粒子黏合在一起，之间存在极小空隙的薄膜。致密膜是指膜层表面结构致密且晶粒尺寸达到纳米级范畴的薄膜。纳米膜材料的研究主要应用于气体催化、光敏材料、过滤器材料、超导材料、高密度磁记录材料等领域。

(4) 纳米块体材料

纳米块体材料是指将金属纳米粉末高压加工成型或控制金属液体结晶而获得的纳米晶粒材料。可以用于超高强度的金属材料和智能金属材料等。

3.1.3 结构及性能

3.1.3.1 纳米金属材料的结构

金属材料的抗拉强度和延展性之间的关系，长期以来困扰着材料专家们。为了解决这个难题，在过去的几十年里，人们致力于研究和开发不同技术方法来合理地定制金属材料的微观结构。因此，根据先进的纳米结构设计策略，有目的地在晶态和非晶态金属材料中制备异质纳米结构。概述了几种极具代表性的结构方法：①晶体金属材料的层次化纳米孪晶 (HNT) 结构、极细晶和位错结构等；②非晶态合金的纳米玻璃结构，即金属玻璃 (MG)；③复合合金的各种超纳米双相 (SNDP) 纳米结构体系。通过控制这些纳米结构，尤其是将多个较为先进的纳米结构耦合到一种材料中，可以进一步完善该材料的力学性能。特别是，最新开发的 SNDP 纳米结构由于同时利用了超纳米尺寸的晶体和 MG 极大地丰富了纳米结构设计策略，它们表现出独特的尺寸和协同效应。

(1) 层次化纳米孪晶结构

纳米孪晶 (NT) 结构可以有效地阻挡位错的运动，促进应变硬化，从而增强材料的性能。事实上，层次化纳米孪晶 (HNT) 结构也可以作为位错势垒。具有单一取向的 NT 结构可能只阻碍有限方向的位错，而 HNT 结构构建了复杂的三维结构，这可能更有效地阻碍位错。因此，这种层次化的纳米结构可能对高性能材料的设计具有重要意义。

HNT 结构的空间分布取决于孪晶面的位置。在面心立方 (FCC) 金属中，两级分层孪晶之间的二面角约为 70°。从三维角度看，HNT 建筑更加丰富。原始的四面体代表面心立方金属中的孪生系统，可以沿着每隔一个四面体派生孪生平面。同样，衍生的四面体可以通过与更多的四面体组合形成更多的孪生平面。每两个相邻四面体之间的平面代表孪生平面的空间方向。所有这些孪生平面都彼此相交。从这个角度来看，HNT 结构的制备可以三维地阻止位错的传播以强化，并作为位错形核来改善塑性。

(2) 非晶态合金的纳米玻璃结构

纳米金属玻璃是一类原子排列无序的金属材料，它与具有周期性晶格结构的晶体材料完全不同。长期以来，MG 的优异强度一直被报道。然而，MG 的延展性较差，限制了其应用。许多研究人员致力于改善镁合金的延展性，其中调整金属玻璃的纳米结构被认为是一种有效的途径。

通过磁控溅射物理气相沉积技术，在 Au-La、Fe-Si、La-Si、Pd-Si、Ni-Ti、Ni-Zr、Sc-Fe、Ti-P Fe-Sc、Pd-Si、Zr-Pd、Ti-Zr-Cu-Pd、Cu-Zr-Al、Co-Al-Y-Ti 和 Au-Ag-Pd-Cu-Si-Al 等多种二元或多元合金体系中制备了纳米结构的 MG 薄膜材料。扫描电子显微镜 (SEM)

清楚地表征了 Au 基纳米玻璃 MG（NGMG）的典型纳米颗粒结构。此外，其中的非晶态性质进一步通过选区电子衍射（SAED）得到验证。为了进一步更详细地研究基于 Au 基的 NGMG 的结构特征，Chen 等人还进行了高分辨率瞬变电子显微镜（HRTEM）实验。对 HRTEM 图像的研究观察到了迷宫状的图案，这是非晶态结构的典型特征，因此纳米颗粒和颗粒界面都是玻璃状的。此外，来自纳米颗粒和界面结构的纳米束电子衍射（NBED）不仅显示了扩散晕，也证明了非晶态的性质。然而，与纳米颗粒相比，来自界面区域的扩散晕显著加宽，这意味着界面结构中相对较少的原子尺度短程有序性或较低的原子堆积密度。

（3）超纳米双相纳米结构

材料强化方法通常被称为"晶界强化""孪晶界强化""固溶强化"和"沉淀或弥散强化颗粒强化"，其中"晶界强化"应用最为广泛。特殊双相纳米结构材料是结构单元尺寸小于 10nm 的金属纳米材料。

超纳米双相玻璃晶体（SNDP-GC）金属材料由纳米晶相和玻璃相组成。晶体和 MG 的长度尺度效应影响 SNDP-GC 材料的力学行为和性能。深入的研究表明，与纳米结构单元（<100nm）相比，结构单元在 1~10nm 之间的材料的力学行为和性能是完全不同的。许多新型金属材料纳米结构的优异力学性能得益于尺寸在 1~10nm 范围内的结构单元。因此，提出了一个新的术语"超纳米"来描述这类新型纳米结构金属材料，指的是结构单元在 1~10nm 以内的材料。超纳米材料将微结构的一般尺寸区域进行分类，以获得优异的力学性能。可以对超纳米尺寸的 MG 和晶体的多个相进行调整，以设计出高性能的材料。到目前为止，已经观察到五种具有代表性的 SNDP 纳米结构。类型一是由超纳米晶体和超纳米玻璃组成；类型二是由超纳米玻璃和玻璃-玻璃界面组成；类型三是由超纳米玻璃和超纳米玻璃组成；类型四是由超纳米晶体和富 GB 的次要元素结构组成；类型五是由超纳米晶体和超纳米晶体组成。注意，可获得的 SNDP 纳米结构可能不限于这些类型。

3.1.3.2 纳米金属材料的性能

晶相是由原子排列决定的，原子排列直接影响晶体暴露的面和原子的配位环境。因此，任何依赖于这些因素的性质都应该是相关的。由于纳米材料的相控制合成仍然具有很大的挑战性，对其相变性质的研究还处于起步阶段。在接下来的内容中，选择了四种研究最广泛的相变性质进行了详细的讨论。

（1）光学性能

当黄金被细化至小于或等于光波波长的尺度时，它便失去了原来的金属富贵光泽而呈现出黑色光泽。事实上，所有的金属在超微颗粒状态下都表现为黑色，并且尺寸越小，颜色越深，银白色的金属铂（白金）转变为铂黑，金属铬材料变成铬黑。这主要是由于金属超微颗粒表面对光的反射率极低，一般可小于 1%，只需几微米的厚度就能够完全消光。因此利用纳米金属材料的这种特性可以用来生产高效率的光电、光热等转换材料，高效率地将太阳能转变为电能或热能，并广泛应用于红外敏感元件的生产和红外线隐身技术等。

（2）磁学性能

小尺寸的超微颗粒与大块材料具有明显不同磁性。大块的纯铁矫顽力大约为 80A/m，但当金属铁颗粒的尺寸降低到 20nm 以下时，铁颗粒的磁畴由多畴转变为单畴，矫顽力可以增加到1000倍以上，如若再逐步减小其尺寸，矫顽力进一步减小。当铁粒子的尺寸小于6nm时，矫顽力几乎接近零，体现出超顺磁性。利用磁性超微颗粒具有高矫顽力的特性，已制备出具有高存储密度的磁记录磁粉，并大规模应用于磁卡、磁盘、磁带以及磁性钥匙等。通过利用超顺磁性，目前人类已将磁性超微颗粒制备成了应用极其广泛的高磁性液体。

（3）催化性能

催化剂在很多化学化工领域中都起着举足轻重的作用，它可以有效地缩短反应时间、提高反应速率和反应效率。纳米催化并非有别于传统催化的新兴领域，因为大多数传统工业所使用的催化剂本身就是纳米级尺寸的。但不可否认，正是在纳米材料制备工艺日臻成熟以及表征技术不断成熟的基础上，科学家才逐渐了解到催化剂活性、稳定性、选择性与催化剂的大小、形状、成分、元素空间分布等诸多因素的相互作用关系，为从分子水平上认识催化剂的构效关系提供了可能，同时也为催化剂的设计奠定了基础。所以，纳米催化作为一门古老又年轻的分支学科，具有非常重要的科学研究价值和工业应用前景。

纳米微粒表面活性中心多，为它作为催化剂提供了必要条件。纳米微粒作为催化剂，能大幅度提高化学反应效率，操控反应速率，使原本不能进行或完成的反应也能进行。例如，块体黄金几乎是催化惰性的。20世纪80年代，Haruta等发现金纳米粒子的CO催化氧化活性，当负载的金粒子在2~5nm之间时，其催化性能更为突出。

纳米材料的催化性能不仅与纳米粒子的尺寸和组分有关，还与其微观结构有着十分密切的关联。具有不同形貌和暴露晶面的纳米材料，在催化活性和选择性上往往存在显著的差异。科学家们在研究大单晶催化剂时发现催化剂材料的不同晶面会表现出不同的催化活性。

Somorjai和Ertl等研究发现在Fe催化剂催化合成氨的反应中暴露不同晶面的Fe表面催化活性存在显著差异。李亚栋课题组成功地合成了一系列具有特定形貌的$CoSO_4$纳米晶和CeO_2纳米晶，并分别考察其在甲烷催化燃烧和CO催化氧化反应中的催化性能。实验结果表明其各个晶面的催化活性存在显著差异。除此之外，纳米材料的表面缺陷等也会对其性能起着十分重要的作用。Liu等报道采用不同的合成方法得到的CeO_2纳米棒在催化CO氧化反应中催化性能差别很大，通过X射线光电子能谱和正电子湮灭谱分析发现所制备的CeO_2样品表面有氧空位的存在。两种样品中存在不同浓度和类型的氧空位，导致其表面活性氧的活化和传输速率不同，因此具有不同的催化活性。

纳米金属催化剂主要包括纳米贵金属催化剂和纳米过渡金属催化剂。其中纳米贵金属催化剂又是金属催化剂中性能最为优异的。2010年诺贝尔化学奖授予钯配合物催化的交叉偶联反应，这类反应因其对有机化合物碳骨架的构建具有高效性和精确性而在制药和电子工业中得到广泛应用。近些年的研究表明，纳米钯也可以催化这类反应的发生，相比于传统的均相钯配合物催化剂，纳米钯具有可回收利用、无配体污染、低金属流失等优势，有望成为传统均相钯配合物催化剂的替代品。

过渡金属催化剂是现代化工行业的主导型催化剂之一，在催化剂领域中起着举足轻重的作用，如合成氨的铁系催化剂、汽车燃料等一系列油品中加氢精制的钴系催化剂以及由乙酰丙胺制备的铜系反应催化剂等。随着纳米材料制备工艺的不断突破，使得传统常规的过渡金属催化剂更新换代有了更大可能性，而如何引进纳米合成技术，开发设计结构规整、性能优越、性价比高的新型过渡金属催化剂,是催化化学家面临的巨大挑战。

(4) 力学性能

陶瓷材料在一般情况下表现为脆性,然而由纳米金属颗粒制成的复合陶瓷却具有优异的韧性。因为纳米材料具有大的界面,界面的原子排列相当混乱,原子在外力变形的条件下很容易迁移,因此表现出甚佳的韧性与一定的延展性,使陶瓷材料具有新奇的力学性质。美国学者报道氟化钙纳米材料在室温下可以大幅度弯曲而不断裂。研究表明,人的牙齿之所以具有很高的强度,是因为它是由羟基磷酸钙与胶质体等构成了纳米复合材料。呈纳米晶粒的金属要比传统的粗晶粒金属硬 3~5 倍。金属-陶瓷等复合纳米材料则可在更大的范围内改变材料的力学性质,应用前景十分宽广。

3.1.4 在生物医学领域的应用优势

金属纳米颗粒(NP)是最受欢迎的纳米材料之一,由于具有小尺寸效应、量子尺寸效应、宏观量子隧道效应等特性,可以产生相对较新的光学、电学、磁学和热学性质。它们已被广泛应用于生物医学领域。与其他纳米材料相比,可应用于生物医学领域的等离子体纳米粒子具有优越的光学性能。金属的本征介电常数具有可调的光谱范围(例如,紫外线、可见光和近红外),可以促进等离子体纳米粒子的治疗特性,用于生物医学应用和未来的临床翻译。尽管与某些类型的纳米材料(如多孔硅、脂质和聚乳酸-乙醇酸共聚物)相比,生物相容性较低,但已开发出成熟的功能化技术,以实现血浆纳米粒子的长期分散性、生物兼容性和化学稳定性。

一系列的等离子体纳米结构被设计用于特定的吸收和散射光谱,以及用于场增强的"热点"。等离子体纳米粒子的大吸附截面及其在周围组织之间的对比度使其能够实现局部光热效应、精确的热疗、光声成像和光学现象,同时将对健康细胞和组织的不可逆转损害降至最低。

人类癌症治疗的临床开发正在进行深入的研究。血浆纳米粒子产生的大散射截面使它们成为出色的生物标志物,具有可调的颜色和量化特性,用于生物成像和诊断。等离子体纳米粒子周围介质的敏感性也导致了高灵敏度的生物传感。具有场增强效应的等离子体纳米底物结构的场增强效应也被用于增强拉曼和荧光信号,从而实现了巨大的增强,产生了开发用于临床实践的超灵敏生物成像和生物传感设备所需的强信号和高灵敏度。等离子体纳米粒子也被认为可以改进基于不同技术的能源设备,包括光热、光伏和光催化。广泛的吸收光谱、高的散射效率和热电子的产生提高了半导体的光吸收、能量转换效率,克服了半导体在这类器件中的能量障碍,具有宝贵的改进性能。

3.2 生物纳米金属材料的制备及应用

3.2.1 钛基生物纳米金属材料

钛(Ti)是一种高强度、低密度且无毒的过渡金属,其化学性质稳定,对高温或低温、强酸或强碱都具有良好的耐受性,被誉为"太空金属"。由于钛基纳米材料的稳定性好、生物安全性高,且具有出色的近红外吸收、较强的光热转换效率和优异的活性氧簇(ROS)

生成效率，其应用领域已从光催化、电子、能源和工程领域逐渐扩展到生物医学领域，并引起了各领域科学家的高度重视。此外，为了提高钛基纳米材料的生物相容性和生理稳定性，人们采取了多种策略对其进行改性，使其具有更为广泛的应用前景。

3.2.1.1 钛基纳米金属材料的分类

根据钛基纳米金属材料在生物医学领域的应用可将其分为以下几类，主要包括钛氧化物（如 TiO、TiO_2、TiO_{2-x}、Ti_3O_5、Ti_2O_3 等）、氮化钛（TiN）、硫化钛（TiS_2）、碳化钛（Ti_2C、Ti_3C_2）、氢化钛（$TiH_{1.924}$）、钛配位化合物[如 Ti-5, 10, 15, 20-三（对苯基）卟啉、Ti-TBP]，以及其他钛纳米复合物（如钛合金、TiP）及其纳米复合材料（如 TiO_2@Au、Ti_3C_2@Au、MnO_x/Ti_3C_2）。

3.2.1.2 钛基纳米材料的制备方法

目前的研究表明，不同的钛基纳米材料的纳米结构可能会导致不同的生物学性能。钛基纳米材料的尺寸、形貌和组成可以通过不同的反应参数进行调节和控制，如钛前驱体的种类、pH 值、反应温度和反应时间等。水热/溶剂热法、液体剥离法、机械裂解法、化学气相沉积（CVD）法和模板法是制备不同尺寸、形貌和组成的钛基纳米颗粒的主要方法。这些方法可以概括为自上而下（top-down）法和自下而上（bottom-up）法。

（1）自上而下法

机械裂解法是制备二维（2D）纳米材料的传统方法，如石墨烯、过渡金属二硫化物（TMDCs）和钛基纳米金属材料。在此过程中，由于不发生化学反应，因此纳米材料的组成不受影响。机械裂解法是制备纯度高、结晶度好的二维钛基纳米材料最典型的方法。但由于该方法的生产规模较小，产品得率较低，只适用于材料的基础性能研究，而不能广泛用于材料的工业化大规模生产。

液体剥离法可用于从多种类型的块状材料合成 2D 纳米材料。在此过程中，通常使用两个步骤来去除角质层结构以制备 2D 纳米材料。首先通过插层来减少层间黏着以及增加层间距，其次采用声化过程来打破相邻层之间的弱范德华力。由于层状结构的表面能相近，N-甲基吡咯烷酮（NMP）和二甲基甲酰胺（DMF）是剥离层状纳米片（NSS）最有效的溶剂。此外，生物分子（如 DNA）、正丁基锂、四丙基氢氧化铵（TPAOH）也被发现可用于层状纳米材料的剥离。通过该方法成功制备了 Ti_2C、Ti、Ti_3C_2、TiN、$TiH_{1.924}$ 等 2D 纳米材料。然而该方法仍存在反应条件苛刻、有机溶剂毒性大、实验因素复杂等问题，阻碍了其在生物医学领域的进一步应用。

（2）自下而上法

化学气相沉积（chemical vapor deposition，CVD）法是制备大面积高结晶度纳米材料最常用的方法。目前已通过该方法获得了各种类型的钛基纳米金属材料（如 TiO_2、TiN、Ti_3C_2）。CVD 方法由于具有良好的微尺度镀膜能力和较低的沉积温度，在实验室得到了广泛应用。然而，虽然 CVD 法可以生产出高质量的单晶，但其产率较低，限制了其生物应用。

高温有机法是另一种自下而上合成钛基纳米管的方法，它被定义为依赖于某些前驱体在溶液相中的化学反应的合成策略。该方法制备的钛基纳米颗粒具有制备方便、产率高、成本低等优点，被广泛用于制备形貌和组成可调的钛基纳米颗粒。近年来，利用这种自下而上的高温有机方法制备了 TiS_2 纳米片及具有多种性质和功能的金属离子（如 W^{6+}、Nb^{5+}）掺杂的纳米 TiO_2。

水热/溶剂热法可通过调节溶剂和温度的反应条件,制备具有不同形貌的 TiO_2 纳米材料,包括纳米颗粒、纳米线、纳米棒、纳米管和纳米带。水热/溶剂热反应方法简单,尺寸和形貌易于控制,是目前合成钛基纳米材料最常用的方法。然而,该技术也存在一些缺点,如反应过程中存在安全问题,以及密闭系统导致研究不直观等。

(3) 表面修饰

钛基纳米材料在其应用过程中呈现的不稳定性主要表现为两个方面:①小的纳米颗粒因团聚而导致分散性难以保持;②在电离的作用下,未经修饰的钛基纳米颗粒在血液循环中保留的时间短,较易从生理系统中被移除。为了增强钛基纳米材料的生物安全性,首先是要提高其生理稳定性。目前最常用的策略是利用聚合物对钛基纳米材料进行改性。聚乙二醇化修饰是纳米材料表面功能化的重要途径之一。通过聚乙二醇化可以显著降低血清蛋白与纳米材料的黏附性,以及网状内皮系统对纳米材料的吸收。同时,聚乙烯吡咯烷酮(PVP)、透明质酸(HA)、大豆磷脂(SP)等多种聚合物也被用来通过共价或非共价的结合方式对钛基纳米材料进行改性,并取得了良好的效果。由于有机链的空间位阻作用,用 SP 对 Ti_3C_2 纳米支架进行表面修饰,可以有效改变其表面状态,使其表现出良好的生物相容性。PVP 也被证明是一种通过非共价结合的方式对 TiN 纳米颗粒进行表面修饰的聚合物,经修饰后的 PVP-TiN 纳米颗粒在生理溶液中显示出良好的稳定性。此外,通过静电吸附将带负电荷的水溶性多糖 HA 进一步修饰到 Ti_2O_3 表面,可以有效提高 Ti_2O_3 的靶向性和生物相容性。根据钛基纳米材料在不同领域的适用性,有必要选择最合适的表面修饰方法对其进行改性。

3.2.1.3 钛基纳米金属材料在生物医学领域的应用

(1) 用于肿瘤成像技术

包括超声(US)成像、计算机断层扫描(CT)成像、PA 成像、荧光(FL)成像和磁共振(MR)成像等,已广泛应用于临床。特别是,在临床治疗期间,需要精确的时间和空间分辨率来监测体内治疗药物并预测治疗结果,这为指导治疗过程、监测治疗反应、避免损害周围健康组织并最终消除相关副作用开辟了一条潜在的途径。钛基纳米材料具有独特的性质,可用于癌症诊断。PA 成像是近年来新兴的一种非侵入性成像方法,它利用光声剂的近红外吸收辐射实现高灵敏度、高分辨率、深层次的光学成像。各种类型的钛基纳米金属材料在近红外窗口具有突出的光吸收,使其成为 PA 成像的最佳造影剂之一。例如,TiS_2 纳米片层被证明是 PA 成像的良好造影剂。给负荷 4T1 肿瘤的 Balb/c 小鼠静脉注射 TiS_2-PEG 纳米片,在不同时间点对肿瘤进行 PA 显像。注射前肿瘤部位仅可见大血管,注射 TiS_2-PEG 纳米片后可见较强的 PA 信号,弥散分布于整个肿瘤内,提示这些纳米材料在肿瘤组织中的有效积聚可能是由于其增强的通透性和滞留(EPR)效应。同样,TiN、Ti_3C_2、黑色 TiO_2、Nb 掺杂的 TiO_2 等也被报道用于肿瘤的高效 PA 成像,因为它们在近红外区域有很好的吸光度。此外,金属元素掺杂(如 Fe、Mn、Gd)的 Ti 基纳米金属材料或纳米复合材料也表现出良好的磁性,因此它们适合作为 MR 成像的良好造影剂以获得高空间分辨率和快速 3D 扫描成像信息。荧光染料/分子负载或偶联在钛基纳米颗粒上被广泛用于荧光成像,以监测钛基纳米金属颗粒在肿瘤中蓄积。此外,含有高原子序数元素(如 Au、Pt)的钛基纳米金属材料具有出色的 X 射线聚焦能力,可用作增强 CT 成像的造影剂。

目前,利用钛基纳米金属材料进行单模态成像(single-modal imaging)研究已取得重大进展。为了使钛基纳米金属材料获得多模态成像能力,可以将具有其他成像特性的功能组分加载或掺杂到该材料中。Fe@γ-Fe$_2$O$_3$@H-TiO$_2$纳米复合材料呈现出优异的近红外吸收和显著改善的磁性能,被认为是一种有前途的造影剂,可用于MR/PA双模态成像引导的癌症治疗中。将W^{6+}掺杂到具有令人满意的X射线吸收系数和光热效应的TiO$_2$纳米颗粒中,用于CT/PA双模态显像剂。基于此,钛基纳米金属材料可作为单/多模态成像的高效造影剂,在影像引导的癌症治疗中具有广阔的应用前景。

(2)用于化疗药物的递送

钛基纳米金属材料不仅应用于肿瘤诊断,而且基于其独特的性质,还作为重要的治疗药物被广泛应用于肿瘤的治疗。化疗药物递送系统通常具有高度特异性,可在病变部位或组织中实现所需的浓度和安全的药物释放。钛基纳米金属材料具有高比表面积,通常可用作纳米载药平台来实现对各种化疗药物(例如DOX、PTX)的控释,从而促进这些药物在靶位点的积累并减少其副作用,实现精准化疗。例如TiO$_2$-PEG是生物相容性的纳米载体,在生理环境下较为稳定的TiO$_2$-PEG-DOX纳米颗粒可作为安全的纳米载药系统,显著增加DOX在肿瘤部位的积累量,不仅能实现比游离TiO$_2$纳米颗粒更强、更持久的体内抗肿瘤作用,还能有效降低化疗药物的不良副作用。为了赋予钛基纳米金属材料以特异性的癌细胞靶向能力,可以在其表面引入包括抗体和叶酸(FA)在内的多种靶向分子,以实现肿瘤对其的高效主动积累和吸收。经FA和二氢乙锭(DHE)修饰的多功能TiP纳米颗粒(TiP-PAH-DHE-FA)具有良好的生物相容性、较大的比表面积和高载药能力,由其所制备的TiP-PAH-DHE-FA/DOX通过叶酸受体介导的内吞作用可选择性靶向叶酸受体阳性肿瘤,并在肿瘤细胞中持续释放DOX。这种集药物输送和药效测定于一体的多功能系统有利于肿瘤的靶向治疗。由于化疗药物的功效常受到非特异性细胞和组织的生物分布影响,因此开发多刺激响应型智能药物纳米平台通过分别或同时响应两种或多种刺激来释放药物,在生物医学领域具有极大的应用潜力。利用周期性介孔有机硅(PMO)、金纳米颗粒和TiO$_2$成功制备的PMO-Au@TiO$_2$核壳杂化纳米片是一种新型的多反应药物释放纳米平台。该材料通过十六胺(HDA)作为介孔TiO$_2$壳中的模板剂来有效阻止药物在水中的释放。由于HDA对酸敏感,当其溶解于酸性介质中可导致药物的快速释放;同时,在近红外激光的照射下,金纳米颗粒产生的光热效应也可促进药物释放。通过对外界环境(温度、近红外光、pH值等)的变化做出不同程度的响应,可调节该材料对不同药物的释放率,具有较大的临床应用潜力。

高质量钛基纳米金属材料的量产是其临床前试验和临床转化的关键和基础,尽管目前已经报道了多种具有高效药物负载和递送功能的钛基纳米材料(如TiO$_2$),然而这些材料的合成策略仍停留于实验室阶段,其产业化迫在眉睫。此外,利用各种功能成分对钛基纳米材料进行表面修饰,以赋予其更高的水溶性和生物相容性,仍需要进一步深入研究。

(3)用于肿瘤的光热/光动力/声动力/微动力治疗

光热治疗(PTT)是最常见的肿瘤治疗方法之一,它使用光热剂在激光照射下将光能转化为局部热疗,当肿瘤组织暴露于致命的温度时,可使得肿瘤细胞的结构和胞内的蛋白质遭到破坏,从而有效地消融恶性肿瘤。与常见的贵金属(如Au、Ag、Pd)纳米材料、传统有机染料(如吲哚菁绿)和基于肽/蛋白质的纳米材料相比,钛基纳米金属材料由于具有优异的近红外吸收和出色的光热稳定性,已成为PTT光热剂的研究热点。与其他钛基纳米材料相比,氧化钛(如 H-TiO$_2$、Ti$_2$O$_3$、B-TiO-PEG NPs 等)、碳化钛(如 Ti$_3$C$_2$、HA-Ti$_3$C$_2$、Ti$_3$C$_2$@Au 等)、氮化钛(如 Ti$_2$N、TiN-PEG、TiN-PVP 等)、硫化钛(如 TiS$_2$-Fe$_3$O$_4$ 等)在肿瘤的 PTT 中的应用较为广泛。此外,从块状钛中剥离出的二维钛纳米片因具有较高的近红外吸收、质量吸收系数、光热转化效率(PTCE)以及出色的光热稳定性,可作为高效的诊疗一体化纳米平台用于双模态 CT/PA 图像引导 PTT。更重要的是,二维钛纳米片不仅在激光照射下可有效消除肿瘤,还显示出优异的生物安全性,使其成为临床肿瘤 PTT 有前途的光热剂。由于近红外光不可避免地散射和吸收,仅靠 PTT 很难彻底根除深部肿瘤。此外,癌细胞在高温下表达的热休克蛋白会使其产生耐热性,进一步限制了 PTT 的效率。因此,将 PTT 与其他基于钛基纳米金属材料的疗法相结合,有望显著提高对肿瘤的杀伤效率。

光动力治疗(PDT)是指利用光敏剂在激光照射下产生高毒性的 ROS 从而清除癌细胞。与传统手术相比,PDT 具有安全性高、微创性好、局限性低、并发症少等优点。TiO$_2$ 纳米颗粒被首次证明可作为光敏剂用于紫外光激发的 PDT,具有杀死不同癌细胞的能力。然而,由紫外光激发的 TiO$_2$ 纳米材料因穿透性差而无法实现深层次的 PDT,极大地阻碍了其进一步应用。近年来,通过构建基于 TiO$_2$ 和其他纳米粒子(如 Au、Pt、碳点)的复合材料,不仅可以改变光响应范围,还能显著提高材料的光动力性能。例如经 Au$_{25}$ 簇改性的黑色锐钛矿 TiO$_{2-x}$ 纳米管(Au$_{25}$/B-TiO$_{2-x}$ NTs)与原始锐钛矿 TiO$_2$ 相比,表现出更高的光动力学活性和更宽的光响应范围,有望成为 PDT 的高效光敏剂。Ti-TBP 也被报道可用于 LED 光照射下的 I 型 PDT。此外,经碳纳米点改性的 TiO$_2$ 纳米管(CDots/TiO$_2$ NTs)在 650nm 激光的激发下,短波长(325~425nm)通过上转换过程形成碳纳米点,从而激发 TiO$_2$ 纳米管形成电子空穴对,并触发反应生成 ROS。与锐钛矿型 TiO$_2$ 纳米颗粒相比,经碳纳米点的表面修饰显著提高了 TiO$_2$ 的光吸收响应并缩小了带隙,从而提高了光敏效率。同时,纳米点在无光条件下分解 H$_2$O$_2$ 生成的 O$_2$ 具有高效催化活性,对于改善 PDT 期间肿瘤的缺氧状态至关重要。近红外激光拥有比紫外光更为出色的组织穿透深度,为了利用近红外光来触发 TiO$_2$ 产生优于紫外光的 PDT 性能,有研究者制备了基于核/壳 TiO$_2$ 涂层的上转换纳米复合材料(UCNPs@TiO$_2$ NCs)。该材料在近红外激光(980nm)照射下可被肿瘤细胞内吞而产生大量 ROS,使得线粒体膜电位降低,将细胞色素 c 释放至细胞质中,从而激活 caspase 3,诱导肿瘤细胞凋亡。PDT 具有高度氧依赖性,其疗效因受到缺氧肿瘤微环境(TME)的限制和操作过程中氧气的损失而具有自限性。纳米金属有机框架(nMOF)具有高光敏剂负载能力、易于通过多孔结构扩散 ROS 以及良好的可生物降解性,已显示出作为高效 PDT 光敏剂的巨大潜力,然而其仍受限于依赖氧的 II 型光反应途径。由 Ti-oxo 链二级结构单元(SBU)和光敏性四苯并卟啉(TBP)配体组成的 Ti-TBP 是一种可适用于耐缺氧 I 型 PDT 的新型 nMOF,该光敏剂的开发对于未来将耐缺氧 I 型 PDT 替代传统的氧依赖 II 型 PDT 具有重要意义。

非侵入性 PDT 仅限于治疗浅表肿瘤,而声动力治疗(SDT)则是利用超声增敏剂在超声照射下产生 ROS 来消除恶性肿瘤,该方法因其突出的穿透深度而被广泛应用于深部肿瘤的治疗。长周期亲水性 TiO$_2$ 纳米颗粒(HTiO$_2$ NPs)可有效抑制超声照射后浅表肿瘤的生长,它被超声激活产生的 ROS 能杀死肿瘤细胞,是一种能增强肿瘤 SDT 疗效的优秀声敏剂。为了解决传统声敏剂量子产率较低的缺陷,通常将贵金属纳米颗粒与 TiO$_2$ 相结合以提高 ROS 的产生效率,从而增强 SDT 对肿瘤的疗效。亲水性 Au-TiO$_2$ 纳米复合材料

（HAu-TiO$_2$ NCs）可提高电子空穴对的分离效率，并在超声照射下产生更多 ROS，在全身给药后能完全抑制肿瘤的生长。除了获得高量子产率之外，高效声敏剂还须具备在抗癌治疗中靶向癌细胞或亚细胞器的能力。线粒体中能产生足量的 ROS，将靶向线粒体的三苯膦（TPP）和信号接头蛋白 AS1411 对 Au-TiO$_2$ 纳米颗粒表面进行修饰，制备的 Au-TiO$_2$-A-TPP 可实现细胞器靶向增强的 SDT。该研究对于具有结构依赖性和线粒体靶向性的高效声敏剂的设计具有重要的指导意义。

微动力治疗（MDT）是一种利用纳米材料在微波照射下产生 ROS 来杀死癌细胞的肿瘤治疗策略，而具有较高光催化活性的 TiO$_2$ 纳米颗粒因其独特的性能而被用于介导 MDT 的抗肿瘤治疗。在微波照射（5W，5min）下，TiO$_2$ 纳米颗粒的溶液温度持续升高；此时微波通过针状电极分解气泡，从而在溶液中产生等离子体；由等离子体激发 TiO$_2$ 纳米颗粒发出的紫外光可产生光电子和空穴，从而诱导 ROS 的大量生成。此外，TiO$_2$ 纳米颗粒对于肿瘤细胞的毒性高于正常细胞，表明由微波激活的 TiO$_2$ 纳米颗粒对肿瘤细胞的破坏具有一定的选择性，由其介导的 MDT 代表了肿瘤治疗的新里程碑。

（4）用于抗菌生物材料

钛基纳米金属材料因其优异的力学性能、良好的耐腐蚀性和生物相容性而成为骨科和牙科中替代患病或受损组织的理想植入材料，被广泛用作血管、人工关节、种植牙和接骨螺钉等。然而，尽管在手术前已完成严格的消毒和全身性抗生素预防，但种植体相关感染（IAI）仍然是最严重的术后并发症之一。宿主对创伤性植入手术的反应包括血管破裂、血液-植入物相互作用、基质形成、急性和慢性炎症、肉芽组织发育、异物反应（FBR）和纤维化包膜形成。当炎症反应持续超过三周，则很可能发生了 IAI。IAI 始于细菌与种植体表面相接触，利用菌毛、荚膜或黏液等表面结构牢固地黏附并定植于植入物表面，再经过进一步增殖而形成生物膜。生物膜对抗生素和宿主的免疫系统具有极强的抵抗力，一旦形成生物膜，常规抗生素将不足以抑制细菌增殖，从而导致严重并发症的出现，除非移除或重新更换植入物。

各种具有突出或隐性微/纳米特征的金属生物材料被用于预防 IAI。微米尺度的材料不具备杀菌特性，一些具有纳米尺度特征（如仿生纳米结构、纳米柱和纳米纹理等）的材料却可以通过"钉床"（bed of nails）机制使得病原菌的细胞膜发生机械损伤。这些特征也被用于开发钛基纳米金属材料在抗菌生物材料领域的应用。具有纳米结构特征的钛基纳米金属材料具有较大的比表面积、较小的剪切力和较高的表面亲水性，一方面增强了成骨细胞和成纤维细胞等的生物活性及其对钛基植入物的黏附能力，另一方面也会促进金黄色葡萄球菌和大肠杆菌等在钛基植入物表面的定植。

研究表明，通过物理、化学或生物修饰方法可调节纳米材料的形貌、粗糙度和润湿性，既能有效减少骨科或牙科用钛基植入物表面生物膜的形成，还能使得该材料的成骨能力不受负面影响，被认为是改善钛基纳米金属材料作为植入物成骨的理想策略。随着纳米技术的不断进步，对于钛基植入物的表面改性研究已逐渐转向生产具有可控形貌的钛基纳米金属材料，如利用电化学阳极氧化（EA）技术在钛基植入物表面制备 TiO$_2$ 纳米管（TNTs）。TiO$_2$ 纳米管具有理想的生物相容性和局部药物释放功能，主要用于骨科或牙科植入物的表面修饰、肿瘤治疗和抗菌材料等方面。目前，已有多种具有生物活性或治疗性的药物分子（如骨形成蛋白、生长因子、抗炎药、抗癌药和抗生素等）被大量装载于 TiO$_2$ 纳米管内部，以实现其从植入物表面向组织中的延迟释放、顺序释放和触发释放，使得经载药 TiO_2 纳米管表面修饰的钛基植入物展示出优异的骨及软组织整合、免疫调节、抗癌和抗菌等功能，实现多种治疗作用下的协同功效。为了最大限度地发挥抗菌效果，有研究者将抗生素或抗菌肽等抗菌成分装载于 TiO_2 纳米管内部，除了对抗常见病原菌之外，还可用于杀灭耐甲氧西林金黄色葡萄球菌（MRSA）等多种耐药细菌。为了解决游离抗生素在 TiO_2 纳米管内局部快速释放的问题，经壳聚糖、聚多巴胺和聚乳酸-乙醇酸共聚物（PLGA）等生物聚合物覆盖或包覆于载药 TiO_2 纳米管表面，可显著改善抗菌药物的快速释放和产生局部毒性等状况，使其维持较低药物浓度下的长期缓慢释放。

此外，银（Ag）、金（Au）、铜（Cu）、钙（Ca）等金属离子或金属纳米颗粒已通过各种物理或化学修饰方法掺入或与 TiO_2 纳米管内部的羟基磷灰石（HAP）共轭以被赋予抗菌功能。银离子和银纳米颗粒是最常被用于 TiO_2 纳米管表面或内部的抗菌成分，在达到其理想的抗菌治疗效果的同时，还可以最大限度地减少细胞毒性。此外，镁（Mg）、锌（Zn）、钐（Sm）、锶（Sr）等金属离子已被发现同时具有成骨和抗菌双重功效。虽然含有抗生素、金属离子或金属纳米颗粒的抗菌生物材料在体外研究中的抗菌效果证实了其具有潜在的应用前景，但体内实验仍无法真实反映纳米材料与组织之间的相互作用，因此还需要对这些材料（尤其是粒径较大的和超小的纳米颗粒及离子）的体内毒性进行长期、全面且深入的评估。

3.2.2 镁基生物纳米金属材料

镁是一种维持心脏、肌肉、神经、骨骼和肾脏等正常功能所必需的代谢元素，在离子通道的调节、DNA 的稳定化、酶活化以及刺激细胞生长和增殖（当与镁基生物陶瓷相接触时）方面发挥着重要的作用。此外，镁是骨骼生长的必需元素。镁的密度（$1.74g/cm^3$）和弹性模量（40~45 GPa）更接近天然骨，具有良好的可铸性、可切削性、断裂韧性、力学性能、可生物降解性和生物相容性，是一种优秀的金属基生物材料。体外实验表明镁可以增强细胞的黏附性及成骨细胞的活性，体内实验则证实镁能改善骨传导性，促进骨再生和愈合。目前，镁基纳米材料已被广泛用作可生物降解的骨科植入物、药物递送载体，还可以用于抗菌及抗肿瘤治疗等。

3.2.2.1 镁基纳米金属材料的类型及制备方法

（1）氧化镁（MgO）纳米材料

金属氧化物纳米颗粒已被普遍应用于组织和细胞工程、疾病的治疗和诊断以及药物递送等领域。MgO 是一种重要的无毒金属氧化物，因其具有较高的热稳定性、吸附性、催化特性和绝缘性，已被广泛用作改性剂、催化剂、超导体和耐火材料中的补充剂。MgO 安全无毒的特性还使其成为制药工业中的抗酸剂及吸附剂，可用于治疗胃酸过多、胃溃疡和肠道异常发酵等。此外，与普通 MgO 相比，纳米尺度的 MgO 颗粒具有宽带隙、高孔隙率、高表面积及体积和孔径，以及高密度的吸附和催化活性位点，被证实具有抗菌、抗氧化、抗肿瘤等多种生物学活性，在关节炎、癌症、糖尿病等疾病的治疗领域具有广阔的应用前景。

纳米 MgO 可通过机械球磨、溶胶-凝胶、火焰喷雾热解、水热、激光汽化、气相燃烧、化学气相沉积以及表面活性剂等方法来制备。不同的制备方法将显著影响纳米 MgO 的粒径、形貌、理化性质及生物学特性。植物的不同部分（例如花、叶、根、果实、树皮或其副产品等)存在丰富多样的生物活性分子(例如氨基酸、酮类、酚类、羧酸、醛类和含氮化合物等),这些组分可作为还原剂、稳定剂或包覆剂介导金属纳米颗粒的形成和稳定化。有研究者尝试利用藻类、细菌、真菌、植物及其果实提取物等成功制备了具有不同理化性质和生物学活性的 MgO 纳米颗粒。纳米 MgO 的绿色合成方法具有环保节能等优点,不仅弥补了传统物理及化学合成法所带来的缺陷,还赋予了纳米 MgO 独特的特性,例如用植物多酚作为配位剂、还原剂、稳定剂和/或沉淀剂时,可合成具有高稳定性、高表面积和形态各异的 MgO 纳米颗粒。

(2)氢氧化镁[$Mg(OH)_2$]纳米材料

$Mg(OH)_2$ 是一种新型绿色高效的无机非卤型材料,兼具阻燃、热稳定性好、安全无毒等优点。作为一种重要的化工产品和中间体,$Mg(OH)_2$ 已在无机阻燃剂、陶瓷材料、环保、食品、医药等领域有着广泛的应用。纳米氢氧化镁不仅具有普通 $Mg(OH)_2$ 的特点,还兼具纳米材料所共有或其独有的性能和用途,如小尺寸效应、量子尺寸效应、表面效应、表面携带丰富的羟基活性位点等。将纳米 $Mg(OH)_2$ 应用于高聚物中,还能显著增强复合材料的阻燃性能、力学性能和其他生物学性能。此外,纳米 $Mg(OH)_2$ 可通过简单的化学沉淀法实现量产,作为其合成原料的镁盐来源丰富(如盐湖、海水和含镁矿石等),因此纳米 $Mg(OH)_2$ 已成为各国开发利用镁资源的首选。

$Mg(OH)_2$ 纳米材料的主要制备方法包括直接沉淀法、水热/溶剂热法、超声波化学法、微波辅助法、电化学法等。此外,固相法、淬火法和生物合成法等新方法也在不断出现,为 $Mg(OH)_2$ 纳米材料的广泛应用提供了可能。这些方法的重点在于添加表面活性剂、聚合物分散剂,或快速搅拌混合以减少晶体团聚、提高其分散性,再通过优化实验参数来精确控制纳米材料的尺寸、结构和形态,并简化制备工艺,以满足不同领域实际应用的需求。由不同原料、制备方法和制备条件合成的纳米 $Mg(OH)_2$ 可呈现出片状、针状、花状等多种形貌特征,这些具有较大比表面积和丰富活性位点的纳米材料也极大拓宽了纳米级镁基产品的应用范围,具有较大的市场竞争力。

(3)其他镁基纳米复合材料

在实际应用中,由于纯镁的耐腐蚀性非常低,研究者们通常在镁基中添加不同的金属元素(如铝、钙、锌、锶、铼等)和纳米材料来制备镁基纳米复合材料,以有效改善镁基材料本身的物理、力学及耐腐蚀性能。有研究者采用粉末冶金结合微波混合烧结技术来制备稀土元素和锌掺杂的 $Mg/1.0CeO_2$ 和 Mg-$0.5Zn/1.0CeO_2$ 两种镁基纳米复合材料,以研究氧化铈(CeO_2)纳米颗粒的添加对纯镁及镁-锌合金性能的影响。对上述纳米复合材料的微观结构表征结果显示,CeO_2 纳米颗粒的添加使得纯镁和 Mg-$0.5Zn$ 的晶粒尺寸分别减小了 54.43%和 73.96%;两种纳米复合材料的孔隙率均低于 1%,接近致密,且硬度明显增强,极限抗压强度分别比纯镁提高 15.66%和 78.71%;在 Hank's 平衡盐溶液中的耐腐蚀性能以 $Mg/1.0CeO_2$ 最佳,Mg-$0.5Zn/1.0CeO_2$ 次之,而纯镁则最差。该研究结果证实了 CeO_2 纳米颗粒的添加可改变纯镁及镁-锌合金的微观结构,显著提高其耐压强度和耐腐蚀性能。此外,还需通过后续的体内和体外实验证明这些材料是否适合骨科植入物的应用。

此外,还可以通过各种物理或化学方法对纯镁进行表面改性以提高其性能,如化学电镀、电化学电镀、转化涂层、物理气相沉积、等离子喷涂、阳极氧化、化学气相沉积和等离子体电解氧化等。等离子体电解氧化(PEO)是一种在常规阳极氧化基础上发展起来的新技术，其通过在金属基材表面施加高电压而产生等离子放电，因此在金属表面形成具有较高孔隙率和粗糙度的氧化层（PEO 涂层），可用作衔接其他功能性涂层的中间层。通过添加各种具有不同特性（如尺寸、Zeta 电位和高表面能等）的纳米颗粒可以优化 PEO 涂层的微观结构，有效填补 PEO 涂层的孔隙和裂缝，改善其耐腐蚀性能、耐摩擦性能、生物学性能、催化及自愈性能，为镁基生物材料的生物医学应用提供合适的表面。研究证实，氧化石墨烯（GO）纳米片的嵌入可显著降低 PEO 涂层的孔隙率，并阻碍腐蚀性电解质向镁界面的扩散，从而使得镁基生物材料获得最佳的耐腐蚀性。同时，碳基纳米材料（如石墨烯、石墨纳米颗粒和 GO）的掺入可提高 PEO 涂层的致密性，石墨烯基组分固有的硬度和自润滑性能也可以赋予纳米复合涂层较低且稳定的摩擦系数和较高的耐摩擦性。硬度及化学稳定性较高且无团聚的 ZrO_2、TiO_2、WC、SiC 和 SiO_2 等纳米颗粒也被用来掺入 PEO 涂层中，通过形成致密的 PEO 内层或增加 PEO 涂层的厚度来提高 PEO 涂层的耐腐蚀性。该方法的成败关键取决于纳米颗粒浓度的选择。为了进一步改善因纳米材料的团聚和不完全覆盖对 PEO 涂层改性的负面影响，可通过溶胶-凝胶、电泳沉积、原子层沉积、等离子喷涂和水热等方法在 PEO 涂层表面形成由陶瓷、聚合物或纳米复合材料组成的混合涂层，可实现对 PEO 涂层表面孔隙的完全覆盖，以最大限度提高其耐腐蚀性。

3.2.2.2 镁基纳米金属材料在生物医学领域的应用

（1）用于抗菌剂或抗菌材料

经不同方式制备的、具有不同粒径的纳米氧化镁对革兰氏阳性菌（金黄色葡萄球菌、蜡状芽孢杆菌、苏云金芽孢杆菌和巨大芽孢杆菌等）和革兰氏阴性菌（大肠杆菌、嗜水气单胞菌、铜绿假单胞菌、肠道沙门氏菌、空肠弯曲杆菌、肠炎沙门氏菌等）、真菌（白色念珠菌、黑曲霉、茄病镰刀菌等）均显示出不同程度的抗菌或杀菌能力。此外，无论在有光或无光的环境下，纳米 MgO 的抗菌活性都强于纳米 TiO_2。针对掺入 Li、Ti、Zn 的纳米 MgO 粉体进行抗菌性能研究，发现掺 Ti 后纳米 MgO 的抗菌活性有所下降，而经掺锌改性后纳米 MgO 的抗菌性能明显提高；随着 Li 的掺入量增加，纳米 MgO 的抗菌性能也获得显著提高。对 MgO/TiO_2 复合材料的抗菌性能研究表明，虽然 TiO_2 在紫外光的照射下会引发光催化效应而产生电子空穴，但是这一过程很容易因电子空穴的重新复合而使得 TiO_2 失去光催化活性，从而丧失抗菌性能。MgO 在（001）表面存在的缺陷位点能够接受 TiO_2 的电子空穴，并能抑制光生电子空穴的复合，因此 MgO/TiO_2 复合材料可提高基体材料的光催化效率，并显示出显著增强的抗菌性能。然而，将 ZnO 固溶于 MgO 晶格中，可引起 MgO 表面形成超氧阴离子自由基（$\cdot O_2^-$）的稳定性降低，从而导致复合材料整体的抗菌性能变差。纳米材料的表面能很高，具有极强的吸附性能，因此有研究者成功地开发出可吸附 Cl_2 和 Br_2 的鳞片状 MgO 纳米抗菌材料、纳米 MgO/卤素、纳米 MgO 互卤加合物等，并研究了它们的抗菌性能。这些复合纳米材料能在极短的时间内杀灭多种致病菌；原子力显微镜和透射电子显微镜下均可观察到细菌细胞的结构发生了严重变形，细胞壁上出现异常的凸起或"孔洞"，细胞膜的完整性被破坏，导致细胞质外流、细菌死亡。对于 MgO 纳米颗粒的抗菌机制研究结果表明，在纳米颗粒表面可形成大量包括 $\cdot O_2^-$、羟自由基（$\cdot OH$）及过氧化氢（H_2O_2）在内的 ROS；在光照条件下，会对微生物细胞产生有氧应激，进而破坏细胞的蛋白质和 DNA，最终杀死细菌细胞。此外，从 MgO 纳米颗粒表面释放的 Mg^{2+} 也被认为是抑制或杀死微生物的另一个原因。带正电的 Mg^{2+} 更易于与微生物细胞膜中带负电的磷酸基团结合，使得 Mg^{2+} 渗透入细胞内；Mg^{2+} 与巯基结合而导致蛋白质变性，并致使细胞损伤，最终引起细菌死亡。

上述作用机制与纳米颗粒的粒径及形貌、比表面积、表面极性、晶体尺寸、氧空位的增加、扩散能力以及 Mg^{2+} 的释放有关。MgO 纳米颗粒的粒径越小，则更容易穿透细菌的细胞膜；其比表面积越大，聚集的 Mg^{2+} 数量越多，抗菌效果也越明显。

相对于纳米 MgO 材料，国内外有关纳米 $Mg(OH)_2$ 的抗菌性能研究则较少。采用电解法制备的、平面面积约为 $200\sim300mm^2$、厚度约为 10nm 的片状纳米 $Mg(OH)_2$ 对吩嗪伯克氏菌的杀菌能力最强，对大肠杆菌次之，对金黄色葡萄球菌只显示出一定的抑菌能力。此外还发现，纳米 $Mg(OH)_2$ 与纳米 CuO 的抗菌活性相当，且优于纳米 NiO。

（2）用于癌症治疗

已有的研究证实，纳米 MgO 对多种癌细胞均具有较强的毒性作用。通过水热法合成的具有花椰菜形貌的、平均粒径为 56nm 的多晶 MgO 纳米颗粒，其对人乳腺癌细胞（MCF-7）和人肝癌细胞（HepG2）均呈现出显著的体外细胞毒性，能诱导这两类细胞发生凋亡。MgO 纳米颗粒与人外周血单核细胞（PBMC）具有良好的生物相容性，是一种用于癌症治疗的极具潜力的抗癌药物或抗癌药物的递送载体。有研究者利用海洋褐藻（*Sargassum wightii*）作为还原剂和包覆剂合成了具有面心立方结构的、平均粒径为 68.06nm 的 MgO 纳米颗粒。通过 MTT 试验测定 MgO 纳米颗粒对肺癌细胞（A549）的体外细胞毒性效应，发现与常规抗癌药物顺铂[IC_{50} 值为（25.4±0.024）μg/mL]相比，MgO 纳米颗粒对 A549 的细胞毒性呈现出明显的剂量依赖性，其 IC_{50} 值为（37.5±0.34）μg/mL。经相差显微镜观察显示，经 MgO 纳米颗粒处理后的 A549 细胞出现明显收缩和变圆、染色质凝聚、细胞膜脱落、细胞数量减少、凋亡小体形成等特征。同时，A549 细胞通过内吞或巨胞饮作用摄取 MgO 纳米颗粒而诱导 ROS 的大量产生和积累，并激活细胞凋亡途径，最终导致细胞死亡。乳酸脱氢酶（LDH）渗漏试验被广泛用于组织或细胞的损伤评估。该试验结果进一步证实了 MgO 纳米颗粒可穿透并进入 A549 细胞内，使 LDH 在细胞中渗漏，显示了细胞的大量死亡。目前被广泛认可的纳米 MgO 对癌细胞的毒性机制与其抗菌作用机制类似，主要是通过纳米 MgO 大量产生和释放 ROS 或纳米 MgO 表面 Mg^{2+} 的释放而导致的细胞损伤，最终导致细胞死亡。

由于肿瘤微环境的复杂性以及抗癌药物的不稳定性和脱靶效应，将药物递送至肿瘤组织是一个极具挑战性的难题，需要开发具有控制释放和靶向释放效应的药物递送系统。掺杂纳米 MgO 的载药复合水凝胶已被证明可通过增加抗癌药物的半衰期、调节药物分子的释放效率、靶向肿瘤组织释放药物等方式来改善癌症的治疗效果。

（3）用于抗关节炎及糖尿病治疗

关节炎最重要的症状之一是炎症，而炎症发生的主要原因是蛋白质的变性。双氯芬酸钠是一类对骨关节炎具有良好镇痛作用和改善关节功能的非甾体抗炎药。近年来，有研究对比评价了纳米 MgO 和双氯芬酸钠的体外抗关节炎（抗蛋白质变性）活性。结果表明，浓度为 200μg/mL 的纳米 MgO 和双氯芬酸钠对牛血清白蛋白变性的抑制率分别为 89.22%±0.03% 和 49.1%±0.03%，对胰蛋白酶活性的抑制率分别为 81.36%±0.03% 和 51.12%±0.03%。随着纳米 MgO 浓度的增加，其对蛋白质变性及对胰蛋白酶活性的抑制作用也增强，意味着其对骨关节存在潜在的抗炎活性。

糖尿病是全球范围内危害人类健康的常见疾病之一，目前尚不可治愈，需要依靠终身的血糖管理来控制血糖达标，以预防并发症的出现。镁是人体内常见的微量元素，对于葡萄糖的酵解、脂肪和蛋白质合成等生理过程至关重要。同时镁不仅是多种酶的激活剂，还与胰岛素缺乏和胰岛素抵抗有关。有研究表明，糖尿病患者体内广泛存在镁的负平衡，且镁的缺乏程度与并发症的严重程度存在正相关。MgO在人体内具有良好的耐受性和吸收性，是用于人体补充镁的常见形式。与普通MgO相比，纳米MgO具有更显著的生物学活性和生理效应能力。有研究者通过化学方法合成了粒径为25～35nm的菱形MgO纳米颗粒，并通过糖尿病大鼠模型评价了该纳米颗粒在糖尿病治疗领域的应用潜力。与其他剂量相比，以300mg/kg的剂量补充MgO纳米颗粒对雄性白化病Wistar大鼠具有相对更明显的抗糖尿病作用。在该剂量下，大鼠体内的血清胰岛素和胰高血糖素水平受到显著影响，高血糖的状况得到有效控制。由于糖尿病的发生与氧化应激密切相关，总抗氧化能力（TAS）和总氧化状态（TOS）测试结果显示纳米MgO能最大限度地降低因糖尿病而引起的氧化应激，使得具有抗氧化和自由基清除特性的对氧磷酶的活性得到显著增强，而芳基酯酶的活性则无明显变化。此外，因糖尿病而引起的大鼠体内血红蛋白含量、红细胞压积、红细胞平均体积和白细胞计数等血液学指标的异常状况也呈现剂量依赖性改善。上述证据表明纳米MgO呈现的抗氧化和抗糖尿病潜力，可作为比普通MgO更为经济、高效且持久的替代品，成为未来糖尿病治疗领域新的主力军。

（4）用于药物递送

纳米材料因其具有的小尺寸效应、体积效应、表面效应和量子效应等性质，使其在作为药物递送载体时展现出独特的优势。纳米MgO具有较高的生物安全性、生物可降解性和稳定性，在药物递送应用中的优势尤为明显。通过在聚合物水凝胶网络中加入金属、非金属和金属氧化物纳米粒子而开发的纳米复合材料可获得增强的热特性、生物学特性、机械强度、溶胀性、孔隙率和刚度，同时可有效减少纳米颗粒的团聚现象，已成功应用于药物输送及纳米药物等领域。

阿昔洛韦是第一个获批治疗单纯疱疹病毒感染的代表性药物，也是治疗阴道感染最常用的药物。有研究者采用化学交联法制备了含有蒙脱石（MMT）和MgO纳米颗粒（粒径>50nm）的丙烯酰胺/MMT/MgO纳米复合水凝胶，用于阿昔洛韦在阴道中的药物递送和释放。通过研究复合水凝胶负载的阿昔洛韦在磷酸盐缓冲液（PBS，pH=7.4）和模拟阴道液（SVF，pH=4.2）两种不同介质中的体外释放行为，证实随着介质pH值的增加，水凝胶的溶胀能力增强，因此通过提高介质pH值可显著增加阿昔洛韦的释放量；同时包埋在水凝胶网络中的MgO纳米颗粒可作为药物的纳米储备库，当水凝胶与释放介质接触时，这些储备库就成为了药物的释放通道，实现对药物在较长时期内的控释和缓释作用。

将黄原胶（Xan）、MgO和丙烯酸（AAc）通过γ射线诱导的共聚过程制备了pH响应型的（Xan-AAc）/MgO纳米复合水凝胶，用于抗癌药物甲氨蝶呤（MTX）的递送载体。MgO在一定程度上降低了复合物的凝胶化程度，改善了网络孔隙率和溶胀度，显著提高了药物的负载效率。此外，（Xan-AAc）/MgO纳米复合水凝胶在胃模拟介质（pH=1）中的膨胀度为30%～80%，而在肠道模拟介质（pH=7）中的膨胀度为900%～1600%，证实该水凝胶的溶胀特性有利于药物在肠道而非胃中进行更长时间的释放和吸收的控释，显示其具有作为靶向药物递送系统的潜在有效性。

众所周知，MgO纳米颗粒在糖尿病治疗中发挥着重要的降血糖和血脂的功能。核酸适配体具有较高灵敏度和特异性、化学和热稳定性以及生物利用度，由核酸适配体功能化的纳米药物递送系统能将治疗药物有效靶向并递送至特定的细胞部位。利用聚乳酸-羟基乙酸共聚物（PLGA）、聚乙二醇胺（PEI）、MgO 纳米颗粒和凝血酶靶向适配体可合成具有靶向功能的多层 DPAP 体外药物递送系统。其中 MgO 纳米颗粒作为有效药物成分封装于内部疏水的 PLGA 核心内；凝血酶靶向适配体分子被偶联至 PLGA 颗粒表面，可特异性地识别小鼠胚胎成纤维细胞（3T3-L1），而与非靶细胞之间无此相互作用。DPAP 药物递送系统在体外条件下能将足够浓度的 MgO 纳米颗粒递送并缓慢释放至靶细胞，展示了其在糖尿病治疗中作为逆转胰岛素抵抗药物的极大潜力。

在生物陶瓷材料中引入能治疗特定疾病的离子（如 Sr、Zn、Cu、Mg、Li、Mn、Ce 等）是一种合成多功能材料的通用方法。铈因其安全性高、抗菌范围广等优点而被广泛用于生物医学领域，而铈掺杂的生物陶瓷也显示出抗菌和抗肿瘤活性。经铈掺杂后制备的 $Ce_{0.2}Mg_{2.8}(PO_4)_2$ 陶瓷纳米颗粒（粒径为 2～10nm）与 $Mg_3(PO_4)_2$（粒径为 40～90nm）纳米颗粒相比，其较小的尺寸和较多的表面负电荷显示出对细胞膜更强的穿透力和更高的细胞摄取量。对非洲绿猴肾（Vero）细胞和人前列腺癌细胞（PC3）的毒性测试结果表明，在 625～5000μg/mL 的浓度范围内，两种纳米材料的抗肿瘤活性存在显著性差异，其中纳米 $Mg_3(PO_4)_2$ 对正常细胞的毒性更低，而纳米 $Ce_{0.2}Mg_{2.8}(PO_4)_2$ 则通过增加细胞内 ROS 的产生而使得线粒体膜去极化，导致癌细胞发生凋亡，从而展示出更强的抗肿瘤活性。此外，$Mg_3(PO_4)_2$ 纳米陶瓷对正常细胞展现出的低毒性使其有望成为安全高效的药物递送载体，用于癌症等疾病的治疗。

（5）用于可生物降解的医疗植入物

在可生物降解方面，由于镁的标准电极电位较低，因此镁及镁合金在体液环境中易被腐蚀，其腐蚀产物可被人体代谢和吸收，具有良好的生物相容性。同时，镁是所有可生物降解金属材料中生物力学性能最接近天然骨的金属材料，因此镁合金作为可生物降解的医疗植入物具有巨大的发展潜力和应用前景。然而，由于镁合金在体液中的腐蚀速率较快，常常导致植入物稳定性不佳和过早失效。为了加强镁基植入物在生物医学领域的应用，通过对镁合金表面进行适当改性，可有效调控其降解速率，同时提高其生物相容性。最常见的表面改性方法是在镁合金表面生成保护性涂层，这些涂层主要包括可降解高分子涂层和无机涂层等。近年来的研究表明，在掺入不同类型的金属纳米颗粒后的 PEO 涂层镁合金显示出明显增强的生物相容性、血液相容性、抗菌活性和生物活性。其中含有抗菌表面的镁合金作为不同用途的医疗植入物时，可有效防止细菌黏附并降低植入后的感染风险。

3.2.3 锌基生物纳米金属材料

3.2.3.1 锌基纳米金属材料的分类

锌（Zn）可广泛应用于工业、农业、食品及生物医学等领域，其具有多种生物学功能，主要包括：①多种酶的功能成分或激活剂；②参与多种器官的代谢过程；③调节 DNA 损伤的修复；④参与细胞增殖、分化和凋亡；⑤重要抗氧化防御蛋白的组成成分；⑥参与碳氢化合物、脂肪和蛋白质的合成和分解；⑦参与骨骼中钙的吸收及维生素 A 的释放；⑧调节抗体、白细胞和激素的产生等。在已报道的各种锌基纳米金属材料中，研究最深入、应用最广泛的是氧化锌（ZnO）纳米材料。由于纳米 ZnO 易于合成，且具有良好的生物相容性，其在全球范围内的产量仅次于 Ti 和 Si。此外，硫化锌（ZnS）纳米材料具有优异的光学、电学、着色、红外性能及生物学活性,在国防军工、化学化工以及电子材料制备与应用等领域也扮演着重要的角色。近年来,表面改性的锌基纳米材料和金属(如 Li、Sn、Fe、Mn、Ag 等)/金属氧化物(如 CeO_2、CuO、MgO、Al_2O_3、NiO 等)或非金属(如 B、C、N、S 和 F 等)掺杂的锌基纳米复合材料层出不穷,极大地提高锌基纳米金属材料在各个领域的适用性。

3.2.3.2 锌基纳米金属材料的制备方法

通过物理、化学及生物合成方法可制备具有不同形貌、粒径、性质及功能的锌基纳米材料,如纳米颗粒、纳米点、纳米线、纳米粉末、纳米流体、纳米棒、纳米管、纳米晶须、纳米角、纳米棱柱和纳米复合材料等。

(1) ZnO 纳米材料

ZnO 因形貌多样、合成方法简便经济、具有较高的热稳定性和机械稳定性及化学稳定性而成为各种金属氧化物半导体材料中的佼佼者。纤锌矿结构 ZnO 为 II~VI 族化合物,是一种具有良好压电和光电特性的宽禁带直接带隙半导体材料,可广泛应用于光电子纳米器件、光催化、安全印刷抗菌材料等领域。此外,由于纳米 ZnO 还具有紫外线屏蔽、抗菌、抗炎、促进伤口愈合等性能,同时对人体具有良好的生物相容性,使其在生物医学领域展现出极大的应用潜力。

ZnO 纳米材料不同的适用性依赖于其基本性质(如晶体结构、组成成分、形貌等),而材料的尺寸、形貌和性质则取决于其制备过程中所使用的前驱体、溶剂、溶剂浓度及温度等反应条件。目前,已通过常规的物理、化学或机械方法制备了多种具有不同结构、形状和形貌的 ZnO 纳米材料,如溶胶-凝胶、化学气相沉积、微波合成、直接沉淀、均匀沉淀、共沉淀、微乳液、喷雾热解、等离子体合成、球磨、湿化学合成、溶剂热和水热合成、脉冲激光烧蚀、燃烧合成等方法。在这些方法中,共沉淀法工艺简单且经济有效,能在室温下通过控制反应温度、pH、溶剂类型和反应时间等各种参数,实现纳米 ZnO 稳定、快速和自发生长。

此外,还有研究者利用不同类型植物(如辣木、白花蛇舌草、竹节莲、凤眼莲、灯盏花和巨型鸡尾藻、印度楝、芦荟等)的提取物合成了立方体、三角形、球形、五边形、六边形、线状和棒状等不同形貌的纳米 ZnO。其中反应时间、植物提取物浓度、反应温度和 pH 值可显著影响 ZnO 纳米材料的粒径、性质、产量和质量,并诱导纳米颗粒以多种形态生长。目前通过植物提取物合成纳米 ZnO 的反应机制尚未明确,推测植物提取物中存在的活性化合物(如氨基酸、蛋白质、生物碱、柠檬酸、黄酮类、糖类、多酚、酚酸、酒石酸和萜烯等)可能作为有效的功能成分介导纳米 ZnO 的合成和稳定化过程。同时,细菌(如铜绿假单胞菌、嗜水气单胞菌、地衣芽孢杆菌、枯草芽孢杆菌、芽孢乳杆菌等)、真菌(如曲霉属、白色念珠菌等)、放线菌(如链霉菌属)、藻类(如马尾藻、羊栖菜、盾叶鞘藻、莱茵衣藻等)、病毒(如烟草花叶病毒)也可以利用 Zn^{2+} 或 ZnO 作为原料,通过其分泌的各种酶、蛋白质或多糖等作为包覆剂合成结构多样的纳米 ZnO。通过上述生物合成法制备的纳米 ZnO 因特殊的形貌及表面包覆的生物活性分子而展现出与常规物理、化学方法制备的同类材料相比显著增强的稳定性、生物活性和生物相容性。

(2) ZnS 纳米材料

与纳米 ZnO 类似,纳米 ZnS 因其显著的电致发光、光催化活性、光伏特性、稳定性、红外及气敏等特性,在陶瓷生产、催化剂、太阳能电池、油漆和塑料、发光材料、润滑油添加剂和阻燃剂等领域展现出了巨大的应用潜力，受到了国内外研究者的广泛关注。ZnS是一种多晶性材料，通常以闪锌矿型（β-ZnS）和纤锌矿型（α-ZnS）两种结晶形式存在。β-ZnS具有较稳定的面心立方结构（Fcc），而α-ZnS则具有较稳定的密排六方结构（Hcp）。这两种晶体结构可以相互转化，常温下一般为β-ZnS；当温度升高至1020℃时则发生相变，开始转化为α-ZnS；在1250℃时，晶体结构完全成为α-ZnS。

纳米ZnS由于粒径小、表面能大而易引起团聚，同时水溶性较差，限制了其在生物医学领域的应用。近年来，纳米ZnS合成过程中形貌及尺寸的调控及表面修饰是备受关注的研究领域，也是纳米ZnS得到广泛应用前需解决的关键问题。应用不同的制备方法可合成具有不同形貌及维数的ZnS纳米材料，如零维球形纳米颗粒、纳米球、纳米簇、一维纳米线、带、棒、管、二维纳米薄膜、纳米片以及三维纳米花、管状和核壳结构等。目前，可采用微乳液、水热、气相冷凝、沉淀、电喷雾热解、电化学合成、湿化学合成、固态、激光烧蚀、溶剂热、声化学、机械化学、微波辐照等多种方法制备具有不同形貌及维数的ZnS纳米材料。同时，由植物（如丁香、羽芒菊、余甘子、珠子草、散沫花等）水/醇提取物中的生物碱、黄酮类化合物、酚类、碳水化合物、单宁、类固醇等生物活性成分介导的生物合成法制备的粒径及形貌各异的ZnS纳米材料显示出显著的抗细菌或抗真菌等生物活性。由细菌（如球形红杆菌、铜绿假单胞菌、脱硫弧菌、肺炎克雷伯氏菌等）、真菌（如平菇、尖孢镰刀菌、曲霉属、青霉属、酿酒酵母等）、藻类（如莱茵衣藻）合成的ZnS纳米颗粒主要为球形。还有研究者利用葡萄糖、羟丙基甲基纤维素、淀粉、蜂蜜、牛血清白蛋白、组氨酸等天然产物作为稳定剂制备的纳米ZnS可能具有作为发光标记物或生物相容性传感器的潜在适用性。

为了解决纳米ZnS易发生团聚和生物相容性较差等问题，采用单一或复合型表面活性剂（如油酸/十二烷基硫酸钠、硬脂酸/十二烷基硫酸钠等）对ZnS纳米颗粒进行表面修饰处理，再将SiO_2包覆经修饰过的ZnS纳米颗粒，可制备具有优良的光稳定性、化学稳定性、水溶性和荧光性能的ZnS纳米复合材料。其中表面活性剂种类的选择和反应条件的控制是纳米ZnS表面修饰性能研究的关键。

（3）其他锌基纳米金属材料

虽然纳米ZnO或ZnS的粒径、形貌和孔隙率可以通过控制和调整纳米材料合成过程中的反应参数来实现，然而光生载流子的宽带隙、电子性能差和寿命短等缺陷无法通过简单地优化合成反应的条件来改善。为了进一步改善锌基纳米金属材料的应用性能，掺杂了金属或非金属离子的，以及含有其他金属氧化物、碳基材料和尖晶石的ZnO基纳米复合材料不断被制备和深入研究。

为了提高纳米ZnO的光催化性能、化学稳定性和导电性能，研究者们制备了经碱金属、贵金属、镧系金属离子、金属氧化物以及非金属离子掺杂的ZnO纳米材料。引入杂原子后的纳米ZnO带隙明显减小，电子性质和离子导电性也得到增强。ZnO纳米复合材料表现出的新性质可根据掺杂剂的类型和浓度进行调节。一般来说，当掺杂剂的类型固定时，随着掺杂剂浓度的增加，合成的纳米复合材料的粒径减小。通过溶胶-凝胶法制备ZnO-SnO_2纳米复合材料时，当ZnO中掺杂SnO_2的比率从20%增加至80%，纳米复合材料的粒径从35.25nm减小至11.38nm。同时，通过简易的静电纺丝法制备的MnO-ZnO纳米复合材料中，当MnO的掺杂率增加至50%时，ZnO的带隙从3.25eV减小至2.2eV，意味着ZnO-MnO纳米复合材料在可见光下具有比单纯ZnO纳米材料更高的光催化活性。

采用微波辅助溶剂热法和水热法均可利用纳米 ZnO 与还原氧化石墨烯（rGO）制备 ZnO-rGO 纳米复合材料，该材料具有高吸附效率、良好的光催化活性和较纯纳米 ZnO 更小的粒径和更小的带隙。

尖晶石是镁铝氧化物组成的矿物，含有二价金属离子（Ni^{2+}、Zn^{2+}、Co^{2+}、Mg^{2+}、Mn^{2+}）和三价金属离子（Fe^{3+}、Al^{3+}）。锌基尖晶石主要包括锌铝尖晶石和锌铁尖晶石。ZnO-$ZnAl_2O_4$ 纳米复合材料具有显著增强的可见光吸收能力，而纯 ZnO 或 $ZnAl_2O_4$ 只能吸收紫外光。同时，该纳米复合材料在蓝光激发下可发荧光，使其可作为荧光粉用于固态照明。此外，以凝乳为燃料，通过绿色燃烧法在 $CoFe_2O_4$ 中掺杂 Zn 后成功制备了 $Zn_{0.4}Co_{0.6}Fe_2O_4$ 立方尖晶石。该材料显示出优良的光催化降解性能和抗菌活性，在光电子学、光催化和医药等领域具有广泛的应用前景。

3.2.3.3 锌基纳米金属材料在生物医学领域的应用

（1）用于抗菌剂或抗菌材料

锌基纳米金属材料因具有良好的稳定性和生物学活性而被广泛用作抗菌剂或抗菌材料。通过不同方法制备的纳米 ZnO 和 ZnS 对多种细菌（大肠杆菌、铜绿假单胞菌、枯草芽孢杆菌、金黄色葡萄球菌、肠炎链球菌、化脓性链球菌、嗜水气单胞菌、肺炎克雷伯氏菌、鼠伤寒沙门氏菌、粪肠球菌、黏质沙雷氏菌、奇异变形杆菌、弗氏柠檬酸杆菌等）和真菌（黄曲霉、黑曲霉、尼杜拉曲霉、哈茨木霉、根霉、尖孢镰刀菌、白色念珠菌等）都显示出了较强的杀菌或抑菌性能。由于细胞壁结构和组分的不同，纳米 ZnO 对革兰氏阳性细菌表现出的杀菌或抑菌活性更高，而纳米 ZnS 则反之。此外，纳米材料的浓度、尺寸、形貌和比表面积等因素对其杀菌或抑菌性能的影响较为显著。目前，纳米 ZnO 已被广泛用于皮肤病、感染性伤口创面及糖尿病引起的足部溃疡等疾病的治疗。通过对纳米 ZnO 或 ZnS 进行表面修饰、掺杂或与其他基质复合可有效调节纳米材料的形貌和提高其稳定性，还能进一步增强纳米材料与细菌细胞壁的相互作用，因而展现出更为显著的杀菌或抑菌活性。经环丙沙星和头孢他啶等抗生素功能化的 ZnO 纳米颗粒增强了其对鲍曼不动杆菌的抗菌活性。由植物提取物合成的 ZnS 纳米颗粒展现出较常规 ZnS 更为显著的抑菌活性，可能是由于纳米颗粒表面包覆的植物次生代谢产物与细菌细胞膜上蛋白质之间发生了相互作用，从而引起细菌对纳米颗粒的大量摄取所致。以胺（如异丙胺、二乙胺和三乙胺等）作为表面活性剂功能化的纳米 ZnO 可以与细菌细胞表面的生物分子更好地结合，通过引发细菌产生氧化应激而发挥更强的抗菌功效。在纳米 ZnO 中掺杂少量 Cu_2O 纳米颗粒和 BiOI 纳米片可构筑两种光催化型纳米复合抗菌材料——Cu_2O/ZnO 和 BiOI/ZnO。将两者与羧甲基纤维素钠复合后制备的水凝胶膜敷料具有良好的拉伸强度、吸水性、抗菌活性和生物相容性。将 Ag 负载 ZnO 纳米颗粒与壳聚糖敷料复合后制备的新型医用伤口敷料不仅具有较高的孔隙率、溶胀比以及长效的吸水率和保湿度，还具有良好的促凝血性、抑菌活性和生物安全性，可有效预防因细菌引起的伤口感染。在树脂基体中添加一定量的纳米 ZnO 是改善牙科复合树脂抗菌性能的潜在有效途径，然而适合口腔环境且能对多种口腔细菌发挥长效抗菌作用的纳米 ZnO-牙科树脂复合材料还有待进一步研究和开发。

近年来的研究证明，锌基纳米金属材料通过与细菌细胞之间发生化学、物理的相互作用而显示出抗菌活性，如纳米颗粒在光诱导下产生大量 ROS 和 H_2O_2，可穿透细胞膜并导致 DNA 损伤或蛋白质变性；纳米颗粒释放的 Zn^{2+} 产生细胞毒性，抑制细菌的生长；纳米颗粒穿透细胞壁，导致细胞膜破裂和细胞内容物泄漏，并在细胞内积聚、破坏细胞组分等。

（2）用于抗糖尿病治疗

糖尿病与锌稳态失衡的相关性使得基于锌的抗糖尿病治疗极具研究和应用的潜力。有研究者评估了1、3和10mg/kg ZnO纳米颗粒在链脲佐菌素诱导的1型和2型糖尿病大鼠体内的抗糖尿病功效、抗氧化活性和生物安全性，发现口服纳米ZnO可引起肝脏、脂肪组织和胰腺中的锌水平升高，并显著改善糖尿病大鼠的糖耐量、提高血清胰岛素（70%）、降低血糖（29%）、降低非酯化脂肪酸（40%）和甘油三酯（48%）的含量。同时，在大鼠胰岛素瘤细胞（RIN-5F）中也观察到胰岛素分泌量和超氧化物歧化酶（SOD）活性的增加。此外，ZnO纳米颗粒在大鼠体内的安全剂量高达300mg/kg，证实其有望成为抗糖尿病治疗领域具有广阔前景的候选药物，值得进一步深入研究和关注。

（3）用于抗肿瘤治疗

纳米ZnO以其对肿瘤细胞的选择性靶向能力、有效的肿瘤杀伤作用及良好的生物相容性、安全性及长效性，在抗肿瘤治疗领域展现出极大的应用前景。纳米ZnO表面携带的正电荷通过与肿瘤细胞的细胞膜中带负电的磷脂之间发生静电相互作用，从而促进肿瘤细胞对纳米ZnO的摄取，引起细胞毒性的产生。纳米ZnO的粒径、形貌、高表面积/体积比及表面电荷等性质与其抗肿瘤活性也密切相关。纳米ZnO对肿瘤细胞的毒性机制主要是纳米颗粒通过内吞作用进入细胞内部并释放出Zn^{2+}，诱导ROS的大量产生，从而引发锌介导的蛋白质活性失衡和氧化应激，导致细胞凋亡、自噬及基因损伤的发生，最终导致肿瘤细胞死亡。自2008年首次发现纳米ZnO具有选择性杀伤白血病细胞之后，陆续有报道证实其对神经胶质瘤、头颈部鳞状细胞癌、肺癌、乳腺癌、胰腺癌、宫颈癌、肝癌、卵巢癌等肿瘤细胞均具有强大的杀伤效力。对于不同类型的肿瘤细胞，纳米ZnO显示出的抗肿瘤效果也不尽相同。如纳米ZnO对白血病细胞的IC_{50}仅为0.17mmol/L，对神经胶质瘤细胞的IC_{50}可达到1mmol/L，而对其他肿瘤细胞的IC_{50}则在0.5mmol/L左右。相较于传统化疗药物，纳米ZnO对肿瘤细胞的杀伤作用具有高度选择性，而对正常细胞则展现出良好的生物相容性。如纳米ZnO对白血病细胞的毒性可达到正常血液淋巴细胞的28~35倍；当暴露于10mmol/L纳米ZnO时，乳腺癌细胞和胰腺癌细胞显著死亡，而正常乳腺细胞和胰腺细胞的活性却未受明显影响；纳米ZnO对脐静脉内皮细胞的杀伤作用也明显小于乳腺癌及口腔癌细胞。此外，纳米ZnO与柔红霉素等抗癌药物在紫外线诱导下可对白血病耐药细胞株K562/A02显示出协同细胞毒性效应，这意味着纳米ZnO通过抑制细胞膜P-糖蛋白的功能，改变了耐药细胞的细胞膜组分，进而增强耐药细胞株K562/A02对抗癌药物的摄取。

球形是纳米粒子最具有代表性的形状，也更易于被细胞内吞和代谢，具有被广泛关注和研究的抗肿瘤活性。此外，针状ZnO纳米粒子不仅对多种肿瘤细胞均表现出较高的细胞毒性，更重要的是，该结构的纳米ZnO在发挥细胞毒性效应时具有与球形纳米ZnO不同的Zn^{2+}释放模式。针状常聚集于细胞膜外部，通过刺破细胞膜将Zn^{2+}释放至胞内产生毒性作用。膜外的纳米ZnO对新添加的肿瘤细胞仍可产生循环的细胞毒性，而被细胞内吞后的球形ZnO则无此效果。针状纳米ZnO独特的Zn^{2+}释放模式使其拥有对肿瘤细胞更长效且更强的毒性效应。

目前的研究主要集中于体外抗肿瘤机制，而纳米ZnO的体内抗肿瘤活性和安全性还需进行系统、深入地评估,为其抗肿瘤临床应用提供更强有力的证据。

(4) 用于抗病毒治疗

锌缺乏是引起病毒感染的危险因素之一。人们发现,锌可以提高人体免疫力,减少炎症反应,有可能增强人体对各种病毒(如流感病毒和冠状病毒)的抵抗力。研究发现,通过补充不同类型的纳米锌化合物可以有效促进新型冠状病毒(SARS-CoV-2)感染者的康复。已有研究者提出 Zn 减少由 SARS-CoV-2 引起的炎症反应的作用机制,如阻止病毒进入宿主细胞,促进体内病毒的清除;抑制核转录因子 NF-κB 的活性;降低血管紧张素转化酶 2(ACE2)的活性,阻断病毒的复制;增加干扰素 α(IFNα)的分泌等。与细菌类似,病毒也容易对特定的抗病毒药物产生耐药性。锌基纳米材料对多种呼吸道病毒展现出的生物学活性使其有望成为抗病毒治疗的有效药物。ZnO 纳米颗粒与天冬氨酸的协同作用可以有效缩短因鼻病毒引起的流感症状的持续时间,同时增加了人类免疫缺陷病毒(HIV)感染者体内 $CD4^+$ T 淋巴细胞的数量,提高了 HIV 感染者的免疫功能。此外,利用锌基纳米材料作为佐剂可用来激活免疫细胞,促进炎性细胞因子的释放,将其与脂质体偶联将有望开发出对抗呼吸道病毒的、更为安全有效的新型疫苗。

(5) 用于药物/基因递送载体

纳米 ZnO 因其不同的结构、性质和可生物降解等优点而被用于载体介导的药物或基因对不同细胞和器官的靶向递送过程。将纳米 ZnO 与其他载体联用还能提高其载药量、生物活性和控制药物渗漏。通过静电纺丝和煅烧工艺合成的中空介孔 SiO_2/ZnO 纳米链具有大的比表面积、良好的生物相容性和可生物降解性、高载药能力、pH 响应型药物缓释模式和高效的抗肿瘤作用,是一种用于肿瘤靶向治疗的、极有前途的药物载体。将该材料独特的链状纳米结构与常规的溶胶-凝胶法制备的同类材料相比具有更强的发光性能,可用来跟踪和检测其负载药物释放的全过程和材料自身的变化情况。ZnO 量子点容易制备且成本低,其在 pH=7.4 的条件下很稳定,而在 pH<5.5 时则可快速溶解成 Zn^{2+}。该性质使得 ZnO 量子点可用于 pH 响应型的药物控释系统。研究者们将聚乙二醇(PEG)、HA、氧化型谷胱甘肽(GSSG)等与纳米 ZnO 及其他纳米材料复合,研发了一系列具有 pH/酶/氧化还原等多重响应性的药物递送平台,可实现对负载药物较低的提前释放和长效缓慢释放。

纳米 ZnO 可保护 DNA 不被降解,且能提高细胞对 DNA 的摄取效率,被认为是安全高效的基因递送工具,有望在癌症的基因治疗领域得到广泛应用。联合化学疗法、基因疗法和光热疗法的多模式纳米药物疗法在癌症治疗方面显示出巨大的潜力。有研究者构建了一种基于 ZnO 纳米核和聚多巴胺(PDA)壳层的核-壳结构纳米复合材料,可将用于肿瘤化疗、基因治疗和光热治疗的阿霉素(DOX)、DNAzyme(DZ)和 PDA 壳层整合于同一个系统中。DOX 和经氨基及荧光基团修饰的 DZ 分别通过吸附和共价连接负载于 PDA 壳层上,而 ZnO 纳米核则成为金属辅因子储存库;当该材料经内吞作用进入肿瘤细胞内部后,可以在细胞内刺激响应下释放锌离子,从而激活 DZ 以触发肿瘤相关的基因沉默。体外及体内实验均证实这种多功能纳米复合材料具有显著增强的稳定性、生物相容性和抗肿瘤效果,并凸显了该材料作为纳米药物递送系统在长效释药、减少给药频率和减轻药物副作用方面的优越性,为化疗/基因/光热等多模式联合抗肿瘤治疗提供了新的策略。

(6) 用作生物成像和生物传感器

生物成像技术无论是在基础研究领域还是在临床医疗诊断领域都具有重要的意义。用于生物成像的造影材料应具有高灵敏性、高生物相容性、高的空间分辨率以及低毒性等。荧光成像是生物成像技术中的重要组成部分，锌基纳米材料因其独特的光电性质和荧光特性已被广泛用于细胞标记和肿瘤的靶向成像。ZnO 量子点粒径小、发光强度高、光稳定性好、生物毒性低，且具有水溶性，在生物医学成像、疾病诊断和治疗等方面起着至关重要的作用。一种铕修饰的 ZnO 量子点（ZnO/Eu）可通过快速、灵敏的双比色荧光检测炭疽芽孢杆菌的存在。将具有高强黄色荧光发射的 ZnO 量子点作为内参，而将螯合于 ZnO 量子点表面的 Eu^{3+} 作为信号报告单元，当 Eu^{3+} 与炭疽芽孢杆菌的生物标志物（CaDPA）配位后，其产生的红色荧光强度将显著增强，而 ZnO 量子点的黄色荧光却保持不变，因此 CaDPA 浓度的增加可导致 ZnO/Eu 两种荧光强度比的变化。基于该原理制备的荧光纳米传感器具有快速响应性、良好的灵敏度及选择性，在炭疽芽孢杆菌的临床检测中具有巨大的应用潜力。人们还将转铁蛋白、抗表皮生长因子受体抗体等生物分子、金属、金属氧化物与不同尺寸及形貌的 ZnO 纳米材料相结合，可作为多功能成像造影剂进行癌细胞成像和肿瘤检测，通过一次给药即可得到更多更丰富的信息。通过改变 [LiOH]/[Zn^{2+}] 摩尔比可制备出蓝色到黄绿色荧光可调的 ZnO 信号材料，再进一步利用疏水性十六烷基三甲氧基硅烷（HDS）和亲水性 3-氨丙基三甲氧基硅烷（APS）进行表面功能化处理，制得的一系列 ZnO-HDS-APS 纳米复合功能材料显示出高水相稳定性、荧光可调且强度增强近十倍，可用于血液、细胞和组织成像分析。此外，以阿拉伯树胶作为矿化基质，通过仿生构建的 ZnS 荧光多孔纳米球具有较大的比表面积、良好的光稳定性和分散稳定性以及较高的生物安全性，在细胞内可持续稳定地发荧光，具有作为药物递送载体和活细胞成像造影剂的应用潜力。

ZnO 作为一种仿生半导体材料，与微电系统和小型生物传感器的固件技术相结合，可制成在现有基础上改良的新型生物传感器。纳米 ZnO 较大的比表面积能固定更多的蛋白酶（如葡萄糖氧化酶、尿酸酶、辣根过氧化物酶、酪氨酸酶等），并提供适宜的微环境，有利于固定化酶分子活性的保持。此外，DNA、抗原、肌红蛋白、血红蛋白、胆固醇、葡萄糖、苯酚、尿素等多种分子也可以固定在 ZnO 表面，用于生物传感检测时在宽线性范围内展示出高灵敏度和低检测限。同时，ZnS 量子点作为无机荧光材料，虽然有望克服有机染料在荧光标记应用中的限制，但未掺杂其他元素的 ZnS 量子点的荧光性能还有待提高。CdSe/ZnS 核-壳结构量子点具有高发光效率和适合的表面基团，将其与酶分子偶联后可用于食品工业、各种生物技术过程和代谢紊乱时药物治疗中葡萄糖的定量检测。此外，各种结构的锌基纳米材料[如 ZnO 纳米线及纳米棒、CdSe/CdS/ZnS 荧光量子点、CdZnSeS/ZnSeS 量子点、石墨烯/ZnO 纳米复合材料、ZnO-聚二甲基硅氧烷（PDMS）纳米复合材料等]已被制备成免疫传感器，成功用于 SARS-CoV-2、H1N1、H3N2、H5N1、H7N9 等多种呼吸道病毒的检测。

3.2.4 铁基生物纳米金属材料

铁是人体必需的微量元素之一，是维持生命的重要物质，参与体内血红蛋白、肌红蛋白、细胞色素及多种酶的合成，在氧的运输及呼吸等许多代谢中起重要作用。铁基纳米材料是指以天然或人工方法得到的纳米尺度范围的铁、铁氧体及铁合金等的功能性材料。目前，铁基纳米金属材料已在电子、催化、航天工业、生物技术、环境污染修复、生物医学等领域得到了广泛应用。在生物医学领域，由于铁基纳米材料具有独特的磁学性质、优良的尺寸效应及表面效应与量子效应，尤其是独特的磁学性质，使其在生物医学传感、影像增强、药物递送、肿瘤磁热疗、组织工程等方面展现出极大的应用潜力，对医学诊断/治疗以及健康事业的发展具有重要的意义。目前已有部分医用铁基纳米材料被批准上市或处于临床试验研究。

3.2.4.1 铁基纳米金属材料的分类及其制备方法

常见的铁基纳米金属材料主要以 Fe_3O_4、$\alpha\text{-}Fe_2O_3$、$\gamma\text{-}Fe_2O_3$、FeS、Fe_3S_4、FeS_2 等具有各种尺寸及结构的纳米材料作为铁基部分，通过共沉淀、水热/溶剂热、高温热解、静电纺丝、电化学、化学气相沉积、溶胶-凝胶等常规合成法制备。近年来，已有研究分别以 $FeCl_2$、$FeCl_3$ 或 $FeSO_4$ 等作为前驱体，以含有多酚等活性物质的植物（如桉树、辣木、绿茶、橡树等）提取物、细菌（如海藻微杆菌、脱硫弧菌等）、真菌（如酵母菌、平菇、黑曲霉、链格孢菌等）作为还原剂和包覆剂成功制备了零价 Fe、Fe_3O_4 和 Fe_2O_3 纳米颗粒及铁合金纳米颗粒。此外，以乙酰丙酮铁$[Fe(acac)_3]$、$Fe(C_5H_7O_2)_3$ 和 $Fe(NO_3)_3$ 等作为前驱体，在微波辅助加热下可以实现对超小尺寸且高分散性的铁基纳米颗粒快速、可控的合成。在铁基的基础上经不同材料的进一步修饰可构筑超顺磁性氧化铁纳米颗粒（SPIOs）、磁性氧化铁类微球、磁性铁蛋白类纳米颗粒、磁小体、磁性氧化铁脂质体及铁合金纳米颗粒等功能各异的铁基纳米材料。

（1）超顺磁性氧化铁纳米颗粒

超顺磁性氧化铁纳米颗粒（SPIOs）是目前发展最为迅速的药用铁基纳米材料，尺寸效应是其在体内发挥功能的基础。SPIOs 由磁性氧化铁（Fe_3O_4 或 $\gamma\text{-}Fe_2O_3$）核心和医用材料组成，其中的医用材料主要包括葡聚糖、壳聚糖、聚乙二醇、聚乙烯醇等各种具有良好生物相容性的天然或人工合成材料，可改善纳米颗粒溶解性及稳定性。SPIOs 可以通过物理、化学或生物学方法制备，然而能满足目前工业化大规模生产需求的只有简单经济及易于调控的共沉淀法。该方法是通过在三价和二价铁盐溶液中加碱形成过饱和溶液而瞬间大量成核，再经过缓慢的升温熟化过程来制备 SPIOs。通过改变初始溶液中铁价态的比例和浓度、表面包覆剂或稳定剂的种类及浓度、终溶液中的 pH、离子强度及反应温度等参数可以改善共沉淀法生产 SPIOs 的产量。此外，采用高温热解法能制备出形貌及粒径更为均一且磁学性能更佳的 SPIOs。该方法采用五羰基铁、乙酰丙酮铁及油酸铁等较为昂贵的原料作为前驱体，在包覆剂和非极性高沸点溶剂的存在下可以在高温下分解前驱体并生成粒度分散均一的纳米颗粒。

（2）磁性氧化铁类微球

此类微球的尺寸大于 SPIOs，粒径范围为 100nm～2μm，以避免在体内循环中堵塞毛细血管。修饰于磁性氧化铁核心表面的功能性分子决定了磁性微球在生物医学领域不同的适用性。目前大多数磁性微球可用于药物递送载体和免疫磁分离技术。磁性微球的制备方法主要包括复乳法、交联法、共沉淀法、反相悬浮聚合法、声化学法、溶胀渗透法及低温水热法等。将 Fe_3O_4 纳米颗粒与甲基丙烯酸甲酯、甲基丙烯酸羟乙酯、甲基丙烯酸、乙二醇二甲基丙烯酸酯混合，在真空下经 γ 辐射可发生聚合生成磁性微球；将二氨基庚烷功能基团和异硫氰酸荧光素进一步修饰于该微球表面，可用作标记和分离细胞的免疫磁性微球。通过溶胶-凝胶法在 Fe_3O_4 纳米颗粒表面包裹一层硅质，再将聚二烯丙基二甲基氯化铵修饰于硅层表面，凭借库仑相互作用将硅酸盐晶种纳米颗粒吸附于微球表面，并在 140℃的氨蒸气中将硅层转化为硅酸盐晶体，由此可获得核-壳结构的硅酸盐磁性微球，用于表面胰岛素酶的固定化。

（3）磁性铁蛋白类纳米颗粒

铁蛋白是广泛存在于生命体中的储铁蛋白，具有储存和转化铁、维持细胞铁代谢平衡以及保护细胞免受氧化损伤等功能。铁蛋白亚基能够自组装成纳米笼，可用于金属、药物、显影剂等多种物质的装载和运输。同时，铁蛋白具有可修饰性、良好的生物相容性和靶向性等优点，是一种应用潜力巨大的非病毒天然纳米材料。已有研究者将氧化铁核心包裹在由病毒衣壳、铁蛋白及热休克蛋白等制成的外壳内，组装成的新型铁蛋白纳米笼可用于超顺磁性 T2 核磁共振造影剂的制备。此外，运用基因工程技术在大肠杆菌细胞内表达的重组人转铁蛋白（HFn），经分离、纯化后可得到单分散且形貌规整的 HFn 外壳；将氧化铁装载入壳内部并氧化制成稳定的铁蛋白纳米颗粒，其铁核尺寸约为 4.7nm，整体粒径为 12～16nm，且具有类过氧化氢酶活性。

（4）磁小体

磁小体是由趋磁细菌在生长过程中吸收环境中的铁离子并在胞内合成的磁性纳米铁颗粒，可广泛用于生物检测、信息储存和医疗诊断等领域。磁小体的铁基组分为 Fe_3O_4、FeS、Fe_3S_4 或 FeS_2 等，一般呈超顺磁性，表面由磷脂、蛋白质或糖蛋白膜包覆，整体呈链状排列。磁小体的形态和大小具有菌株特异性，每种趋磁细菌合成的磁小体具有均一的尺寸及形态。在趋磁细菌的生长过程中，通过控制发酵罐中的溶氧量、补充铁源及多种营养元素可保证磁小体的批量制备。磁小体的生物合成法绿色环保，适合工业化大规模生产，同时在绝氧程度极高的情况下可制备出磁性优越的产品。

（5）铁合金纳米颗粒

为了获得更适应临床应用需求的高磁性铁基纳米材料，在铁基中掺杂其他金属元素以制备新型铁合金纳米材料已成为一种重要手段。将 Mn、Zn、Co 等不同类型的金属盐与含铁元素前驱体的胶束溶液混合，通过微乳液法、高温热解法等可使得相应的金属阳离子取代二价铁而形成 $MnFe_2O_4$、$CoFe_2O_4$、$NiFe_2O_4$、MnZn 铁氧体等铁合金核。晶体的结构组成可由加入前驱体的比例来调控，其他金属元素的掺杂能够改变铁基纳米颗粒的尺寸、结构、表面状态及磁晶相，与单独铁氧体相比具有较大的磁各向异性与较高的磁化率，其核磁共振性质与热疗性能也得到显著改善。

3.2.4.2 铁基纳米金属材料在生物医学领域的应用

（1）用于核磁共振（MRI）造影剂

SPIOs 具有优良的超顺磁性，可影响待检测组织周围的水分子质子自旋弛豫，扰乱磁场的均质性，增强 T2 成像的精确度，有利于区分肿瘤或炎症区域，提高病变区域检出率与定性诊断的准确率。适宜 MRI 的 SPIOs 造影剂尺寸约为 10～200nm，早期多用于增强单核细胞吞噬系统的肝脾、淋巴结与骨髓等部位的造影，目前已有临床试验将其应用于某些恶性肿瘤（如胶质瘤等）的成像。如瑞素维特（Resovist）是一种肝脏磁共振成像对比剂，经静脉注射进入血液循环后可富集于肝脏的网状内皮系统，由肿瘤区域与正常区域之间信号明暗的差异而确定肿瘤的位置。一项应用于多发性硬化症的临床试验显示，半合成超顺磁性氧化铁纳米颗粒 Feraheme 能够更为清晰地标记出检测区域，具有比钆剂显著提高的检测率。此外，利用新型生物材料或靶向分子对 SPIOs 进行功能化修饰后，能够显著增强 MRI 的效果，在临床应用中展现出极大的潜力。

(2) 用于体外生物分离

要实现疾病的精准诊断，对靶标分子的高灵敏度和特异性的定量分析至关重要。循环肿瘤细胞是指从实体瘤脱落并侵入外周血循环中的、数量极其稀少的肿瘤细胞，能够表征肿瘤病灶的分子特征，并被认为是肿瘤血行转移的主要途径。磁性铁基纳米材料能够在外周血液中迅速而灵敏地记录循环肿瘤细胞，以便于临床上对肿瘤进行早期诊断、个体化治疗、有效监测瘤的复发与转移、判断愈后和存活时间等。全球第一个经FDA批准的、用于恶性肿瘤管理的CellSearch技术主要是利用免疫磁分离原理从血液中富集上皮源性的肿瘤细胞，通过荧光显微镜观察细胞核的染色情况，再采用流式细胞仪记录细胞角蛋白的表达量来计数肿瘤细胞，以此对肺癌、乳腺癌、结肠癌、前列腺癌等患者进行肿瘤的诊断、治疗和愈后监测等情况。以磁性微球作为固相介质对蛋白质进行分离和提纯是一项新兴的蛋白质分离技术，具有快速、高纯度和高收率等优点。将能被目标蛋白质识别和可逆结合的特殊配基（如抗体和活性官能团等）共价结合于磁性微球表面，可使得目标蛋白质与磁性微球发生亲和性吸附；在外部磁场的介入下将磁性微球解吸下来，可对蛋白质进行分离。近年来，磁性微球作为新型固相载体已被广泛应用于放射免疫检测、酶联免疫检测和化学发光免疫检测。此外，磁性铁基纳米材料还可用于核酸、病毒等多种生物分子的分离、检测与纯化。

(3) 用于肿瘤治疗

肿瘤细胞具有热敏感（42~52℃）的特性，而磁流体热疗是一种有前途的癌症治疗方法，主要应用于恶性程度较高、常规治疗手段难以起效的脑部癌症等实体瘤。该技术主要是将含有磁性铁基纳米颗粒的溶胶注入体内并使其导向肿瘤组织，在交变磁场下引起磁性纳米颗粒发生磁滞损耗而产生热量并升温；通过一定时间和温度的热疗致使胞内热休克蛋白高水平表达，诱导蛋白质发生变性、折叠和凋亡，从而杀伤肿瘤细胞并抑制其自身的修复系统。同时，热疗升温使得肿瘤局部微环境的pH、灌注和含氧量等情况发生改变，从而抑制肿瘤的生长。有研究者制备了锰锌铁氧体$[Zn(x)Mn(1-x)Fe_2O_4]$纳米颗粒，通过调节Zn和Mn的比例可将该磁性纳米颗粒的居里温度控制在40~60℃之间。该温度可引起癌细胞失活，而对健康组织相对无害。磁性脂质体是近年发展起来的新型靶向制剂，具有良好的生物相容性和可生物降解性。将抗体片段与脂质体膜中的N-(6-马来酰亚胺己酰氧基)-二棕榈酰磷脂酰乙醇胺（EMC-DPPE）交联后制备的磁性脂质体可以主动靶向胶质瘤细胞，使得肿瘤组织的温度升高至43℃，肿瘤的生长在2周内即可停止。磁流体热疗不仅改善了传统热疗的定位问题，还极大提高了治疗效果，使肿瘤磁性热疗走向临床应用成为可能。

随着肿瘤动脉介入技术的不断发展，粒径微小而分散均匀的磁性铁基纳米颗粒可滞留于末梢血管处，并在磁场和温度作用下交联聚集，形成理想的永久性末梢栓塞，有效弥补了传统材料难以彻底阻断肿瘤血供的缺陷；同时该栓塞在外加交变磁场的作用下还可以用于磁感应热疗。目前，磁性纳米颗粒的栓塞疗法已进入临床试验阶段，如肝部肿瘤的栓塞化疗。

(4) 用于磁性转染及药物递送载体

基因转染是基因治疗的关键步骤之一。随着磁性纳米材料在生物医学领域的不断发展，具有良好的安全性、靶向性及较高转染效率的磁性转染作为新型的基因转染技术应运而生。基于磁性铁基纳米材料的磁性转染可实现高效的基因治疗效果。该技术主要利用磁性纳米材料（主要为 Fe_3O_4 纳米颗粒）与目的 DNA 分子结合形成磁性微球，并在外加磁场的导向作用下将 DNA 分子高效转运至靶器官，以达到基因调控的目的。目前，经聚乙烯亚胺、聚醚酰亚胺、聚苯乙烯以及多种生物大分子功能化的磁性纳米微球可实现目的 DNA 分子向肿瘤部位的靶向递送，并显著提高其对肿瘤细胞的转染效率。

SPIOs 具有良好的超顺磁性、生物相容性及可生物降解性，被广泛用于肿瘤细胞的靶向治疗研究。该类材料表面通过物理吸附、包埋或化学偶联等方式高效负载药物分子，在外部磁场的定位下实现对肿瘤部位的主动靶向和药物的集中控释，不仅改善了肿瘤部位的疗效，还因给药量的减少而降低了药物对全身的毒副作用。早期开发的磁性药物递送载体有负载多柔比星的磁性白蛋白微球，随后又研制出了 SPIOs 与磁小体的磁靶向药物递送载体系统。经聚乙二醇、磷脂等脂质材料包覆，且表面同时偶联有单抗、叶酸及短肽等特异性靶向分子的磁性氧化铁颗粒因具有对肿瘤组织的靶向性和高通透性而成为了目前研究的热点。Ferumoxytol（FMT）作为该类产品中的代表性药物，其在生物医学领域的安全有效性已得到证实。以 FMT 为载体，利用其经表面改性后形成的右旋糖酐外壳上纳米孔的静电吸附作用负载上疏水性药物紫杉醇，体外 MRI 可观察到 T2 信号与载药量呈正相关，可用于肿瘤诊断过程中的实时监测。阿霉素分子与从细菌中提取、纯化出的磁小体共价结合后，其对荷 H22 肝癌细胞小鼠的抑瘤率无明显变化，且呈现出更低的心脏毒性。经表面靶向修饰后的铂铁基纳米材料（FePt）可以有效表征肿瘤细胞在生物体内的分布，同时在偏酸性的肿瘤细胞内易发生芬顿反应，因催化细胞内 H_2O_2 生成 ROS 而导致细胞死亡。此外，FePt 在细胞内的自我分解也为其在生物体内的降解和清除提供了可能。目前已有研究者开发出基于 FePt 的多种智能载药递送系统，在肿瘤诊断的同时还能用于抗肿瘤药物的靶向递送，为新型癌症治疗手段的应用和癌症诊疗效果的改善提供了新的实验依据。

（5）细胞标记、示踪与成像

将铁基纳米材料对靶细胞进行标记，通过 MRI 示踪可以监测靶细胞在体内的生物学分布及迁徙情况，以实现对多种疾病的诊断和监测。SPIOs 具有生物可降解性和生物相容性，能被细胞通过正常的生化代谢途径再利用或进入体内铁循环，因此被广泛应用于细胞标记、示踪与成像技术。为了增加靶细胞对 SPIOs 的摄取量，同时降低高浓度 SPIOs 对细胞的增殖能力及活性的负面影响，有研究者将某些蛋白质、抗体、氨基酸聚合物、脂质体等对 SPIOs 进行表面修饰，再将其用来标记人类及其他动物的正常细胞或肿瘤细胞。这些功能化的 SPIOs 不仅能提高靶细胞的标记率，还能使它们保持良好的增殖能力和活性。以治疗为目的的细胞（如造血干细胞、胚胎干细胞等）等经 SPIOs 标记后通常须移植入病患体内，通过 MRI 示踪可以对细胞治疗的过程进行监测，为观察移植细胞在体内的分布特点提供了良好的平台。目前经 SPIOs 标记的治疗细胞已被用于中枢神经系统疾病、肝脏及肾脏受损、心肌梗死及部分肿瘤的细胞治疗监测，然而其中绝大多数研究仍处于动物实验阶段。

（6）模拟酶与固定化酶

某些铁基纳米材料具有极高的催化效率，在体内外可模拟生物酶来发挥功能，也称为纳米酶。当生物酶固定于铁基纳米材料表面时，可由外部磁场调控并可重复利用。磁转铁蛋白纳米颗粒（M-HFn）与肿瘤细胞表面过表达的转铁蛋白受体之间存在强亲和力，在过氧化氢存在时，M-HFn 可以发挥类似天然辣根过氧化物酶的催化活性，催化其底物发生颜色反应，从而实现对肿瘤组织的可视化检测。有研究者发现 SPIOs 具有 pH 依赖性的类过氧化物酶及类过氧化氢酶活性，当溶酶体中的 SPIOs 逃逸至细胞质内时，随着 pH 从 4.8 增加至 7.4，其类过氧化物酶活性将转变为类过氧化氢酶活性，可将 H_2O_2 分解为 H_2O 和 O_2，从而降低其对细胞的长时毒性。普鲁士蓝氧化铁纳米颗粒在不同的 pH 环境下均可展现出类超氧化物歧化酶的活性，可有效清除体内的 $·O_2^-$，具有良好的抗炎作用。将胰蛋白酶固定在具有核壳结构的磁性沸石氧化铁微球上后，可在微波辐射下于 15s 内完全消化蛋白质，其催化效率远高于溶液状态中的反应，并且能够重复利用 7 次。

（7）组织工程

构建细胞外基质的三维空间支架是组织工程研究中的重要手段。良好的支架材料能够为种子细胞提供附着、生长、分化和增殖的微环境，使其按照预先设计的目的组织生长，以用于组织修复。将生长因子（GFs）及相关基因以共价或非共价修饰的方式结合于铁基纳米材料表面，该材料独特的空间结构和磁学性质能够将 GFs 更高效地组装到支架上，递送至种子细胞中，并在种子细胞中对 GFs 进行控制释放，具有明显的促细胞迁移、增殖和分化的能力。这种生长因子递送载体将有望在组织工程中用于更多生物活性分子的递送。此外，体内体外的机械作用力和 GFs 一样可以刺激细胞的生长和分化，尤其是软骨细胞和骨髓间充质干细胞。在磁场作用下，利用铁基纳米材料制备的磁性海藻酸复合支架能够对血管内皮细胞产生磁刺激，显著增强血管内皮细胞在支架上的生长力和增殖能力，从而促使该细胞分化成类似毛细血管的结构组织。这些研究结果为铁基纳米材料在器官移植及再生医学领域的应用开辟了新方向。

3.2.5 铜基生物纳米金属材料

过渡金属铜（Cu^{2+}）作为人体必需的微量元素，是体内的生物活性成分，影响脂/糖代谢等独特的生物学效应。另外，铜离子（Cu^{2+}）是具有促进血管生成能力的生物活性成分，归因于其稳定缺氧诱导因子的表达和血管内皮生长因子的分泌，进一步促进血管生成过程中细胞的招募和分化。已充分表明，铜离子在促进伤口愈合的特定生物医学实验中，可以促进细胞迁移、血管生成和胶原沉积。作为维持人类健康的必要成分，成人每天通常需要 10mg 的铜的最高安全摄入量。与基于铁或锰的纳米金属材料相比，铜基纳米粒子具有固有的物理化学特性，可以满足不同的生物医学应用需求，如光基纳米疗法的光热/光动力效应、氧化纳米疗法的催化活性、化疗中与药物分子的相互作用以及抗细菌感染的抗菌性能。因此，过渡金属铜基生物纳米材料系统的构建将产生一类独特的功能性纳米材料，在临床医学中具有独特的治疗性能，被广泛应用于生物成像、光热/光动力治疗、催化医学、抗菌杀菌等领域。

3.2.5.1 铜基纳米金属材料的分类

根据铜基纳米金属材料在生物医学领域的应用可将其分为以下几类，主要包括铜氧化物（例如 Cu_2O、CuO）、铜硫化物（例如 Cu_2S、CuS、Cu_9S_5）、亚硒化铜（例如 Cu_2Se、$CuSe$、$Cu_{2-x}Se$）、碲化铜（例如 Cu_2Te、$Cu_{2-x}Te$）、铜配位化合物（例如铜单宁酸）和铜基纳米复合材料（例如 $Fe_3O_4@Cu_{2-x}S$、$Au-Cu_9S_5$）。

3.2.5.2 铜基纳米金属材料的制备方法

目前，已经报道了不同类型的铜基纳米金属材料的合成策略，主要包括化学方法、物理方法和生物方法。如水热/溶剂热法、高温热分解法、胶体合成法、微波辅助合成法、阳离子交换法和模板导向合成法。这些方法可以概括为：自上而下（top-down）法，即NMS的结构是由原子、分子或团簇构成的；自下而上（bottom-up）法，即通过切割、研磨和蚀刻技术将块状材料缩小到纳米或单原子尺寸，即从没有原子水平控制的较大材料制备纳米材料。

（1）自上而下法

球磨法是工业上最重要的合成金属纳米材料（NMS）的方法之一，也称为机械合金化或磨耗。在球磨法中，摩擦力是由于反应物之间的碰撞而产生的，导致温度、压力和内能升高。球磨程序有效地用于短时间内发生的化学反应。通过控制实验参数，球磨技术也被用于制备碳纳米管（CNTs）、氮化硼纳米管、金属氧化物纳米晶体和所需的形态材料。He 和他的同事报道了以硝酸铜和葡萄糖为原料，通过球磨法制备镀铜石墨烯纳米板。

与传统方法相比，辐射诱导法是制备铜基纳米金属材料的首选方法。值得注意的是，该方法的优势在于能在没有氧气的情况下有效地减少金属盐的数量，特别是可以获得可控的和纯净的无副产物的 NMS。在 NMS 的整个合成过程中，可以通过控制特定的参数来优化 NMS 的尺寸。例如，溶剂、pH 值、稳定剂、表面活性剂、吸收剂量和金属离子浓度的选择。此外，电子束、紫外光、X 射线和伽马射线等，各种类型的电离源都可用于合成 NMS。例如，在不存在硫酸盐的情况下，利用 H_2PtCl_6 和 $CuCl_2$ 在 CeO_2 上制造 Pt/CeO_2 和 $Pt-Cu/CeO_2$ 双金属纳米粒子（NP）时就采用了这一策略。

化学气相沉积（CVD）是指在衬底表面发生化学反应将铜基固体材料还原为气体形式，随后导致薄膜沉积物的形成。利用这种方法，可以在不同类型的支持固体材料上获得涂层，如粉末、单晶、NMS 和不同化学计量比的元素、金属合金和晶态或非晶态化合物的薄膜。通过改变衬底材料、衬底温度、反应气体混合物的组成和总气压流量等实验参数，可以生长出具有不同性能的 NMS。因此，通过化学气相沉积技术可以制备出各种 NMS 和单原子材料，具有高纯度和环境友好的优点。利用这种方法设计了 3D-石墨烯修饰的 $g-C_3N_4/Cu_3P$ 复合材料可用于水的分解，并通过 CVD 方法成功获得了六方的 Cu_3P 片层。

（2）自下而上法

电化学还原（ER）是指在一个电化学体系（阳极、阴极和电解液溶液）中，电子从分散的分子或原子转移到阴极表面以产生电能的化学反应。该方法不需要还原剂、表面活性剂和稳定剂，但需要用预先制备的材料进行吸附、共价键的形成和涂层来有效修饰导电表面，以合成纳米粒子。此外，可以通过控制外加电位（恒定、脉冲或斜坡）、电流密度和合成时间来控制所制备纳米结构的尺寸和形状。而在过去的几年里，铜基纳米材料因其优秀的物理化学性质，如优异的表面体积比（长径比）、电学和催化性能以及大量的吸附活性中心等，引起了研究者对电极材料表面改性的格外关注，这是相应的刚性材料所无法与之媲美的。Han 和他的同事开发了 $g-C_3N_4/Cu_2O$ NaS/CM 催化剂，用于通过电化学方法光催化还原 CO_2。

水热法是目前最常用的铜基纳米金属材料合成方法之一。在水热过程中，NMS 或单晶的形态取决于高温和压力条件下起始前驱体在水（H_2O）中的溶解度。水热工艺的多功能性成功地导致了含有有序孔状结构的微孔材料和固体的形成。该方法还可以通过调节温度和压力来改变前驱体的孔径。Hou 等人利用水热法制造 NiCu 双金属纳米合金，它被限制在嵌入 NC 框架（NC-NiCu-NiCuN）的 NiCuN 介孔纳米线（NWs）阵列中，用于水分离。

利用溶剂热法在实验室合成了各种材料,包括单晶、沸石、微孔材料、离子导体、复合氧化物和氟化物、无机-有机混合材料和纳米颗粒。溶剂的性质、温度和压力可以控制纳米颗粒的大小、形状和晶体生长,液态纳米颗粒很容易转化为干粉。Huang 和他的同事报道了以六亚甲基四胺(HMT)、$Cu(NO)_2 \cdot 3H_2O$ 和 $Ni(NO)_2 \cdot 6H_2O$ 作为前驱体的溶剂热法合成 Cu_1Ni_2-N/CFC 电极纳米复合材料。

3.2.5.3 铜基纳米金属材料在生物医学领域的应用

(1) 用于光热治疗

与传统的紫外线(UV)或可见光相比,近红外(NIR)具有组织穿透能力强、组织分辨率高、危害小等特点。近红外诱导的光热治疗(PTT)近十年得到了迅速发展,这归因于基于纳米级多功能光热剂(PTA)的出现。PTA 的使用是必要的,因为它们可以显著提高 PTT 的疗效,降低近红外功率密度,减轻近红外对正常组织的损害。基于可调谐的表面等离子体共振(SPR)效应,人们已经探索了许多基于金基贵金属纳米试剂的光吸收和 PTT。此外,纳米光敏剂可以被近红外激活以产生 ROS 和氧化治疗。幸运的是,合理设计铜基金属纳米系统也可以实现具有光热和光动力效应的光子纳米疗法。

铜化合物($Cu_{2-x}E$, E: S、Se、Te, $0 \leq x \leq 1$)在光声(PA)成像和光热治疗等光子触发疾病治疗中得到了广泛应用,特别是具有铜缺乏化学计量比的 $Cu_{2-x}S$ 在近红外光谱范围内表现出与化学计量比相关的局域表面等离子体共振吸收和光热转换。新型金属中的 LSPR(局域表面等离子体共振)效应主要来源于自由电子的振荡。相比之下,铜硫化物的 LSPR 效应主要归因于源于阳离子空位的自由洞。Zhang 等人开发了一种环境水相合成策略来制备超小的聚乙二醇化的 $Cu_{2-x}Se$ 纳米粒子用于光热肿瘤消融。选择超小尺寸(约 3.6nm)纳米颗粒可以延长血液循环时间,尽量减少被吞噬细胞和网状内皮系统(RES)清除的概率,并通过典型的增强渗透性和保留率(EPR)效应促进了肿瘤的积累,实验数据显示聚乙二醇化的 $Cu_{2-x}Se$ 纳米粒子在 808nm 处的光热转换效率为 64.8%。因此,基于聚乙二醇化的 $Cu_{2-x}Se$ 纳米粒子良好的光热转化能力,肿瘤生长受到显著抑制,没有复发和转移。此外,Wu 等人为了解决肿瘤靶向的关键问题和选择合适的近红外波长,合理构建了响应型 Fe_3O_4@CuS 复合纳米粒子。磁性 Fe_3O_4 纳米粒子的集成发挥了磁靶向功能,增强了肿瘤的聚集。重要的是,这些 Fe_3O_4@CuS 复合纳米颗粒除了具有更好的吸收($1.2 \times 10^9 m^{-1} \cdot cm^{-1}$)和 980nm 光热转换效率(25.7%)的亲水性片状 Cu_9S_5 纳米晶外,还展示了亲水性花状 CuS 超结构响应外部 980nm 激光激活以实现光热转换和随后的癌细胞消融。为了提高 $Cu_{2-x}S$ 组分的光热性能,等离子体 Au 纳米粒子和等离子体 $Cu_{2-x}S$ 半导体的合理集成可以提高 Au 或 $Cu_{2-x}S$ 组分的光热性能。通过设计 Au@$Cu_{2-x}S$ 核/壳纳米粒子来增强效率,可以最大限度地提高 Au 和 $Cu_{2-x}S$ 的耦合 LSPR 性质。

(2) 用于催化医学的铜基纳米金属材料

基于创建不同的纳米催化剂来触发疾病的特定化学反应的催化医学已经成为一种独特的治疗方式,具有高度的疾病特异性和低副作用。尤其是,基于芬顿反应的纳米治疗法是指在弱酸性条件下将过氧化氢(H_2O_2)转化为羟基自由基而产生有毒的 ROS。传统的铁基芬顿纳米试剂存在有效 pH 值低的操作条件(pH=3~4)和反应速度慢($\approx 63 m^{-1} \cdot s^{-1}$)等问题。相比之下,铜基芬顿纳米试剂的特点是具有更合适的 pH 范围和高芬顿反应速度($\approx 1 \times 10^4 m^{-1} \cdot s^{-1}$)。因此,人们开发了多种基于铜的芬顿纳米试剂或其复合材料用于肿瘤氧化治疗。例如，铜-氨基酸巯基（Cu-Cys）纳米粒子被设计用来实现 GSH 反应性化学疗法，肿瘤中的 GSH 将 Cu^{2+} 还原成 Cu^+，通过催化芬顿反应有效地将 H_2O_2 转化为羟基自由基，随后诱导癌细胞死亡和抑制肿瘤生长。为了解决肿瘤微环境的低氧问题，Cai 等人构建了可同时产生两种 ROS 的载氧的 CuT_{z-1}@F127 MOF（简写为 CuT_{z-1}-O_2@F127），包括了基于 Fenton 反应的羟基自由基（·OH）和光动力效应诱导的单线态氧（$^1O_2$）。此外，氧的负载和输送显著缓解了肿瘤的缺氧和释放的 Cu^{2+} 消耗细胞内 GSH，这两者都进一步增强了氧化治疗癌症的效果。在此基础上，Lin 等人还解决了 Fenton 反应中肿瘤微环境中过氧化氢含量低的关键问题，设计了具有引发过氧化氢自供应催化芬顿反应的特定功能的过氧化铜纳米点。过氧化铜最初与水反应生成过氧化氢。在肿瘤酸性条件下，过氧化铜分解释放出铜离子，作为催化剂将自给的过氧化氢转化为剧毒的羟基自由基，从而抑制肿瘤生长。同样，超氧化物歧化酶（SOD）和铜组分共附着到碳酸钙（$CaCO_3$）矿化纳米颗粒中也实现了超氧化物歧化酶（SOD）产生过氧化氢和掺杂铜组分催化的高效 Fenton 反应，导致羟基自由基的产生和对癌细胞的特异性毒性。

在芬顿类催化反应中，涉及铜的纳米催化剂的设计原则考虑到了两个方面。首先是高催化性能，其中铜价（如 Cu^+ 量）和反应物量（如 H_2O_2 量）的精确调节对实现理想的纳米治疗效果起着决定性作用。此外，反应条件改变（例如，局部温度升高）或合理设计协同治疗（例如，PDT/CDT、PTT/CDT 和化疗/CDT）也可以增强治疗效果。第二个考虑因素是设计和制备的含铜纳米催化剂的降解性和生物相容性。应考虑催化类 Fenton 反应和可能的诱导毒性所释放的铜物种的平衡。此外，后续的研究应更多地集中在催化过程和机理的体内表征上，需要进一步优化和提高这些含铜纳米催化剂的催化性能。

（3）作为载体用于化疗药物的递送

基于纳米合成化学的进展，含铜纳米体系可以被设计成具有多种纳米结构和组成的材料。例如，铜基纳米颗粒要么被整合到有机纳米系统的基质中，要么被介孔二氧化硅外壳包裹，这两者都为治疗药物分子的包裹和输送提供了储存库，用于化疗。其典型的光热转换效应通过光热控制的按需药物释放和协同 PTT/化疗来辅助药物输送。此外，铜参与的成分可以杂化到纳米载体的骨架中，以激活铜参与的化疗。这些无机的含铜纳米载体也被设计和构造成具有纳米孔或中空纳米结构，以有效地负载客体药物分子。

含铜纳米给药系统的光响应特性可以用来调控药物的释放行为。例如，MEO_2MA@MEO_2MA-co-OEGMA-CuS-DOX 纳米复合材料（记为 G-CuS-DOX）被逐步构建用于光热控制 DOX 的释放和化疗。在外部近红外照射时，CuS 纳米粒子的光热效应实现了基于 42℃ 的 LCST 的可控 DOX 释放的纳米凝胶的关闭/开启。在荷瘤小鼠模型上，协同光热消融和光控化疗实现了较高的抑瘤效果。为了赋予铜基纳米金属材料以特异性的癌细胞靶向能力，可以在其表面引入包括抗体（CD44）和透明质酸（HA）在内的多种靶向分子，以实现肿瘤对其的高效主动积累和吸收。例如，Feng 等人通过工程中空的介孔硫化铜纳米颗粒（HMCuS）构建了靶向给药纳米系统，其中大的中空内部提供了化疗药物 DOX 的储存库。此外，进一步的表面修饰 CD44 和 HA 使 HMCuS 纳米载体具有靶向功能，协同化疗和近红外诱导的光子消融显著抑制了肿瘤的生长，协同治疗组的抑瘤率达 88.9%，明显高于 HMCuS-HA/NIR 组和 DOX 单药组，显示出较高的协同效应。

涉及铜的药物传递纳米系统的主要设计原则是创建容纳治疗药物分子的空间或储存库。目前已普遍采用两种策略，包括设计具有中空内部或介孔纳米结构的含铜纳米颗粒，以及将含铜纳米颗粒集成到其他纳米制剂或具有载药能力的块体基质中。值得注意的是，典型的光热转换性能通常被用来实现热敏感药物释放和协同光热热疗/化疗。由于铜组成的内在多功能性，这些药物传递系统表现出比传统的介孔二氧化硅或一些有机纳米系统（如脂质体）更好的治疗性能，但一些无机铜基纳米系统的生物降解率低和释放的铜离子的毒性等关键问题有待进一步解决。

（4）用于抗菌生物材料

细菌感染是威胁人类健康的严重疾病之一，如植入手术后并发症等。但是传统的抗生素通常会导致细菌产生耐药性，这严重阻碍了细菌感染的治疗效果。金属基（如金、银、铜）纳米粒子作为传统抗生素的替代杀菌剂，由于其高度的稳定性、独特的抗菌性能和对多重耐药细菌的特异性而引起越来越多的关注。尤其是含铜的成分是通用的抗细菌的理想抗菌剂，其潜在的机制包括产生 ROS、释放的金属离子毒性和细菌细胞壁/膜的潜在机械破坏。

纳米铜对金黄色微球菌、金黄色葡萄球菌、大肠埃希氏菌、肺炎克雷伯氏菌、铜绿假单胞菌均有较好的抗菌效果。展示了含铜杂化材料的良好抗菌应用。铜纳米颗粒还被涂覆在纤维素膜上，对金黄色葡萄球菌和大肠杆菌具有良好的抗菌活性。碘化铜（CuI）纳米颗粒在革兰氏阴性和革兰氏阳性细菌中都产生 ROS，通过诱导 DNA 和膜损伤来抗菌。氧化铜（CuO）纳米晶则是通过不可逆地破坏细胞膜来抑制大肠杆菌，其最低抑菌浓度（MIC）为 2.5μg/mL。与颗粒状或针状 CuO 纳米材料相比，片状 CuO 具有更高的抗菌性能。详细的机理研究表明，起源于 Cu_2O 的铜（Ⅰ）-多肽络合物的形成和 CuO 诱导的自由基具有抗菌作用。CuS 纳米粒子的协同光热和光动力效应对金黄色葡萄球菌（99.80%）和大肠杆菌（99.94%）都产生了较高的抗菌效率。此外，在钛金属硅酸钙涂层中加入 Cu^{2+} 使生物涂层具有抗大肠杆菌和金黄色葡萄球菌的性能。

3.2.6　钴基生物纳米金属材料

随着纳米技术的发展，纳米科技的研究范围越来越广泛。其中纳米电子学/电磁学的研究方向是对具有电磁性质的物质进行纳米级研究。钴是一种两性金属，具有良好的电磁性，在抗拉强度、硬度、电化学行为以及机械加工性能、热力学性质方面具有与铁、镍相似的性质，特别是在磁性方面 Co 有着非常明显的优势，是为数不多只磁化一次后就维持磁性的金属。因此，直至今天，对纳米钴的电磁特性进行研究仍然是热点之一。早在1997 年明尼苏达大学纳米结构实验室就通过纳米平版印刷技术研制出了具有纳米级别结构的磁盘，该磁盘由长度为 40nm 的 Co 纳米棒严格遵循一定规律排列而成量子棒阵列组成。随后，瑞士科研人员根据金属纳米材料的巨磁电阻效应（GMR）特性，用 Cu 和 Co 交替填充的金属纳米丝材料制备出了超微磁场传感器。

3.2.6.1　钴基纳米金属材料的分类

将纳米材料按照空间尺度进行归类，可以分为四种形态，即零维、一维、二维、三维。随着科技的不断发展，为了满足多应用的需求，各种形态的纳米钴金属材料也被逐渐开发出来，包括纳米钴粉（零维）、纳米钴晶（一维、二维）等。

（1）零维纳米 Co 金属材料

零维纳米 Co 金属材料是指在三维空间中每一维的尺度都在纳米级范围内的金属纳米材料，其中最典型代表是纳米钴粉。随着纳米技术的发展，纳米钴粉已经被广泛应用于催化方面、磁性材料、电池行业、硬质合金以及特种工具等多个领域。如在镍氢电池中，将超细钴粉掺入泡沫镍电极中，电极会产生较大的电池容量和高电流充电循环稳定性。强磁性的纳米级尺寸Co-Fe合金具有磁体的和磁性液体的流动性，因此可以制备成磁性信用卡以及磁性车票，同时还可用于润滑、密封、旋转、阻尼器件甚至工业废水处理等诸多领域。

（2）一维纳米Co金属材料

所谓的一维纳米材料，就是在三维空间中有两维的方向都属于纳米尺寸范围内的，另外一维则属于宏观尺寸范围。一维纳米Co金属材料有纳米钴晶、钴纳米棒等多种类型。龚晓钟等人采用微波电介质加热方法，以乙二醇为溶剂，硼氢化钠为还原剂，在碱性环境中还原乙酸合成了Co金属纳米颗粒。随后用各类表面活性剂对金属Co纳米颗粒进行表面修饰，得到了六方密排晶型金属Co纳米颗粒，最后通过表征技术确认了所合成的金属Co纳米晶为直径约20nm、长度约100nm的棒状结构。

（3）二维纳米Co金属材料

二维纳米材料是指在一维方向上为纳米级别结构，其类型包括纳米薄膜、纳米涂层、二维纳米管等。金属钴也可以和其它材料先制成二维纳米材料后再制备出涂层物质。例如，采用纳米粒子复合微米吸波粉体方法将纳米钴复合羰基铁粉制备成雷达隐身吸波涂层，研究表明相对于钴粉材料和纳米Sic复合钴粉，用纳米铁酸镍钴复合羰基铁粉制备的雷达吸波涂层，其吸波性有着明显改善，反射率也较低。

3.2.6.2 钴基纳米金属材料的制备

由于纳米Co具有独特的表面效应、小尺寸效应、巨磁电阻效应等纳米结构特性，因此它的电学、磁学、热学、化学等性质相对于常态金属钴有着显著的不同。从单相金属纳米钴到纳米钴合金再到以纳米钴作为基体的一系列载体材料的开发过程中，不难发现纳米钴的制备工艺在不断地改进。

（1）液相法

液相法是指在均相溶液中，通过多种方法将溶剂与溶质分离，从而使溶质形成具有一定形状和尺寸的颗粒，最后对溶质颗粒进行热解而得到纳米微粒的方法，一般包括水热法、溶剂热法、化学共沉淀法、化学还原法、喷雾法等。

化学还原法是指选择恰当的还原剂和保护剂，在含有钴金属离子化合物的前驱体的溶剂中通过化学反应将金属离子还原生成金属纳米离子的制备方法。

通过化学还原法制备钴纳米材料，还原剂是成功制备钴纳米材料的重要因素。还原剂的种类包括硼氢化钠（$NaBH_4$）、水合肼（$N_2H_4·H_2O$）、硼氢化钾（KBH）等强还原剂。例如，姚营等在碱性环境中以无水乙醇为溶剂、聚乙烯吡咯烷酮（PVP）为软模板、水合肼（$N_2H_4·H_2O$）为还原剂制备出直径约为70～100nm、长度约为3～4μm的钴纳米棒，该纳米棒形状规则且分散性较好；此外，陆叶等人将硼氢化钠（NaBH）加入NaSiF和氯化钴（$CoCl_2·6H_2O$）的混合溶液中，制备出了纳米钴合金粉末。

溶剂热法是指在密闭体系中，通过把钴金属前驱体溶解在水相溶液中，在液相或超临界条件下，使待反应物质分散在溶液中并进行反应。He等同时结合化学还原法和溶剂热法制备出了空心多孔钴纳米球，结果发现它可以作为一种有效的电磁波吸收剂。溶剂热法是在水热法的基础上进一步发展起来的，两者之间的区别在于所使用的溶剂不同，水热法以水为溶剂，溶剂热法则以非水物质作为溶剂。由于溶剂热法是在密闭体系下进行,因此,实验过程中能够制备对空气敏感的前驱体和防止有毒物质的挥发,具有操作简单、易于控制等优点。

作为催化剂使用的纳米 Co 粒子一般是以纳米氧化物的形式存在,如 CoO、Co_2O_3(含少量 CoO)和 Co_3O_4 等。郭林等人利用微乳液法分别制备了 CoO、Co_2O_3(含少量 CoO)和 Co_3O_4 作为纳米催化剂对 N_2O 进行催化分解实验,结果发现 Co_2O_3 纳米粒子对 N_2O 的催化分解活性最好。

液相法是纳米钴制备工艺中使用最为广泛的方法,但传统的液相法制备所得的纳米钴形貌参差不齐。为了得到更好的纳米钴产物,研究者们对液相法工艺进行多次改进。例如,张文雯等人在液相化学反应中加入物理作用的方法,通过将化学和物理反应相结合,进而控制磁性纳米颗粒的生长过程。此外,张宏涛等人也通过控制液相沉淀和分解的方法制备出分布均匀、晶粒细小的球形立方 Co_3O_4 超微粉。

(2) 电化学沉积法

电化学沉积法是利用具有纳米孔径的电极作为模板,在两极之间外加电压电解含钴离子混合电解液,从而使得纳米钴在模板电极上缓慢析出。目前,以多孔阳极氧化铝(AAO)为模板的电化学沉积因其制备工艺相对简单而被广泛研究。例如,李艳云等人以不同孔径的 AAO 为模板,在不同的沉积电位下制备出了各种直径的钴纳米线,其直径大小与模板的孔径大小一致。此外,研究发现通过改变沉积参数的方式可以得到不同形貌的钴纳米结构,如 Wang 等人通过改变沉积参数,使得钴纳米的形态演变成蘑菇状的纳米结构。

随着研究的进展,为了实现大面积的制备、易于控制等工艺条件,研究者提出了定向电结晶法,即在传统电沉积方法基础上,不需要运用任何的模板,而是通过改变电沉积条件参数和在镀液里面添加特殊的结晶调整剂,从而控制电沉积过程,在材料表面上形成纳米针阵列结构。他们通过定向电结晶法这一理念,研发出了钴基表面纳米针阵列结构材料。

(3) 溶胶-凝胶法

溶胶-凝胶法是一种以金属烷氧基化合物的水解和聚合等化学反应为基础的纳米钴材料制备方法。其原理是金属有机或无机化合物首先溶于溶剂(水或有机溶剂)中形成均相溶液,即溶质直接溶于溶剂形成溶胶或经解凝形成凝胶、溶胶而固化,然后经热处理(干燥或焙烧)后形成固体氧化物或其他固体化合物的方法。例如,利用溶胶-凝胶法可以制备纳米钴蓝颜料,原料一般为正丁醇(C_4H_9OH)、仲丁醇铝、硝酸钴($Co^{2+}:Al^{3+}$ 的摩尔比为1:2)。周永强等通过溶胶-凝胶法制备出了具有尖晶石结构的纳米 $CoAl_2O_4$ 粉体,该纳米粉体的平均粒径约为 16nm 左右,具有粒径小、粒度均匀、分散性好、颜色鲜亮的特性。

(4) 模板法

模板法是以纳米尺寸的材料作为模板,让原子或分子在该模板上生长,待反应物充分反应时,即可获得纳米材料。其中生成物的形状和尺寸由模板所决定。模板可分为硬模板和软模板两种。硬模板包括:多孔阳极氧化铝模板、纳米管模板、多孔硅模板、多孔聚碳酸酯模板、生物模板等。软模板中采用的模板主要是各种表面活化剂的有序聚集体,例如微乳液等。冯英杰利用 ZnO 纳米棒作为模板分别制备了 CoO-ZnO 纳米管和 CoO-ZnO 纳米柱复合材料,随后将所合成的片层柱状以及管状结构作为锂电池的负极材料,结果发现片层状结构具有较高的储锂容量和更好的循环稳定性特性。虽然模板法具有独特的优势，但其成分表征困难且易引入杂质，对晶体生长过程中的气氛条件以及原材料的纯度要求都比较高，因此在如何降低成本及较好地控制制备条件等关键问题上还需要进一步研究。

3.2.6.3 钴基纳米金属材料的生物应用

近年来，过渡金属氧化物电容器逐渐发展为一种备受关注的电器元件，国内外的多个研究成果显示，过渡金属氧化物可以作为贵金属氧化物电极材料的有效代替品。其中，Co_3O_4是一种具有正常的尖晶石结构的过渡金属氧化物，在低于80°C的空气中非常稳定，是一种优良的金属催化材料。由于Co_3O_4介孔纳米材料比表面积大，电化学性能优良，因此在多相催化方面具有巨大的应用潜力。Conway曾指出，一些种类的过渡金属氧化物材料，比如MnO_2、Co_3O_4、NiO_x等也具备与贵金属氧化物相同的功能，有望成为代替钌等贵金属电极材料的替代品而被广泛研究和探索。钴氧化物的制备在国内外的研究都很多，李生英等人利用固相研磨法从而制备了立方晶系多边形结构的Co_3O_4，平均粒径为22nm；张卫民等选用温和的水热热解法制备了具有一维纳米结构的Co_3O_4晶体；Juan Yang等采用水热合成法，利用$Co(NO_3)_2·6H_2O$、$NaNO_3$和TENOH一起反应制备出粒径为40~60nm的立方相Co_3O_4；Garcia-Pacheco G等用碳酸钴、氧化钠和碳酸钠在室温下研磨直接反应制得粒径为15~20nm的Co_3O_4。在环境和资源问题日益受到重视的当下，这些价格低廉同时又没有毒性的过渡金属氧化物的利用受到了科研工作人员的重视。

3.2.7 贵金属（金、银）生物纳米金属材料

金、银和铂系元素等8种元素被称为贵金属。通常这类金属有亮丽的金属色泽，在一般情况下不易发生化学反应，且在自然界的含量极为稀少，由于数量稀少且具有化学惰性因此被称为贵金属。贵金属纳米材料是指利用天然或人工的方法得到纳米级范围的贵金属制品。

贵金属纳米材料将贵金属特殊的理化性质与纳米材料的特殊性能相结合，具有优异的物理化学性能：①作为一种高效的催化材料；②具有高导电性能，可作为生物传感材料；③结合多种金属性能，开发出双金属复合纳米材料；④生物活性高、利用率高，对多种疾病都具有良好的缓释效果等，是纳米材料的重要组成部分，已被广泛应用于电化学催化、分析传感、光电和医学等领域。实际上，早在两千年前，人们早就将贵金属纳米粒子作为陶瓷、玻璃、衣物等的着色剂。随着现代科学技术的发展，贵金属纳米粒子已经成为科研工作者关注的焦点，逐步被应用于光热治疗、生物和化学传感、生物成像以及抗菌等领域。本节主要介绍金（Au）和银（Ag）纳米材料的制备及其生物应用。

3.2.7.1 金、银基贵金属纳米金属材料的制备

贵金属纳米材料的性能在很大程度上取决于纳米粒子的尺寸和形貌。而随着纳米材料的合成和表征手段不断发展和完善，多种形貌的纳米结构相继被合成，包括纳米线、纳米棒、纳米片、多面体和枝形的纳米结构等。由于贵金属材料具有自身的特点，如高熔点、硬度较高、比较贵重等，这对贵金属纳米材料的制备方法也提出了要求，目前已经开发了多种贵金属纳米材料的制备方法，主要分为化学制备法、物理制备法以及生物制备法等，其中化学制备方法使用最为广泛，如光化学、电化学、化学还原反应等方法，已经成为金、银基等贵金属纳米材料的主要制备方法。

(1) 化学制备方法

① 化学还原反应法

一般在水溶液或者有机溶剂等液相环境中,选用适当的还原剂还原含有贵金属离子化合物如氯金酸、硝酸银等贵金属前驱体,通过化学反应将贵金属离子还原出来制备贵金属纳米材料。常用的还原剂包括抗坏血酸、多元醇、柠檬酸钠、维生素C、硼氢化钠($NaBH_4$)等,同时选取PVP、CTAB等作为表面活性剂。Murphy等将柠檬酸钠与硼氢化钠作为还原剂加入氯金酸溶液中,Au^{3+}被迅速还原为金原子,并聚集形成金种子。此外,他们研究发现还原剂的种类,以及溶液中Au^{3+}的浓度和还原剂的浓度对所制备的金纳米粒子尺寸有较大影响。当还原剂浓度增大时,金纳米粒子的粒径反而变小。同时,不同粒径的纳米粒子以及不同形貌的纳米粒子溶液会呈现不同的颜色。

Dong等采用柠檬酸钠为还原剂制备了银纳米粒子,并研究了银纳米粒子的尺寸和形状随pH值的变化。研究结果表明,在pH值大于7的环境中,制备的银纳米粒子存在棒状和球形两种结构,这是由于在碱性条件下,银离子的还原速率较快;而在pH值小于7的环境中,制备的银纳米粒子大多呈现三角形或者多边形结构,这主要是由酸性条件下银离子的还原速率减慢所造成的。因此,为了获得球形的银纳米粒子需要经过两步反应,首先在弱碱性条件下制备出银种子,随后将溶液pH值调至弱酸性使银种子逐渐生长形成球形结构。

Khatoon等利用硝酸银与氯金酸为金属盐,硼氢化钠与单宁酸作为还原剂,柠檬酸三钠为稳定剂,利用化学还原反应法制备了金纳米粒子与银纳米粒子,并对材料的抑菌效果进行了研究。结果表明,相对于金纳米粒子,银纳米粒子对白色念珠菌的生长具有更好的抑制作用。

② 模板法

模板法是近年来新开发的贵金属纳米材料制备方法,该方法简单、高效且具有较好的经济效益。模板法是利用廉价、形貌易于控制的物质首先合成模板,然后再通过物理或化学的方法将目标产物沉积到该模板的表面,随后通过将模板移除,利用空间限制以及机构导向的作用,最终得到特殊形貌以及尺寸的纳米颗粒。Chang等采用多孔阳极氧化铝薄膜为模板原位还原银离子从而制得银纳米材料。氧化铝薄膜的柱形孔排列有序,分布均匀,因此能较好地控制银纳米材料的尺寸与形貌,使制备的金属纳米材料尺寸均一。Wei等采用DNA网络结构为模板,通过一步合成法成功地制备出不同形貌的银纳米材料,如银纳米粒子、银纳米棒和银纳米线。该合成方法无须加入表面活性剂,银离子首先吸附于DNA网络结构中,而后被加入的强还原剂硼氢化钠还原形成银纳米材料。银纳米粒子的粒径以及银纳米棒的长径比可以通过调节DNA浓度以及还原时间来控制。

③ 电化学方法

电化学方法是利用贵金属块状材料作为阳极,生长溶液中含有表面活性剂CTAB等配制成电解质,将电极插入到电解质溶液中,可以通过控制电解质的温度、电流的大小来控制反应速度,使晶粒的组装与供应达到一个动态平衡,此时,贵金属纳米粒子在阴极与电解质溶液界面被还原出来,逐渐沉积在不同模板中从而制备出不同形貌的纳米结构。该方法具有操作简单、反应迅速等优点,可以用于制备不同形貌的贵金属纳米材料。Feng等选用乙二胺作为催化剂,在玻璃碳电极表面低电位合成了树枝状金纳米材料。在该反应中金纳米材料的生长分为两个阶段,一是金种子的形成阶段,二是树枝状金结构的生长阶段。研究者同时研究了反应条件如电压的大小、氯金酸溶液的浓度、乙二胺溶液的浓度以及沉积时间对树枝状金纳米材料的形貌和尺寸的影响。

Yin等同样采用电化学方法制备了尺寸可调控的银纳米粒子。在该反应过程中，选用聚乙烯吡咯烷酮作为银纳米粒子的稳定剂。实验结果表明，稳定剂聚乙烯吡咯烷酮有效提高了银纳米粒子的成形速率，并且显著减小了银纳米粒子在液相环境中的沉降速率，制备的银纳米粒子具有良好的溶液分散性和稳定性。此外，通过改变该反应溶液组成以及相关参数可以实现对银纳米粒子尺寸的调控。

④ 微波辐射法

微波辐射法在制备金纳米材料中具有良好的效果。Kou等采用微波辐射法以丙三醇作为还原剂还原Au^{3+}制备出金纳米粒子。反应过程中微波辐射加快了该还原反应，使Au^{3+}在2min的时间内迅速被还原。同时加入的表面活性剂十二烷基硫酸钠作为金纳米粒子的稳定剂，其用量对金纳米粒子的形状和结构有较大影响，而通过控制微波辐射的时间和丙三醇的浓度则可以对制备的金纳米材料的尺寸进行调控。

（2）物理制备方法

贵金属纳米材料的物理制备方法是指通过物理手段将宏观金属材料制备成纳米级范围材料的过程。物理制备方法主要包括机械球磨法、气相沉积法等。

① 机械球磨法

机械球磨法是通过球磨机的高速转动和振动，在碰撞、冲击、挤压、摩擦等力的作用下，将大尺寸颗粒粉碎成纳米尺寸的一种技术。机械球磨的过程包括破碎和研磨两个过程，其中破碎是将大尺寸固体块状材料变成小的固体颗粒的过程，研磨则是将小尺寸的固体小颗粒经过反复的研磨、加工，从而实现粒子尺寸的进一步减小以及形貌的改变。高能球磨法具有提高粉末活性、改善颗粒均匀性、降低反应活化能、促进多种纳米材料之间结合等优点，能够促进多种固态离子粉末间的扩散、互溶，因此也是一种合成多元合金的重要技术手段。Xu等在-196℃的低温条件下对宏观的银粉进行高能机械球磨，获得了平均粒径约为20nm的银纳米粒子粉末。机械球磨法的工艺相对简单并且能够批量制备，适于工业应用，但是机械球磨法不易获得尺寸均一的纳米粒子。

② 气相沉积法

气相沉积法主要是利用激光、电子束、等离子体、真空加热等方法将所需制备纳米粒子原材料蒸发使之转变为气态原子或者分子，然后再使原子和分子在一定介质中骤冷凝聚成纳米粒子，沉积在一定基底上。加热和粒子的产生都属于物理过程，因此被称为物理气相沉积法。例如，Cross等利用该方法制备了一维金纳米线以及金纳米阵列。然而该方法制备出的金纳米线是由金纳米粒子凝聚连接而成的，其表面粗糙度高且缺陷较多。Fitz-Gerald等利用激光脉冲将单质银烧蚀至气态，再冷却后形成银纳米粒子沉积在氧化铝和二氧化硅基底上，制备的金属薄膜涂层中银纳米粒子分散均匀。

③ 磁控溅射法

磁控溅射法制备贵金属薄膜是指以靶材作为阴极，在高真空条件下充入一定量的高能气体，在两极间施加电压使氩气发生电离形成离子，在高能氩气离子高速撞击下，靶材表面的原子经过碰撞溅射出来，沉积在基底上形成贵金属薄膜。Gohil等利用该方法将银纳米粒子沉积于多孔阳极氧化铝基底上制备了银薄膜，银纳米粒子粒径约为100nm。

（3）生物制备方法

除了化学与物理制备方法以外，贵金属纳米材料还可以采用生物制备方法获得。生物制备方法主要是采用生物相容性良好的天然材料作为还原剂模拟生物还原过程从而制备贵金属纳米材料。

Bali 等报道了在紫花苜蓿和芥菜植物中制备金纳米粒子的方法。该制备方法的反应机理是利用植物体内部各组织器官与 Au^{3+} 之间产生的电子相互作用首先形成金核，随后金核发生凝结、尺寸增长，形成金纳米粒子。制备的金纳米粒子可以存在于植物的表皮、维管组织中，但是大部分金纳米粒子主要存在于植物的木薄壁组织细胞中。该研究表明金纳米粒子的尺寸与植物种类有较大关系，在芥菜中制备的金纳米粒子尺寸分布在 2nm～2μm 的范围内，其中大部分金纳米粒子尺寸为 5～10nm；在紫花苜蓿中制备的金纳米粒子尺寸分布范围为 2nm～1μm，其中大部分金纳米粒子尺寸为 10～20nm。Gardea-Torresdey 等发现紫花苜蓿种植在富含 Au^{3+} 的区域可以制备金纳米粒子。研究者采用透射电镜、X 射线衍射及元素分析等手段对制备的金纳米材料进行表征，结果表明 Au^{3+} 成功被还原，同时证明制备的金纳米材料结构多样并且尺寸较小。

3.2.7.2 贵金属纳米金属材料的生物应用

贵金属纳米材料作为一种新型的金属纳米材料，由于其独特的电学、磁性以及表面等离子体共振等光学特性，在光热治疗、生物成像、生物化学传感以及杀菌等应用领域备受人们的关注。下面基于金、银基纳米材料的生物学特性，介绍贵金属纳米材料的生物应用。

（1）光热治疗

几个世纪以来，肿瘤一直是人类健康的主要威胁之一。目前对肿瘤的治疗主要限于手术、化疗和放射治疗。众所周知，仅靠手术并不能完全移除体内所有的肿瘤细胞。另外两种方法可以有效地杀死肿瘤细胞，同时对正常细胞和器官也会造成显著的损伤。为了克服这些问题，许多研究人员一直致力于光热疗法（PTT），它对器官系统产生的副作用较少。光热治疗是利用光敏剂优异的吸光能力将光能转换为热能，通过热消融肿瘤细胞来治疗癌症的新兴方法。这种治疗方式的优势在于高温可以杀死肿瘤细胞，同时避免药物负载对正常细胞产生明显的副作用。利用识别分子标记纳米材料可以选择性地靶向肿瘤细胞，选用合适功率和脉冲的近红外激光照射皮损，纳米材料可以产生大量热能传递至肿瘤部位。这种方法之所以有效，是因为肿瘤细胞通常对温度敏感，高温即可杀死肿瘤细胞。因此对于癌症患者来说，使用光热治疗可以最低程度地损伤正常组织，是治疗癌症的可行方案之一。

近年来，各种具有强近红外吸收的纳米材料在 PTT 治疗肿瘤中显示出巨大的前景，如金基纳米材料，而相比于金纳米球，金纳米棒由于其优异的表面等离子体共振效应（surface plasmon resonance，SPR）在光热治疗中备受关注。金纳米棒所吸收的光波波长更长，金纳米棒在吸收近红外光后，可以将能量转换为晶格热振动能量，产生明显的热效应来加热周围的介质，使温度迅速上升。由于近红外优越的组织穿透能力、能量低、可远程控制以及对细胞无明显损害，近红外光已被广泛用于光热治疗。von Maltzahn 等制备了修饰有聚乙二醇（PEG）的金纳米棒，利用该纳米材料吸光能力强、光热转换效率高的优势进行肿瘤治疗。首先将肿瘤移植于裸鼠皮下构建模型，然后经尾静脉注射所制备的金纳米棒，在激光照射的同时使用具有四维计算热传递模型系统的 X 射线计算机断层扫描（CT）监控肿瘤部位温度变化，治疗结束后测量肿瘤体积，统计结果证明该金纳米棒可以有效地杀伤肿瘤细胞，治疗癌症。

EI-Sayed课题组使用表皮生长因子抗体anti-EGFR修饰的金纳米棒分别与良性的人类永生化表皮细胞HaCaT细胞系、两种恶性口腔上皮肿瘤细胞系HSC8和HOC313共培养，结果表明偶联有抗体anti-EGFR的金纳米棒可以特异性地识别恶性口腔上皮细胞，这是由于该两种细胞系的细胞膜过表达表皮生长因子受体EGFR。因此，HSC 8和HOC 313细胞系在较低功率的激光照射下即可被金纳米棒产生的光热效应杀死，而含有较少EGFR受体的HaCaT细胞受到杀伤较少。Huff等使用叶酸修饰的金纳米棒，使其富集在过表达叶酸受体的口腔上皮癌细胞表面，在很低功率的激光照射下，金纳米棒产生的热量就可以使癌细胞膜表面出现出芽起泡的现象，说明癌细胞受到伤害，证明了金纳米棒的杀伤能力。

除了金纳米棒，多枝杈的金纳米材料同样可以用于光热治疗。西班牙国立研究委员会的Rodriguez-Oliveros等计算了具有不对称性的星状金纳米粒子的吸收和散射截面，与球状微粒相比，一个含有8个尖端的星状金纳米粒子能够产生的温度是前者的10倍。因此，多枝杈的金纳米材料仅需要吸收能量较低的近红外光，即可明显提高光热治疗癌症的效果。

(2) 生物成像

生物成像以其非侵入性、近乎实时的反馈、高精度和高可靠性成为医学诊断和药物开发等研究的重要技术手段之一。尤其是在肿瘤诊断和药物运输方面，生物成像技术应用极为广泛。纳米生物成像技术就是借助生物相容性好的纳米材料对生物体进行标记从而实现成像，这使得开发高分辨率、高信噪比、不需要使用放射性造影剂的生物成像技术得到进一步发展，使其敏感度、对比度、特异度和多样性都得到了显著提高。基于贵金属纳米粒子许多独特的光学性质，如表面等离子体共振效应、双光子荧光、表面增强拉曼散射以及表面增强荧光效应等均可以用于成像领域，增强成像信号的同时降低输入能量，减弱对生物体的不良影响。

① 双光子成像

双光子荧光 (two-photon luminescence, TPL) 不同于单光子荧光，它是指基态原子同时吸收两个光子后，从基带跃迁到激发态，随后通过弛豫过程恢复到新的基态，辐射出荧光。金纳米颗粒 (AuNP) 具有制备简单、化学稳定性好、生物相容性好等优点，是目前生物成像领域研究最多的纳米技术工具。通过改变金纳米粒子的形状和尺寸，其SPR峰可以延伸至近红外区域，并在近红外区有很好的光吸收和表面等离子体共振效应，因此可以利用双光子机制产生很强的荧光发射。

美国普渡大学的Wang等通过远场激发扫描显微镜在830nm激发合成的金纳米棒，观察到很强的双光子荧光。该双光子的激发光谱与金纳米棒的纵向等离子峰交叠，从而证明是等离子体增强了双光子的吸收截面。在相同激发光条件下，单个金纳米棒的双光子信号相对于单个罗丹明分子的双光子荧光增强了58倍。鉴于金纳米棒优异的双光子成像性能，研究者将金纳米棒从小鼠的尾静脉注入，通过TPL模式检测了金纳米棒在小鼠耳垂血管中的流动，这证明了金纳米棒可以作为生物体内成像剂。

美国佐治亚理工学院夏幼南课题组制备了中空多孔的金纳米笼状结构用于高表达EGFR的U87MGwtEGFR癌细胞的双光子成像，同时用双光子成像技术直接研究了该肿瘤细胞对偶联抗体 anti-EGFR 以及聚乙二醇（PEG）修饰的金纳米笼状结构的摄取情况。该金纳米笼状结构的 SPR 峰为 795nm，用 Ti 蓝宝石激光器的 800nm 激发光照射样品，产生 450~650nm 的发射光。共聚焦光学成像结果证明 anti-EGFR 修饰的金纳米笼状结构可以连接至细胞表面，并通过受体介导的内吞作用进入细胞。该内吞过程与金纳米笼状结构的大小、每个粒子上连接的抗体数量、粒子与细胞培养的时间以及培养温度相关。而只有 PEG 修饰的金纳米笼状结构很少与细胞作用。因此，金纳米笼状结构的双光子成像可以用来快速观察粒子与细胞的作用，以及评价其在组织中的分布，可以用于体外和体内研究。

② 表面增强拉曼成像

表面增强拉曼散射（surface-enhanced Raman scattering，SERS）是指贵金属纳米材料表面吸附到具有拉曼活性分子时，贵金属纳米材料的等离子体共振效应导致该分子的拉曼散射得到不同程度的增强。金与银是最早用于 SERS 研究的贵金属材料。Lee 等制备了金银合金纳米粒子并标记抗体用于过表达磷脂 Cγ1（PLCγ1）的 HEK293 细胞的表面增强拉曼成像。首先，将拉曼探针分子罗丹明 6G 通过静电作用吸附于金核表面，随后用牛血清蛋白包覆该纳米粒子防止粒子聚集，通过抗坏血酸还原硝酸银的方法在该纳米粒子表面包覆银壳。最终，在金银合金纳米粒子表面标记抗体 anti-PLCγ1 从而制备出新型的纳米探针，用于细胞的 SERS 成像。SERS 成像结果表明偶联有抗体的纳米探针可以清晰地区分正常细胞与癌细胞，因此基于金属探针的 SERS 成像技术可以用于早期的癌症诊断。

Ando 等研究者利用内吞进入细胞的金纳米粒子实现了细胞运输途径的动态 SERS 成像。金纳米粒子无须修饰，随时间的变化，金纳米粒子可以进入细胞内空间与不同细胞内分子作用产生拉曼信号增强效应。977cm 处的峰归属于磷酸盐的振动，而 1457cm 处的峰归属于脂类和蛋白质中 CH_2 和 CH 的振动，1541cm 处的峰则归属于大多数蛋白质中酰胺 I 的振动。实时追踪粒子的移动以及 SERS 光谱的变化可以检测到空间分辨率为 65nm 和时间分辨率为 50ms 范围内的细胞内部分子。这种动态的轨迹成像技术可以帮助人们观测特定的动态生物过程，如膜蛋白扩散、进核路径以及细胞骨架重排等。

③ 金属增强荧光

金属增强荧光（metal-enhanced fluorescence，MEF）效应是指位于贵金属纳米结构表面或附近的荧光团，由于受到贵金属表面等离子体共振效应的影响，其荧光发射强度比自由状态下的荧光强度显著增强的现象。当荧光分子接触金属表面时，由于荧光增强现象具有一定的距离依赖性，处于激发态的荧光分子的荧光会被金属猝灭；而当荧光分子远离金属表面时，二者无相互作用产生，则无法产生增强效应，因此 MEF 效应的产生存着在一个最适的作用距离。鉴于贵金属纳米材料的 MEF 效应可以显著增强荧光分子的荧光发射信号，因此科研工作者不断尝试将其用于细胞成像研究，提高荧光标记的效果。

北京科技大学李立东课题组报道了一种基于银（Ag）纳米粒子 MEF 效应的细胞成像研究。他们在银纳米粒子的表面包覆二氧化硅（SiO_2）层，用以控制金纳米粒子与荧光共轭聚合物 PFV 之间的作用距离，制备出具有 MEF 效应的 PFV/Ag@SiO_2 功能性纳米粒子。该复合纳米粒子具有独特的性质：一方面银纳米粒子通过 MEF 效应增强 PFV 的发射荧光；另一方面粒子表面的共轭聚合物呈正电性，可以与细胞发生相互作用，有利于纳米粒子进入细胞。因此，MEF 效应可以拓展现有的成像技术，为金属纳米粒子在细胞成像中的应用提供帮助。

考虑到银纳米粒子的稳定性较低以及细胞相容性不如金纳米粒子，该课题组发展了基于金纳米球和金纳米花的复合纳米粒子，并且选用生物相容性优良的天然材料壳聚糖以及明胶等作为距离控制层调控 MEF 效应。在金纳米花核壳体系中，由于金纳米粒子的不规则形貌，使得 MEF 效应相比于球形粒子明显增强，同样利用静电吸附作用组装一层阳离子型荧光共轭聚合物，增强聚合物荧光信号。该复合纳米粒子在低细胞毒性的基础上同时提高了细胞成像的效果。

（3）生物化学传感器

纳米传感器是指可以将生物特异性识别产生的物理、化学及生物效应转换为光电等信号，并对信号进行放大，通过信号变化实现目标物质的检测的纳米结构体系。纳米传感器在生物及化学检测中具有操作简单、特异性好、灵敏度高以及检测结果客观等优点，在医学诊断、疾病检测与治疗领域具有很好的应用前景。

中国科学院上海应用物理研究所樊春海课题组基于偶联有可卡因适配体的金纳米粒子的比色法实现了隐藏在指纹中可卡因的检测。为了避免可卡因适配体链间连接产生背景噪声信号，他们将特异性的可卡因适配体剪切为两部分，通过 Au-S 键分别连接于直径为 50nm 的金纳米粒子表面。金纳米粒子不仅可以作为探针，还可以作为成像材料。当隐藏的指纹中存在可卡因时，会导致连接有适配体的金纳米粒子聚集。反之，没有可卡因存在则不会引起金纳米粒子的聚集。而聚集的金纳米粒子产生不同的散射光，最终可以从显微照片中观察到颜色的变化，达到检测目的。该工作的亮点在于光学信号稳定并且信噪比高，用于隐藏指纹成像时呈现出很高的检测灵敏度和很高的空间分辨率。

Ai 等将合成的三聚氰酸衍生物修饰于金纳米粒子表面，利用三聚氰酸与三聚氰胺之间强的氢键作用改变了金纳米粒子的聚集态，实现了三聚氰胺的比色检测，检测浓度低至 2.5μg/g。当牛奶、婴儿配方奶粉以及其他乳制品中存在三聚氰胺时，加入该纳米粒子，氢键相互作用会导致金纳米粒子相互连接，可以在 1min 内观察到溶液颜色由酒红色变为蓝色，检测方法快速并且有效。同时，该方法具有很好的选择性，不受其他结构类似的分子的干扰。1996 年，美国西北大学 Mirkin 研究组首次报道了利用 DNA 组装纳米晶体的研究工作，这一工作成为金属纳米粒子用于 DNA 检测的里程碑。随后，他们将单链的巯基 DNA（HS-DNA）修饰到金纳米粒子表面，当目标 DNA 与金纳米粒子修饰的 DNA 互补时，单链 DNA 通过碱基互补配对作用形成双螺旋结构，缩短了金纳米粒子之间的距离使金纳米粒子组装，从而引起金纳米粒子表面 SPR 吸收峰红移，溶液颜色由红色变为紫色。该检测方法方便快捷、灵敏度高并且价格低廉，是一种优异的现代检测体系。在此基础上，研究者们又开发了基于金银复合纳米粒子的基因芯片，该体系由寡核苷酸修饰的玻璃基底、纳米粒子探针以及目标分子组成。玻璃基底上修饰的捕获链可以识别目标 DNA，而且目标 DNA 的另一部分序列与金纳米粒子上修饰的核苷酸相匹配，从而将金纳米粒子固定于基底上，最后通过在金表面催化还原银放大目标分子的信号，检测灵敏度相比于常规的荧光分析手段提高近 100 倍，更为重要的是利用该体系可以实现单碱基错配的检测。

美国马里兰大学的 Lakowicz 课题组利用 MEF 效应，实现了链霉亲和素的检测分析。研究者选用金属银为基底，组装 SiO_2 层后连接生物素修饰的牛血清蛋白，利用亲和素-生物素特异性相互作用，将 Alexa-647 修饰的亲和素固定在固体基底上，金属银的 MEF 效应使 Alexa-647 的荧光信号增强 50 倍，有效地提高了检测灵敏度。

李立东、王树等基于银纳米结构的金属增强荧光效应，构建了共轭聚合物 PFVCN-银三棱柱的光学复合体系用于蛋白质的无标记检测。首先，在石英基底吸附银纳米粒子后组装聚乙烯亚胺/聚丙烯酸多层膜，通过聚丙烯酸的羧基将人前列腺特异性抗原抗体 anti-PSA 引入该体系。利用抗体、抗原相互作用使表面的荧光共轭聚合物 PFVCN 与底部的银纳米结构之间距离发生变化，获得共轭聚合物荧光信号的改变，从而实现特异性抗原的高效、灵敏检测。在此基础上，将上皮细胞黏附分子抗体 anti-EpCAM 偶联于该基底上，实现了不同肿瘤细胞的捕获与检测。

（4）抗菌杀菌

在贵金属纳米材料中，银纳米材料的抗菌性能最强。银纳米粒子易与细菌的细胞膜相互作用，银纳米粒子首先黏附在细菌外膜上，通过破坏细胞膜，最后进入细胞内部，导致细菌细胞畸变或损伤。银纳米材料的抗菌杀菌能力受到自身粒径大小、形状、表面性质以及菌体种类等诸多因素的影响。目前，银纳米材料的抗菌机理还在逐步完善。

Kim 等研究了银纳米粒子的抗菌性能。研究发现，银纳米粒子的抗菌能力与细菌种类有一定的关系。革兰氏阳性菌与革兰氏阴性菌具有不同的膜结构，最主要的区别在于肽聚糖层的厚度。革兰氏阴性菌的细胞壁最外层为脂多糖，往内是 7～8nm 的肽聚糖层；而革兰氏阳性菌的细胞壁主要由 20～80nm 的肽聚糖构成，结构致密，银纳米粒子不易与其作用，并且难以穿过菌体的细胞壁。因此，银纳米粒子对革兰氏阴性菌的杀伤或抑制作用明显高于革兰氏阳性菌。在该工作中，研究者认为银纳米粒子对细菌的杀伤主要是由于银纳米粒子表面被氧化释放出银离子，银离子破坏细菌，导致细菌死亡。

Gao 等用银纳米粒子修饰了负载碲化镉（CdTe）量子点的介孔二氧化硅纳米球。在该复合体系中银纳米粒子起到抗菌作用，SiO_2/CdTe/Ag 纳米球表面的部分银被氧化释放出银离子，由于菌的特定结构以及其带负电的表面使银离子通过静电作用聚集在菌体上，吸附的银离子可以与蛋白酶中半胱氨酸的巯基反应形成 S-Ag 键而使酶失活，细菌生长得到抑制。此外，复合纳米球表面的部分银可以起催化作用，敏化周围的氧气产生活性氧实现对细菌杀伤。实验结果表明在该体系中，细菌杀伤是离子释放机制与氧化机制共同作用的结果。

3.3 生物纳米金属材料的毒性效应及其机制研究

随着纳米技术的不断发展及其在各个领域的广泛应用，大规模生产和使用人造纳米材料增加了其释放到环境中的可能性，也因此将对环境和人类健康产生不可预期的负面影响。近年来的研究证实，纳米材料已被认为是一类新型的潜在污染物，释放至环境中后可通过各种机制对生物产生毒性效应。金属纳米材料是目前应用最为广泛的纳米材料之一，主要通过呼吸道吸入、消化道摄入和皮肤渗入等途径侵入体内。金属纳米材料进入人体后的组织分布和代谢方式与其暴露途径、粒径形貌、剂量及表面修饰等多种因素密切相关。目前，研究人员主要以大鼠和小鼠为动物模型来研究金属纳米材料在体内的组织分布情况。例如纳米银进入体内后主要分布到肝、肾、肺、脾、脑、膀胱、血液、心脏、卵巢和睾丸等重要的组织器官。

当金属纳米材料进入体内后，首先进入各组织器官中发生团聚，其中粒径较大的微粒无法被吞噬细胞吞噬而滞留在组织中；粒径较小的纳米颗粒则被吞噬细胞吞噬后发生降解，参与体内的元素代谢，例如铁基纳米材料中的铁元素参与血红蛋白的合成及代谢；进入消化道中的纳米颗粒可随粪便排出体外；被吸收进入血液中的纳米颗粒经肾脏代谢可随尿液排出体外。同时，机体内功能正常的生理屏障（如血脑屏障、血睾屏障）会阻碍金属纳米颗粒从相关组织（如大脑和睾丸）中的清除过程，从而引起纳米颗粒的长期滞留。网状内皮系统对体内金属纳米颗粒及其所释放的金属离子的清除起十分重要的作用，网状内皮细胞能识别并吞噬金属纳米颗粒，同时促进其生物降解。若金属纳米材料在体内长时间滞留而难以清除，则可能对机体产生毒性效应。影响金属纳米材料毒性的主要因素包括其种类、粒径形貌、表面修饰、表面电荷、稳定性等自身特性，以及pH、配体、光照、溶氧量、储存介质等外部环境条件。

3.3.1 纳米金属材料的细胞毒性效应及其机制

纳米金属材料主要通过胞吞的方式进入细胞。目前也有证据表明，当金属纳米材料表面被其他功能性分子包覆或修饰时，其在体内环境中若外壳破裂或渗透性改变将可能引起内部金属离子的释放，通过离子通道或被动运输进入细胞。此外，进入胞内的金属纳米材料可通过释放金属离子而产生细胞毒性，若细胞死亡也可能使得金属离子释放到组织液中，从而被其他细胞再次摄入。目前，对金属纳米材料的毒性效应及机制的研究主要停留在整体水平和细胞水平，通常采用透射电子显微镜、原子力显微镜等成像手段观测受试生物或细胞的形态变化及其对金属纳米材料的摄入等表观的分析方法。从分子水平探讨金属纳米材料对生物体的毒性机制相关研究还较为匮乏。金属纳米材料对生物体产生的细胞毒性效应可能通过一种或几种机制共同作用，最终导致机体损伤或死亡。

关于纳米金属材料的毒性机制，目前国内外研究者普遍认可的是通过产生高毒性的ROS而造成细胞氧化损伤和细胞死亡。总体来说可以归纳为以下几个方面：①通过高水平ROS的产生而触发氧化应激，进而引起磷脂过氧化、细胞膜损伤；②直接作用于细胞表面，使得细胞壁破裂、细胞膜损伤，导致细胞内容物外流；③通过细胞内陷、膜离子通道、细胞吞噬作用或者损伤的细胞膜等进入细胞内部进一步增加胞内氧化压力，造成脂质、核酸和蛋白质变性，从而破坏细胞的结构和功能；④作为具有抗原性质的外源入侵物引起机体的非特异性免疫反应，促使与炎症相关基因的表达，启动炎症反应，破坏线粒体功能，导致细胞的凋亡和坏死；⑤纳米颗粒在细胞内溶解并释放金属离子，引起蛋白质变性和细胞损伤。

在环境中，由量子点所释放的重金属离子（如Cd^{2+}）被认为是其产生毒性的主要原因。当量子点表层的外壳被侵蚀、风化或者水解，将导致其内部的重金属溶解。同时，某些外壳材料本身也具有一定的生物毒性作用；当外壳呈现出不同的表面荷电性时，将改变纳米材料与生物细胞相互作用的难易程度，进而影响其毒性效应的发挥。此外，受试生物的选择对于金属纳米材料的毒性机制研究也很重要。不同生物体对同一种纳米材料毒性的敏感程度可能存在差异。若某种受试生物对从纳米材料中溶解并释放出的金属离子异常敏感，那么该纳米材料本身所产生的毒性就会被掩盖。

3.3.2 纳米金属材料的遗传毒性效应及其机制

虽然大部分针对纳米材料的毒性效应及机制的研究仍局限于整体水平和细胞水平，

近年来已有不少研究者逐渐将研究重点聚焦至纳米材料对生物机体产生的遗传毒性及其机制上。在现有的相关研究报道中，约50%与金属纳米材料有关，可见金属纳米材料在生物体内引起的遗传毒性不容小觑。

3.3.2.1 遗传毒性效应

大量体外毒性实验发现，金属纳米材料的暴露对多种原核及真核细胞都能产生显著的毒性作用，而遗传毒性或基因组毒性是导致细胞死亡或恶性转化的最重要的原因。某些金属纳米材料能直接或经细胞代谢后间接与生物大分子相互作用，引起细胞内DNA双链断裂，形成DNA加合物，扰乱细胞周期。另一些金属纳米材料进入细胞后可生成大量ROS，引起细胞内DNA的氧化损伤。若DNA损伤修复失败，则会引发基因突变、染色体畸变等遗传毒性效应，最终可能导致细胞的生理功能受损，引起细胞死亡，或促进细胞发生恶性转化，诱导产生肿瘤样表型。

对体内遗传毒性效应的研究目前主要集中于少数金属纳米材料，如纳米Ag、纳米ZnO、纳米TiO_2、纳米CeO_2等。已有的实验证据表明，金属纳米颗粒进入体内后，同样也能引起体细胞DNA的损伤和染色体畸变，甚至能造成生殖器官和生殖细胞中的遗传物质受损，抑制胚胎生长和个体发育，导致胚胎畸形，诱发严重的遗传毒性效应。然而，纳米材料的体内毒性效应比体外更为复杂。除了产生遗传毒性效应，进入体内的金属纳米材料还将导致全身多个系统功能受损。

在已发表的各种文献结论中，多种纳米金属材料的遗传毒性效应存在不一致甚至相互矛盾的结果。例如金（Au）元素通常被认为是一种具有生物惰性的金属元素，部分研究报道尚未观察到纳米Au在真核细胞中的遗传毒性，而还有一些研究发现纳米Au与DNA分子直接作用时能够引起DNA断裂，从而抑制DNA的复制，说明其在特定条件下仍能表现出遗传毒性效应。纳米Pt能降低真核细胞中基因组的稳定性，但也有研究报道它能促进ROS的清除，保护DNA不受氧化损伤。由于纳米金属材料的生物学效应受自身的结构特点、表面修饰、实验对象、实验方法等多种因素的影响，而部分文献缺乏对这些细节的描述，因此对于不同研究报道中存在争议的实验结论尚无法轻易评价。为了全面、准确地评估各种纳米金属材料的体外及体内毒性效应，未来有待建立更具系统性和规范化的毒性评价标准，同时需要更为深入的研究结果来支撑。

3.3.2.2 遗传毒性机制研究

部分金属元素能够产生因DNA损伤而产生的遗传毒性，其中部分重金属元素（如铍、镉、铬等）已被证明具有致癌效应。纳米金属材料进入生物体内能释放出有活性的金属离子，其产生的生物学效应与纳米材料的结构及金属离子的特性有关。纳米金属材料诱导产生遗传毒性的主要机制是引起DNA损伤和干扰细胞的有丝分裂过程。

（1）造成DNA损伤及干扰DNA损伤修复机制

纳米金属材料通过扩散、穿越核孔复合体（粒径较小的颗粒）以及在细胞有丝分裂或减数分裂期间被核膜包裹（粒径较大的颗粒）进入细胞核内，并直接作用于遗传物质。金属纳米颗粒与DNA的结合将导致DNA降解、DNA链断裂及基因突变，其对DNA的损伤程度受DNA的结构、碱基序列及纳米颗粒的粒径、形貌等因素的影响。有研究发现，纳米Au更容易与A型结构的DNA分子发生相互作用，从而抑制遗传信息的表达；纳米TiO_2则通过插入DNA碱基对之间，与DNA分子共价结合而引起损伤。此外，由细胞内纳米颗粒溶解并释放出的金属离子也常以带负电荷的DNA分子为靶标，以随机、非特异性或特异性结合等方式与 DNA 发生相互作用，引起其结构改变，造成可逆或不可逆的损伤。

经金属纳米颗粒的活性表面及其释放的金属离子诱导产生的高水平 ROS 可导致 DNA 发生氧化损伤，这是纳米金属材料产生遗传毒性效应的重要方式之一。ROS 水平过高将诱导氧化应激和炎症反应，该过程又进一步促进新的 ROS 形成。ROS 与 DNA、蛋白质、脂质等生物大分子相互作用而造成的氧化损伤，能导致 DNA 链断裂、基因突变、碱基修饰及 DNA 分子交联。同时，金属离子在细胞内的价态转换能改变氧化还原代谢产物，干扰细胞内氧化还原平衡。例如细胞内 Fe^{2+} 能通过芬顿反应诱导·OH 产生，引起 DNA 氧化损伤。核转录相关因子 2（Nrf2）/抗氧化反应元件（ARE）信号通路在纳米材料诱导的氧化应激反应中起核心调控作用，能控制多种抗氧化酶基因的表达，维护细胞内氧化还原平衡。Nrf2/ARE 信号通路的活化受到磷脂酰肌醇激酶、蛋白激酶 C、蛋白激酶 B、c-Jun 氨基端激酶、细胞外信号调节激酶等正调控蛋白调控，同时也受负调控蛋白 Kelch 样 ECH 联合蛋白 1（Keap1）的调控；P38 丝裂原活化蛋白激酶（MAPK）对 Nrf2 兼具正向和负向的调控作用。纳米 Ag 可通过抑制 Nrf2 上游分子细胞外信号调节激酶、蛋白激酶 B 的表达来抑制 DNA 损伤修复，进而使得 DNA 氧化损伤加剧，导致基因突变。由纳米颗粒引起的氧化还原失衡还能活化 MAPK 调控途径促进炎性因子释放，引起继发性的 DNA 氧化损伤。不同分化程度的细胞对金属纳米材料诱发的氧化应激具有不同的耐受性，例如低分化程度的肝癌细胞 SK-Hep-1 因其抗氧化系统失调，与分化程度较好的肝癌细胞 HepG2 相比，其在纳米 CuO 诱发的氧化应激下产生更多的·O_2^- 和一氧化氮（NO），进而引发了更严重的基因组 DNA 损伤。

另外，当生物体的 DNA 受到损伤时，将启动完善的 DNA 损伤修复系统（DDR）以维护遗传物质的稳定性，而纳米金属材料对 DNA 损伤修复机制的干扰也是其诱导遗传毒性的重要原因之一。例如，纳米 ZnO 和 TiO_2 可通过激活共济失调毛细血管扩张突变基因 Rad3 相关蛋白/检查点激酶 1（ATR/Chk1）、共济失调毛细血管扩张突变基因/检查点激酶 2（ATM/Chk2）等重要的 DNA 损伤反应通路产生遗传毒性效应。此外，纳米材料还通过激活细胞内不同的信号通路对 P53 蛋白进行磷酸化修饰，以诱导其下游相关的靶基因表达，导致细胞周期阻滞、DNA 修复并促进细胞衰老或凋亡。某些重金属离子还能竞争性抑制细胞内其他离子与 DNA 损伤修复酶的结合，进而影响 DNA 的损伤修复过程。例如镉、镍、钴、铜等金属离子与锌指蛋白结合后能改变其结构和功能，抑制其对 DNA 损伤的修复能力。

（2）干扰细胞的有丝分裂

正常的有丝分裂是维持细胞内遗传物质稳定性的重要环节，而进入细胞内的纳米金属材料能直接或间接损害有丝分裂相关的亚细胞器，改变细胞周期检查点的活性，进而干扰细胞分裂，导致染色体结构或数量异常。中心体和纺锤体是有丝分裂细胞中依赖于细胞骨架系统的亚结构，可保证染色体均等地分配至两个子代细胞中。研究发现，聚乙二醇修饰的钨酸铯（Cs_xWO_3）纳米棒能引起人类癌细胞系 A549 和 HeLa 的骨架蛋白发生明显降解，最终导致细胞坏死或凋亡。

细胞周期检查点是纳米金属材料干扰细胞有丝分裂过程的另一个重要靶点。研究发现，纳米 Ag 能引起细胞周期调控因子 CDC14A 的表达下调，而 p-细胞周期分裂蛋白 25C（p-Cdc25C）、p-细胞周期分裂蛋白 2（p-Cdc2）的表达上调，从而活化细胞周期蛋白依赖性激酶1-细胞周期蛋白B1（CDK1-cyclin B 1），使得细胞过早进入有丝分裂过程，通过线粒体途径诱导细胞凋亡；而纳米TiO_2则以有丝分裂检查点蛋白Polo样激酶1（PLK1）为靶分子，通过部分解除PLK1在有丝分裂退出（胞质分裂）中的功能来干扰纺锤体组装和中心体成熟，进而阻碍有丝分裂时的细胞周期进程。另外，因纳米材料诱导DNA损伤而引起的ATM/Chk2、ATR/Chk1通路活化也能控制G2/M转换，引起细胞周期阻滞。

纳米金属材料在抗菌材料、肿瘤诊断与治疗、组织工程支架、人工器官材料、介入性诊疗器械、药物及基因控释载体、血液净化、生物大分子分离等方面显示出广泛和诱人的应用前景，其对人类健康和生态环境的安全风险也受到各国研究者的极大关注。然而，纳米金属材料本身及其所释放的金属离子对生物体及环境的毒性效应仍是限制其应用的主要障碍。在今后的研究中，应加强对纳米金属材料潜在的急性毒性和长期慢性毒性效应的评估，并继续深入开展对遗传毒性效应相关信号机制的探讨，利用动态分子标志对单细胞进行标准化研究，从多学科交叉视角针对具有不同理化性质和结构特征的纳米材料进行风险预测、安全性评价和干预。同时，还应针对制备原料、生产工艺、理化性质、表面修饰、受试实验对象等建立全面合理的纳米金属材料安全性评价标准，并健全相关的法律法规来管制各种纳米金属材料在不同领域的应用过程，以降低其使用过程中的安全风险。

参考文献

[1] Sun L G，Wu G，Wang Q，et al. Nanostructural metallic materials：Structures and mechanical properties[J]. Materials Today，2020，38：114-135.

[2] Cheng H，Yang N，Lu Q，et al. Syntheses and properties of metal nanomaterials with novel crystal phases[J]. Advanced Materials，2018，30（26）：1707189.

[3] Huang J，Lin L，Sun D，et al. Bio-inspired synthesis of metal nanomaterials and applications[J]. Chemical Society Reviews，2015，44（17）：6330-6374.

[4] 杨柯，王青川. 生物医用金属材料[M]. 北京：科学出版社，2021：65.

[5] 彭秋明，任立群，杨猛. 生物医用金属[M]. 北京：中国建材工业出版社，2020.

[6] Wang X，Zhong X Y，Cheng L. Titanium-based nanomaterials for cancer theranostics[J]. Coordination Chemistry Reviews，2020，430（1）：213662.

[7] Nejati M，Rostami M，Mirzaei H，et al. Green methods for the preparation of MgO nanomaterials and their drug delivery，anti-cancer and anti-bacterial potentials：A review[J]. Inorganic Chemistry Communications，2022，136：109107.

[8] Farshid S，Kharaziha M. Micro and nano-enabled approaches to improve the performance of plasma electrolytic oxidation coated magnesium alloys[J]. Journal of Magnesium and Alloys，2021，9（5）：1487-1504.

[9] Awasthi K. General introduction of zinc oxide nanomaterials：Nanostructured Zinc Oxide Synthesis，Properties and Applications：volume 1 in Metal Oxides[M]. Amsterdam：Elsevier，2021.

[10] Desai S，Desai S，Peter J，et al. Zinc-based nanomaterials：Biosafety，risk management，and regulatory aspects：Zinc-Based Nanostructures for Environmental and Agricultural Applications：volume 28 in Nanobiotechnology for Plant Protection[M]. Amsterdam：Elsevier，2021.

[11] Tripathy M, Sahoo S K, Mishra M, et al. Iron-based functional nanomaterials: synthesis, characterization, and adsorption studies about arsenic removal: Design, Fabrication, and Characterization of Multifunctional Nanomaterials: volume 11 in Micro and Nano Technologies[M]. Amsterdam: Elsevier, 2022.

[12] Dong C, Feng W, Xu W, et al. The Coppery Age: Copper (Cu) -Involved Nanotheranostics[J]. Advanced Science, 2020, 7 (21): 2001549.

[13] Zhong X, Dai X, Wang Y, et al. Copper-based nanomaterials for cancer theranostics[J]. Wiley Interdisciplinary Reviews: Nanomedicine and Nanobiotechnology, 2022: e1797.

[14] Kute A D, Gaikwad R P, Warkad I R, et al. A review on the synthesis and applications of sustainable copper-based nanomaterials[J]. Green Chemistry, 2022, 24 (9): 3502-3573.

[15] He C, Qiu S, Wang X, et al. Facile synthesis of hollow porous cobalt spheres and their enhanced electromagnetic properties[J]. Journal of Materials Chemistry, 2012, 22 (41): 22160-22166.

[16] Wen S, Zhao X, Liu Y, et al. Synthesis of hierarchical sword-like cobalt particles and their microwave absorption properties[J]. Rsc Advances, 2014, 4 (76): 40456-40463.

[17] Jain P K, Huang X, El-Sayed I H, et al. Noble metals on the nanoscale: optical and photothermal properties and some applications in imaging, sensing, biology, and medicine[J]. Accounts of chemical research, 2008, 41 (12): 1578-1586.

[18] Dreaden E C, Alkilany A M, Huang X, et al. The golden age: gold nanoparticles for biomedicine[J]. Chemical Society Reviews, 2012, 41 (7): 2740-2779.

[19] 陈博, 顾宁. 药用铁基纳米材料及其发展前景[J]. 中国材料进展, 2017, 36 (3): 211-218.

[20] 沈丽萍, 王治东, 周平坤. 金属纳米材料的遗传毒性及遗传毒理机制[J]. 中华预防医学杂志, 2015, 49 (9): 831-834.

[21] 陈安伟, 曾光明, 陈桂秋, 等. 金属纳米材料的生物毒性效应研究进展[J]. 环境化学, 2014, 33 (4): 568-575.

第4章 生物纳米陶瓷材料

4.1 概述

4.1.1 概念

在过去二十年中，用于工程钙化组织、软组织和硬组织再生的生物材料已经有了显著发展。老年人口的增加以及家庭对健康问题的重视，使得人们需要新的生物材料来代替受损组织，促进身体的再生潜力，并激发硬组织中的有效钙化。生物陶瓷（例如磷酸钙、生物活性玻璃和玻璃陶瓷）用于设计和制造可以修复、恢复、重建和再生身体患病部分重塑结构的支架，其具有模仿天然钙化组织结构的潜力，这些生物材料在钙化组织工程领域有着非常好的前景。

生物陶瓷指与生物体或生物化学有关的新型陶瓷，是具有特殊生理行为的一类陶瓷材料，可用来构成人类骨骼和牙齿的某些部分，甚至可以部分或整体地修复或替换人体的某些组织、器官，或增进其功能。生物陶瓷必须满足的生物学要求：

① 它是能与生物机体相容的，且对生物机体组织无毒、无刺激、无过敏反应、无致畸、无致突变和致癌等作用。

② 它具有一定的力学要求，不仅具有足够的强度，而且其弹性形变应当和被替换的组织相匹配。

③ 它能和人体其它组织相互结合。

纳米陶瓷是指在陶瓷材料的显微结构中，晶粒、晶界及它们之间的结合都处在纳米尺寸水平，包括晶粒尺寸、晶界宽度、第二相分布、气孔尺寸、缺陷尺寸都是纳米级。由于常规陶瓷材料中气孔、缺陷的影响，该材料低温性能较差，弹性模量远高于人骨，力学性能不匹配，易发生断裂破坏，强度和韧性都不能满足临床上的要求，致使其应用受到很大的限制。与常规材料中的晶体界面控制相比，工程纳米结构材料的晶体界面控制取得了一定的成功。常规材料中经常发现具有不同晶体界面状态的层次结构，这种晶体界面控制可以缓解工程纳米材料的常见限制。例如，纳米结构金属表现出极高的强度，但这种好处是以其他重要特性如延展性为代价的。纳米材料的问世，使生物陶瓷材料的生物学性能和力学性能大大提高成为可能。

4.1.2 分类

根据生理环境中所发生的生物化学反应，生物陶瓷可分为三种类型。

（1）生物惰性陶瓷如氧化铝、氧化锆以及医用碳素材料等，这类陶瓷材料的结构都比较稳定，原子间通过共价键结合，具有较高的强度、耐磨性及化学稳定性。在牙髓修复治疗中，通常使用的生物惰性材料为水硬性硅酸钙基材料，其被用作盖髓材料、根管封闭剂、根端填料或根修复材料，与原始的三氧化矿物骨料相比，这些材料具有更好的性能，更容易临床应用。

（2）生物活性陶瓷

在生理环境中可通过其表面发生的生物化学反应与生物体组织形成化学键结合。包括致密羟基磷灰石陶瓷、生物活性微晶玻璃等。常见的生物活性材料可以用于激发骨再生，例如骨质疏松骨的再生能力通常低于正常骨，已有研究表明，硅酸盐类的生物活性材料可以通过材料释放的硅离子刺激骨生成和血管生成，并增强体内骨再生。其他研究表明，锶（Sr）在抑制骨吸收方面发挥着独特的作用。基于 Si 和 Sr 结合可能对骨质疏松骨再生产生协同作用的假设，开发了结合 Sr 和 Si 元素功能的多孔 Sr 替代硅酸钙陶瓷支架，旨在促进骨质疏松骨缺损修复。

（3）可吸收生物陶瓷

在生理环境中可被逐步降解和吸收，并随之为新生组织替代，从而达到修复或替代缺损组织的目的。如熟石膏、磷酸三钙及铝酸钙等。

生物陶瓷用途分类见表 4-1。

表 4-1 生物陶瓷用途分类

生物陶瓷类型	特征	应用领域
种植类陶瓷	与人体组织直接接触	人工牙根，牙冠，人工骨，颈椎融合器，义眼座，人工关节，骨水泥，人工血管，人工心瓣膜，人工尿管，人工喉管，骨组织工程支架
生物工程类陶瓷	与人体组织不直接接触	酶固定，细菌微生物分离，液相色谱柱，蛋白质、核酸、氨基酸精制，生化反应催化剂

生物纳米陶瓷分类和材料组成见表 4-2。

表 4-2 生物纳米陶瓷分类和材料组成

种类	材料组成
生物惰性陶瓷	氧化铝、氧化锆及氧化钛，氮化硅，碳化硅，硅铝酸盐
生物活性陶瓷	高结晶度羟基磷灰石，生物玻璃，玻璃陶瓷
可吸收生物陶瓷	磷酸三钙，低结晶度羟基磷灰石

4.1.3 结构与性能

陶瓷材料是多相多晶材料，陶瓷结构中同时存在晶相、玻璃相、气相。各组成相的结构、数量、形态、大小及分布决定了陶瓷的性能。

4.1.3.1 晶相

晶相是陶瓷材料的主要组成相，对陶瓷的性能起决定性作用。陶瓷中的晶相的结合键为离子键、共价键、混合键。氧化物结构的结合键以离子键为主，又称离子晶体。Si_3N_4、SiC、BN 等以共价键为主，称共价晶体。氧化物结构的主要特点是氧离子紧密排列构成晶格骨架，组成六方或面心立方点阵，而正离子位于骨架的适当间隙之中。如 CaO、MgO、Al_2O_3、ZrO_2 实际陶瓷晶体与金属晶体一样也存在晶体缺陷，这些缺陷可加速陶瓷的烧结扩散过程，还影响陶瓷性能。陶瓷材料中往往同时存在多种晶相，对陶瓷性能起决定作用的晶相称主晶相，其余为次晶相。

陶瓷材料的晶体结构固体有晶体和非晶体之分，晶体有单晶和多晶之分。陶瓷一般为多晶体，其晶体结构有的相当复杂，有的相对简单。

4.1.3.2 玻璃相

玻璃相是一种非晶态固体，是陶瓷烧结时，各组成相与杂质产生一系列物理化学反应形成的液相在冷却凝固时形成的。玻璃相是陶瓷材料中不可缺少的组成相。玻璃相的作用：将分散的晶相黏结在一起；降低烧结温度；抑制晶相的晶粒长大；填充气孔。玻璃相熔点低、热稳定性差，在较低温度下开始软化，导致陶瓷在高温下发生蠕变，且其中常有一些金属离子而降低陶瓷的绝缘性。故工业陶瓷中玻璃相的数量要予以控制，一般<40%。如釉就是一种常见的玻璃相材料，釉本质上是利用一层玻璃覆盖物包裹着陶瓷体的表面，它由硅砂和硼砂组成。在双烧技术中，添加钾盐、苏打和氧化铅以降低混合物的熔点，从而不会改变陶瓷体。历史上，中世纪期间，地中海盆地的陶器上涂有硅基釉，用于制作防水容器和装饰工艺品。用一系列颜料着色的几种釉面形式，包括晶体和非晶体，都是以不同的方式生产和获得的。

4.1.3.3 气相

气相指陶瓷孔隙中的气体即气孔，是生产过程中不可避免的。陶瓷中的孔隙率常为5%~10%，要力求使其呈球状，均匀分布。气孔对陶瓷的性能有显著影响，使陶瓷强度降低，介电损耗增大，电击穿强度下降，绝缘性降低。气相可使陶瓷的密度减小，并能吸收振动。用作保温的陶瓷和化工用的过滤多孔陶瓷等需要增加气孔率，有时气孔率可高达60%。

4.1.3.4 纳米陶瓷结构

陶瓷材料的性能取决于其微观组织结构，即晶粒、晶界、气孔或裂纹的组合性状，其中最主要的是晶粒尺寸问题，晶粒尺寸的减小将对材料的力学性能产生很大影响。首先，晶粒尺寸的减小将使材料的力学性能有数量级的提高，同时，由于晶界数量级的大大增加，使可能分布于晶界处的第二相物质的数量减小，晶界变薄使晶界物质对材料性能的负影响减小到最低程度；其次，晶粒的细化使材料不易造成穿晶断裂，有利于提高材料韧性；再次，晶粒的细化将有助于晶粒间的滑移，使材料具有塑性行为。因此，纳米陶瓷将使材料的强度、韧性和超塑性大大提高，长期以来人们追求的陶瓷增韧和强化问题在纳米陶瓷中可望得到解决。具体表现在以下三个方面。

① 纳米微粒的尺寸很小，一般在1~100nm之间。与常规陶瓷材料相比，纳米陶瓷中的内在气孔或缺陷尺寸大大减小，材料不易造成穿晶断裂，有利于提高固体材料的断裂韧性。

② 晶粒的细化使晶界数量大大增加，有助于晶界间滑移，使纳米陶瓷材料表现出独特的超塑性。

③ 纳米材料固有的表面效应使其表面原子存在许多悬空键，并且有不饱和性质，具有很高的化学活性。这一特性可以增加该材料的生物活性和成骨诱导能力，实现植入材料在体内的早期固定。

4.1.4 生物纳米陶瓷发展概况

1808年初成功制成了用于镶牙的陶齿，而后在1871年，羟基磷灰石被人工合成。

1894 年，H.Dreeman 报道使用熟石膏作为骨替换材料。1926 年，Bassett 用 X 射线衍射分析发现骨和牙的矿物质与羟基磷灰石的 X 射线谱相似。1928 年，Leriche 和 Policard 开始研究和应用磷酸钙作为骨替换材料。1930 年，Naray-Szabo 和 Mehmel 独立地应用 X 射线衍射分析确定了氟磷灰石的结构。1963 年在生物陶瓷发展史上也是重要的一年，该年 Smith 报告发展了一种陶瓷骨替代材料。由于技术方面的限制，直到 1971 年才有羟基磷灰石被成功研制并扩大到临床应用的报道。

1974 年，Hench 在设计玻璃成分时，曾有意识地寻求一种容易降解的玻璃，当把这种玻璃材料植入生物体内作为骨骼和牙齿的替代物时，发现有些材料中的组织可以和生物体内的组分互相交换或者反应，最终形成与生物体本身相容的性质，构成新生骨骼和牙齿的一部分。这种将无机材料与生物医学相联系的开创性研究成果，很快得到了各国学者的高度重视。

中国 20 世纪 70 年代初期开始研究生物陶瓷，并用于临床。1974 年开展微晶玻璃用于人工关节的研究；1977 年氧化铝陶瓷在临床上获得应用；1979 年高纯氧化铝单晶用于临床，以后又有新型生物陶瓷材料不断出现，并应用于临床。中国上海硅酸盐研究所、华南理工大学、北京市口腔医学研究所等单位对生物陶瓷都进行了深入的研究。

生物陶瓷的应用范围也正在逐步扩大，现可应用于人工骨、人工关节、人工齿根、骨充填材料、骨置换材料、骨结合材料，还可应用于人造心脏瓣膜、人工肌腱、人工血管、人工气管，经皮引线可应用于体内医学监测等。

进入 21 世纪以来，出现了 3D 打印生物陶瓷。传统的陶瓷加工时间长、成本高，而对于复杂的陶瓷，尤其是用于人体硬组织修复的生物陶瓷，如修复的牙齿、骨等，其几何形状复杂和内部孔径之间的相互贯通等，导致其加工难度较大，这就为材料的加工提出了巨大的挑战。3D 打印技术的出现，为生物医用陶瓷材料的精加工提供了较好的技术手段。最早的陶瓷 3D 打印技术于 20 世纪 90 年代开发实现，它设计灵活，可打印结构高度复杂、精密的零部件，且可以同时一次性构建多个打印对象，显著地提高了生产效率。随着技术的不断发展和生物医用陶瓷的需求量增大，个性化的设计和加工也通过 3D 打印技术得以实现。利用医学的 CT 影像成形技术，通过反向 3D 建模，可实现患者的个性化需求，且因形态拟合程度高，可减少手术创伤。

3D 打印生物陶瓷材料在医学工程领域已经被广泛关注。目前，3D 打印在多数骨缺损的临床应用中展现出良好的医疗效果，但在颌面修复、口腔病治疗、种植牙维护等领域的应用方面仍存在困难。而且针对支架与活细胞和生长因子或生物聚合物的集成打印，以及在制造过程中的纳米尺度控制仍需大量深入研究。希望未来通过多学科交叉应用，克服 3D 打印材料固有的力学缺陷，创造新型打印工艺，使 3D 打印生物陶瓷材料在口腔医疗、再生医学、骨骼医学、缓释载体方面发挥更大作用，产生更大的实际价值。

4.2　生物纳米陶瓷材料制备方法

生物纳米陶瓷材料制备包括三个步骤：纳米粉体的制备，纳米陶瓷成型，纳米陶瓷烧结。

4.2.1 纳米粉体的制备

制备纳米复合陶瓷的关键是使纳米颗粒均匀分散在陶瓷基质中。而纳米材料粒径小，比表面积大，界面原子多，存在大量的悬键和不饱和键，使得纳米颗粒具有较高的化学活性，极易团聚形成带有若干弱连接界面的尺寸较大的团聚体。在致密化过程中，会导致纳米颗粒异常长大，失去纳米弥散相的独特作用。因此，克服纳米颗粒的团聚，使其充分分散，并与基质颗粒均匀混合是获得高性能纳米复合材料的前提。

4.2.1.1 物理法

物理法主要包括蒸发凝聚法和高能机械球磨法。

蒸发凝聚法：在真空蒸发室内充入低压惰性气体，加热金属或化合物蒸发源，由此产生的原子雾与惰性气体原子碰撞而失去能量，凝聚而成纳米尺寸的团簇，并在液氮冷却棒上聚集起来，最后得到纳米粉体。蒸发凝聚法是制备纳米粉体的一种早期的物理方法，蒸发法所得产品颗粒粒度一般在 5～100 纳米之间。目前已发展出多种蒸发凝聚技术手段制备纳米陶瓷粉体，这些方法大体上可分为真空蒸发法、气体蒸发法等。而按原料加热蒸发技术手段不同，又可将蒸发法分为太阳炉加热蒸发法、电子束加热蒸发法、等离子体加热蒸发法及激光束加热蒸发法等。蒸发冷凝法的优点是可在体系中加置原位压实装置直接得到纳米陶瓷材料。蒸发凝聚法的缺点是装备庞大，设备投资昂贵，且不能制备高熔点的氧化物和碳化物粉体，所得粉体一般粒径分布范围较宽。

高能机械球磨法利用机械摩擦的方法得到纳米晶粒。将粉体放在一个密闭容器中，随着容器的旋转、震动得到超细微粒。高能机械球磨法是通过无外部热能供给、干的高能球磨过程制备纳米粉体。通过颗粒间的固相反应直接合成化合物粉体，如金属碳化物、氟化物、氮化物、金属-氧化物复合粉体。李建林等采用金属 Ti 和 B_4C 为原料，通过高能球磨能原位反应生成纳米 TiB_2/TiC 材料粉体，由于 C 原子的扩散首先生成 TiC 粒子。球磨 30h 后，Ti 和 B_4C 完全反应生成 TiB_2/TiC 两相。其反应机制为减慢的自蔓延反应。长时间球磨后，形成 Ti 赐颗粒内部嵌有纳米 TiC 粒子的纳米复合粉体。

爆炸固结法：为了优化粉末爆炸固结技术，设计了一种改进的能够泄压的爆炸固结装置。采用爆炸固结法成功制备了达到 98%以上标准密度的块状纳米铝材料。通过改变硝铵炸药（AN-TNT）与木粉的比例来调节爆速，研究了不同爆速对固结铝性能的影响。结果表明，可以通过降低爆轰速度来减少"马赫孔"（在会聚冲击波中由过剩能量产生的缺陷）的产生。在 2158m/s 的爆速下，可以获得密度高、硬度高、强度高、微观结构均匀、无马赫孔、晶粒尺寸约为 80nm 的大块铝。爆炸固结铝的硬度是普通工业技术制备的铝的四倍，其抗压强度是工业制备铝的两倍。

4.2.1.2 化学法

化学法主要包括湿化学法和化学气相法。

（1）湿化学法

湿化学合成粉料是通过液相进行。由于在液相中配制，各组分的含量可精确控制并可实现在分子/原子水平上的均匀混合。通过工艺条件的正确控制，可使所生成的固相颗粒尺寸远小于 1μm，并且可获得粒度分布窄，形状为球体的粒子。因此，湿化学法特别适用于制备多组分、超细粉料。湿化学法制造纳米陶瓷复合粉体的方法主要有均匀共沉淀法、醇盐水解法、溶胶-凝胶法、非均相凝固法、包裹法等。

① 溶胶-凝胶法

溶胶-凝胶法是指在水溶液中加入有机配体与金属离子形成配合物,通过控制 pH 值、反应温度等条件让其水解、聚合,经溶胶→凝胶而形成一种空间骨架结构,再脱水焙烧得到目的产物的一种方法。此法在制备复合氧化物纳米陶瓷材料时具有很大的优越性。溶胶-凝胶法合成已被用于生产小于 10nm 的 SiO_2、Al_2O_3 和 TiO_2 纳米团。溶胶-凝胶法的基本工艺过程包括:金属醇盐或无机盐水解→溶胶→凝胶→干燥、焙烧→纳米粉体。常用于制备各种氧化物纳米粉体或复合粉体。张大海等以无机 $ZrO(NO_3)_2 \cdot 2H_2O$、$Al(NO_3)_3 \cdot 9H_2O$ 为主要原料,将 2 种先驱体溶液混合,加入六亚甲基四胺获得溶胶,水浴得凝胶、陈化、干燥后,经过煅烧或烧结后得到 $50\%Al_2O_3$-ZrO_2 超细晶复合陶瓷。

张茜以硝酸铝、柠檬酸为原料,采用溶胶-凝胶法制备 Al_2O_3 粉体。利用 X 射线衍射仪、扫描电子显微镜对 Al_2O_3 粉体的晶体结构、形貌及粒径进行表征,并研究以 MgO-CuO-TiO_2 作为添加剂时,Al_2O_3 陶瓷的烧结特性及介电性能。结果表明:干凝胶经 1000℃煅烧 2h 后得到了分散性良好的 Al_2O_3 粉体,粒径大约为 50~80nm。随着 MgO 掺杂量的增加,Al_2O_3 陶瓷的相对密度、介电常数以及 Qf 值都呈先增大后减小的趋势;随着温度的升高,烧结体的相对密度不断增大。当烧结温度为 1500℃、MgO 含量为 0.5%(质量分数)时,Al_2O_3 陶瓷的综合性能较好:相对密度为 91.52%,介电常数和 Qf 值达到最大值,分别为 9.46、19862GHz。

② 均匀共沉淀法

均匀共沉淀法是将多种可溶性盐溶液混合,经加入沉淀剂或水(热)解形成单相沉淀或多相共沉淀。$ZrOCl \cdot 8H_2O$ 和 YO_3 混合溶液中加入 NH_4OH,便有 $Zr(OH)_4$ 和 $Y(OH)_3$ 的沉淀粒子形成,煅烧后可得到具有良好烧结活性的 ZrO_2/Y_2O_3 纳米粒。曹明采用共沉淀工艺方法制备 SiC/YAG 陶瓷复合粉体,分析 pH 值和洗涤剂对共沉淀浆料及复合陶瓷粉体分散性的影响,对比添加剂(AlO+YO)和复合陶瓷粉体 SiC/(AlO+YO)在加热过程中 YAG 相的形成过程。得出:制备该复合陶瓷粉体的溶胶体系适宜 pH 值为 10 左右,采用无水乙醇水洗;复合陶瓷粉体在加热过程中 YAG 相的形成是一个由 YAlO→YAlO→YAG 过渡的过程。

(2) 化学气相法

化学气相法是利用高温裂解原理,采用直流等离子、微波等离子或激光作热源,使前驱体发生分解,反应成核并长大成纳米粉体或纳米复合粉体。该方法能获得粒径均匀、尺寸可控以及小于 50nm 的超细粉末。根据提供热源的方式可分为热化学气相反应法(CVD)、激光诱导气相沉积法和等离子气相合成法等。

热化学气相反应法是在远高于热力学计算临界反应温度条件下,反应产物蒸气形成很高的过饱和蒸气压,使其自动凝聚形成大量的晶核。这些晶核在加热区不断长大,聚集成颗粒。随着气流进入低温区,颗粒生长、聚集、晶化过程停止,最终在收集室内收集得到纳米陶瓷粉体。该方法可通过选择适当的浓度、流速、温度和组成配比等工艺条件,实现对粉体组成、形状、尺寸、晶相等控制。上海硅酸盐研究所在这一方面做了许多工作,在 1100~1400℃条件下,分别用 $Si(CH_3)_2Cl_2$、NH_3、H_2 作为硅、碳、氮源和载气,制得平均颗粒尺寸分别为 30~50nm 的 SiC 纳米粉和尺寸小于 35nm 的无定形 SiC/Si_3N_4 纳米粉体,并可做到 SiC/Si_3N_4 的比例可调。杨修春利用 SiH_4-C_2H_4-H_2 系统的反应,在 1423~1673K 温度范围内对 SiC 超细粉的合成进行了系统研究。采用的粉末表征方法有透射电镜（TEM）、红外吸收谱（IR）、X 射线衍射（XRD）、粉末比表面分析（BET）、高分辨透射电镜（HREM）和化学分析。结果表明，改变反应温度和反应气体组成比能获得高纯 SiC 超细粉，在 1423～1573K 范围内，粉末富硅；当温度超过 1623K 时粉末富碳；在 T=1623K 时，制备出 11μm 的纯 SiC 超细粉，SiC 含量高达 97.8%，其氧含量为 1.3%。游离硅的存在能显著影响最终颗粒尺寸。

激光诱导气相沉积法是利用反应气体分子对特定波长激光束的吸收而产生热解或化学反应，经成核生长形成超细粉末。整个过程实质上是一个热化学反应和晶粒成核与生长过程。由于加温速度快，高温驻留时间短，迅速冷却，可以获得超细、最低颗粒尺寸小于 10nm 的均匀粉体。同时，由于反应中心区域与反应器之间被原料气隔离，污染小，能够获得稳定质量的纳米粉体。Cauchetier 等人采用 $SiH_4-CH_3NH_2-NH_3$ 系统制备 Si/C/N 复相粉体，制备得到粉体的平均粒径为 30～72nm。

等离子气相合成法是制备纳米陶瓷粉体的常用方法之一。它具有高温、急剧升温和快速冷却的特点，PCVD 法又可分为直流电等离子体法（OC 法）、高频等离子体法（RF 法）和复合等离子体法。Lee 等人采用复合等离子体法，用多级注入的方式制备 Si_3N_4 和 Si_3N_4/SiC 复合粉体，在制备 Si_3N_4/SiC 复合粉体时，在低 N/C 源气比（摩尔比为 0.2～0.5）时，获得 150nm 左右 β-SiC 和约 30nm 无定形 Si_3N_4 的复合粉体；而在高 N/C 比条件下，获得颗粒尺寸都在 30nm 以下的 Si_3N_4、SiC 复合粉体。

4.2.2 纳米陶瓷成型

所谓成型，是将粉料直接或间接变成具有一定形状、尺寸和强度的坯体，成型是从粉体制备到材料烧结间承上启下的一个重要阶段，素坯体的密度高低和坯体中显微组织的均匀与否，对于材料在烧结过程中的致密化有极大影响。一般而言，素坯的密度越高，结构越均匀，越有利于烧结，因为对于相同的粉体，素坯的密度越高，颗粒间的接触点较多，在相同的烧结条件下，物质迁移的通道多，致密化的速率也大，另外，素坯的密度越高且均匀，素坯中气孔较少。图 4-1 纳米陶瓷成型方法分类。

4.2.2.1 纳米陶瓷的干法成型

在干法成型中应用最广泛的是冷等静压成型，首先在较低的压力下将坯体干压成型，然后坯体置于一橡皮或者塑封模内密封，在冷等静压机中成型。以液体为压力传递介质，使坯体均匀受压，得到的生坯密度高，均匀性好。在纳米陶瓷的制备中，冷等静压成型也同样得到了广泛应用，其目的有二：一是获得较高的素坯密度；二是压

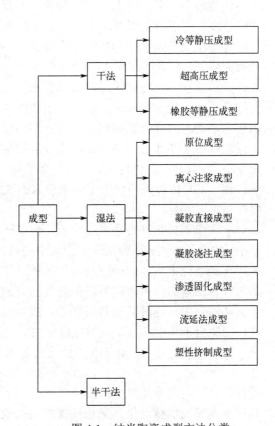

图 4-1 纳米陶瓷成型方法分类

碎粉体中的团聚体。由于纳米粉体颗粒细、比表面积大，很容易相互粘连形成软团聚体。这些软团聚体如果不在成型阶段压破碎，在烧结过程中，该部分提前烧结致密化，从而和基体之间产生裂纹，影响最终的烧结体质量。

传统的陶瓷成型有冷等静压技术，该方法利用一种简便的机械混合法制备 SLS 用环氧树脂-高岭土复合粉体的方法。激光能量密度对 SLS/CIP/FS 不同阶段高岭土体的密度和微观形貌有不同的影响，当 SLS 激光能量密度为 $0.3575J/mm^2$ 时，试样的密度在 SLS/CIP/FS 的每一步都达到最大值。炉内烧结的保温温度对试样的密度、微观形貌和维氏硬度有显著影响。随着烧结温度的升高，高岭土试样的密度增加。基于上述工作，可以将复合工艺与彩陶工艺相结合，生产彩色陶瓷产品。利用优化的工艺参数，制备了"鸭"形高岭土陶瓷制品。

超高压成型是目前发展比较快的成型方法，由于超高压成型坯体的相对密度高，粉末之间的接触紧密，烧结温度低，更容易制备纳米陶瓷。袁望智等采用先进行两次 450MPa 压力成型，然后在 4GPa 的压力下再次高压成型，得到了相对密度达到 72.4%的素坯，然后在 1100℃烧结 2h 制备了相对密度高达 99.2%的 4YSZ 陶瓷，显著降低了烧结温度。

橡胶等静压成型（RIP）是将粉体均匀地装入橡胶模具中，模具被置于钢模中，然后在上、下压头的作用下粉体被压制成型。与一般干压的区别是，RIP 成型时由于橡胶发生形变，粉体不仅会受到上下压头方向的压力，而且受到来自侧向的压力，因此受力均匀，类似于等静压。另外，通过调节橡胶模具的形状和厚度，还可控制粉体的受压过程，已达到最佳的成型效果。可以通过控制模具的尺寸和形状很容易地制备出尺寸较大和形状复杂的素坯。李蔚等采用 RIP 方法制备了性能优异的 Y-TZP 陶瓷。

等静压成型虽然压力均匀、素坯缺陷小，但是由于其压力相对较低，所制备的素坯相对密度低，在烧结过程中的收缩变形很大，同时由于压力较低，其中的一部分团聚，很难打开，这些都给坯体的最终烧结带来了很大的不利影响。超高压成型压力大，可以避免等静压成型的一些缺陷，但是由于压力过大，粉末的流动性很差，容易造成坯体内部的压力不均，同样也影响烧结；并且超高压成型对设备要求很高，目前的超高压成型设备仅能制备尺寸非常小的样品，难以大规模应用。橡胶等静压成型具有独特的优点，如误差小、速度快、坯体均匀、模具价格低廉，同时可以很方便地成型尺寸较大和形状复杂的工件，但是橡胶等静压成型要求粉末的装填非常均匀，对粉末的分散性、粒度、形状、级配要求非常高。

干法成型虽然具有众多的优点，但是干法成型一般在空气中进行，由于纳米粉末粒径小、比表面积大，很容易吸附空气中的气体杂质，同时粉末松散，装填时气体含量非常高，压制过程中气体的排出对坯体的烧结性能的影响非常大。虽然可以通过缓压、二次加压等方法增加样品的排气，但是其固有的缺陷难以彻底根除，对后续的烧结工艺提出了更高的要求。同时其模具损耗大、成本高、素坯容易分层等缺陷也很难得到彻底的解决，因此近年来湿法成型发展速度很快。

与滑模铸造、冷等静压和干压等传统成型技术相比，陶瓷注射成型（CIM）是生产大体积、表面大、质量重和尺寸精的复杂精密网状组件的首选方法。此外，注射成型的优点是可以完成陶瓷零件的内部或外部齿轮、咬边、凹陷、交叉孔和锯齿，无需任何后续时间和成本高昂的机械操作。最初被视为大批量生产，尤其是小批量产品的极有吸引力的选择（德国，2019 年），这种成型方法的技术已经得到了发展，可以有效管理中、小批量生产,并在商业上可行。通过 CIM 技术,可以制造出特征尺寸>10μm、纵横比<15、精度<3μm 和表面粗糙度(Ra)<0.2μm 的部件;然而,所有这些值主要受烧结工艺、粒度、原料黏度和粉末装载量的影响。

4.2.2.2　纳米陶瓷的湿法成型

原位成型既包含湿法又有干法成型,主要是指粉末在制备过程中或制备后没有经过空气等杂质的污染,或者是经过真空处理在真空氛围中直接成型,可以确保纳米颗粒表面及烧结后陶瓷晶界的清洁,获得高纯度的纳米陶瓷。采用液体方法生产的纳米粉末,在浆料状态或者胶体状态时不经过干燥生成粉末,直接成型。

离心注浆成型属于湿法成型的一种,该法采用调节 pH 值等手段,使粉体在液体中均匀分散,然后高速离心使颗粒沉降获得素坯。离心注浆成型对烧结性能的改善有明显的作用,且所得陶瓷的显微结构比直接干压成型的要均匀得多。但是,这种方法主要是通过沉降手段将无团聚的细小颗粒从液体中分离出来,而大部分粉体都未利用,因此对粉体的浪费严重。

凝胶直接成型和凝胶浇注成型,前者直接从液体制备的粉末进行胶体成型,省去了粉末的干燥过程,避免了在这个过程中产生的团聚及暴露在空气中带来的污染;后者是依靠有机单体聚合来完成坯体的固化,再通过脱模、排除有机物等步骤获得坯体。采用这种方法制备的坯体均匀、弥散,粉体的颗粒细小,更加有利于烧结制备纳米陶瓷,同时也可以成型形状复杂的构件。但是由于胶体或多或少会出现上下分层,尤其是对于多种原料复合的陶瓷材料,容易引起坯体的密度、成分不均。

渗透固化成型的基本过程是,将纳米粉体的悬浮液放在一可使液体通过但陶瓷颗粒不能通过的半透膜袋中,将半透膜袋置于采用相同溶剂的高浓度高分子溶液中,同时保证高分子能透过半透膜。由于半透膜内液体的化学势比半透膜外要高得多,在化学势的作用下,半透膜中的溶剂向外渗透,化学势能可看作是一种对半透膜内的颗粒进行"压滤"的压力,这种压力非常大,可高达 12MPa,接近于一般机械压滤的压力的极限。这样便可使半透膜中的陶瓷颗粒固化。利用这种方法,可以使粒径仅 8nm 的 ZrO_2 颗粒成型,素坯的相对密度达 47%以上。

流延法成型又称带式浇铸法或刮刀法,主要应用制备高质量、超薄型的陶瓷薄片及陶瓷薄膜,通过加入一定量的添加剂制备出陶瓷浆料,经过过滤真空除气进入流延机成型,广泛应用于电容器磁片、厚膜和薄膜电路基片等先进陶瓷的生产。

湿法成型能够很好地控制坯体中颗粒的团聚及杂质含量,减少坯体缺陷并可以成型形状复杂的陶瓷部件。但是湿法成型工艺复杂、操作困难、条件苛刻,实际应用远没有干法成型方法成熟。

4.2.3　纳米陶瓷烧结

纳米陶瓷的烧结与其它陶瓷的烧结不同:普通陶瓷的烧结一般不必过分考虑晶粒的生长,而在纳米陶瓷的烧结过程中必须控制晶粒长大。目前,无压烧结因设备简单、易于工业化生产,是最基本的烧结方法。另外,还有很多其它方法,如相变辅助烧结、热压烧结、烧结锻压等方法,根据不同的条件和要求,可选择不同的烧结方法。

（1）热压烧结和反应热压烧结

此方法是在烧结的同时加上一定外压力,若烧结的过程中伴随化学反应,则称反应热压烧结。其优点在于使纳米粉聚集成纳米陶瓷而保持完全致密和粒径没有显著增长，因而在纳米陶瓷烧结中广泛应用，一般可使样品的相对密度达到92%以上。

（2）热等静压烧结

这是一种成形和烧结同时进行的方法，是利用常温等静压工艺与高温烧结相结合的新技术，可使纳米陶瓷的致密度进一步提高，克服了普通热压中缺乏横向压力和制品密度不均匀的缺陷。

（3）微波烧结

利用在微波电场中材料的介质损耗，使陶瓷整体加热至烧结温度而实现致密化的快速烧结技术。同常规烧结相比的显著特点是：a.改变材料的显微结构和宏观性能；b.省时节能；c.升温速度极快，可防止烧结过程中晶粒的长大。

（4）超高压烧结

超高压烧结即在 1 GPa 以上压力下进行的烧结过程。其特点是不仅能够迅速达到高的密度，而且使晶体结构甚至原子、电子状态发生变化，从而赋予材料在通常情况下无法获得的性能。

（5）原位加压成型烧结

该工艺首先将原料蒸发，再冷凝成纳米粉，然后在高真空下进行原位加压成型和烧结。其特点是制备、成型和烧结在一个设备中连续完成，可使纳米陶瓷产生高洁净度的晶粒间界。以上各种方法各有特点，应根据不同的实验研究条件、目的和原料等来选择。

4.3 生物纳米陶瓷材料特性及应用

4.3.1 生物纳米陶瓷的特性

纳米陶瓷的特性主要表现在其具有较高的硬度、断裂韧度和较好的低温延展性等。有关研究表明：纳米陶瓷具有在较低温度下烧结就能达到致密化的优越性，而且纳米陶瓷的出现将有助于解决陶瓷的强化和增韧问题。在室温压缩时，纳米颗粒已有很好的结合性，高于 500℃ 很快致密化，而晶粒大小只有稍许的增加；所得材料的硬度和断裂韧性更好，而烧结温度却要比工程陶瓷低 400~600℃，且烧结不需要任何添加剂，其硬度和断裂韧性随烧结温度的增加（即孔隙度的降低）而增加，故低温烧结能获得好的力学性能。

（1）高强度

纳米陶瓷材料在压制、烧结后，其强度比普通陶瓷材料高出 4~5 倍，如在 100℃ 下，纳米 TiO_2 陶瓷的显微硬度为 $13000kN/mm^2$。而普通 TiO_2 陶瓷的显微硬度低于 $2000kN/mm^2$。

（2）高韧性

生物纳米陶瓷材料因其高度的复合性而具有高韧性，这些高度复杂结构的关键机制是弱界面处的裂纹偏转、裂纹桥接、功能梯度和加强元件。这些原理被应用于一种更耐断裂的模型材料，该材料结合了多孔硬质陶瓷层，通过冷冻铸造制造，并通过织物层增强的聚合物相渗透和黏结。在混杂复合材料中，裂纹偏转发生在陶瓷-织物界面，完整的织物层充当裂纹桥接元件。织物增强环氧树脂层稳定了材料的断裂行为，延缓了材料的灾难性失效。通过改变陶瓷、织物及其界面性能，分析了不同组分的影响。韧性更强的织物会导致更大的应变失效和更多的裂纹桥接，但会降低初始裂纹后的复合材料强度和刚度。构件之间的弹性失配增加了裂纹偏转和桥接，但导致荷载传递受阻，强度降低。陶瓷层的刚度和强度影响层状复合材料的弹性性能和初始抗裂性。随着聚合物渗透，缺陷耐受性增加。用混合陶瓷-织物复合材料作为一个仿生概念来研究断裂韧性、断裂功和耐受性，当影响因素，即陶瓷、织物及其界面发生改变时，可以调整开裂。传统的陶瓷由于其粒径较大，表现出很强的脆性，而纳米陶瓷由于其晶粒尺寸小至纳米级，在受力时可产生变形而表现出一定的韧性。如室温下的纳米 TiO_2 陶瓷表现出很高的韧性，压缩至原来长度的四分之一仍完好。由于纳米陶瓷的晶粒尺寸极小，纳米材料具有极大的晶面，晶面的原子排列混乱，纳米晶粒易在其它晶粒上运动，使纳米陶瓷在受力时易于变形而不呈现脆性。室温下的纳米 TiO_2 陶瓷晶体表现出很高的韧性，压缩至原长度的1/4仍不破碎。另外，在微米级的陶瓷中引入纳米相，可以抑制基体晶粒长大，使组织结构均化，有利于改善陶瓷材料的力学性能。

（3）超塑性

超塑性是指在拉伸试验中在一定的应变速率下，材料产生较大的拉伸形变。一般陶瓷中并不具备金属那样的晶格滑移系统，很难具备超塑性，普通陶瓷材料只有在1000℃以上，应变速率$<10^{-4}s^{-1}$时才表现出塑性。而纳米陶瓷在高温下具有类似与金属的超塑性，纳米 TiO_2 陶瓷在室温下就可以发生塑性形变，在180℃下塑性形变可达100%。在纳米材料中利用晶界表面众多的不饱和链，造成沿晶界方向的平移，超塑性就可能实现。如 Nieh 等人在四方二氧化锆中加入 Y_2O_3 的陶瓷材料中观察到超塑性达 800%，Si_3N_4 纳米陶瓷同样存在超塑性行为，是微米级 Si_3N_4 陶瓷的21.4%。上海硅酸盐研究所研究发现纳米 3Y-TZP 陶瓷（100nm 左右）在经室温循环拉伸试验后，其样品的断口区域发生了局部超塑性形变，形变量高达380%，并从断口侧面观察到了大量通常出现在金属断口的滑移线。Tsuki 等人对制得的 Al_2O_3-SiC 纳米复相陶瓷进行拉伸蠕变实验，结果发现伴随晶界的滑移，Al_2O_3 晶界处的纳米 SiC 粒子发生旋转并嵌入 Al_2O_3 晶粒之中，从而增强了晶界滑动的阻力，也即提高了 Al_2O_3-SiC 纳米复相陶瓷的蠕变能力。最近研究发现，随着粒径的减小，纳米 TiO_2 和 ZnO 陶瓷的形变敏感度明显提高，由于这些试样气孔很少，可以认为这种趋势是细晶陶瓷所固有的。最细晶粒处的形变率敏感度大约为0.04，几乎是室温下铅的1/4，表明这些陶瓷具有延展性，尽管没有表现出室温超塑性，但随着晶粒的进一步减少这一可能是存在的。

（4）烧结特性

由于纳米材料中有大量的界面，这些界面为原子提供了短程扩散途径及较高的扩散速率，并使得材料的烧结驱动力也随之剧增，这大大加速了整个烧结过程，使得烧结温度大幅度降低。纳米陶瓷烧结温度约比传统晶粒陶瓷低600℃，烧结过程也大大缩短，以纳米 TiO_2 陶瓷为例，不需要加任何助剂，12nm TiO_2 粉可以在低于常规烧结温度400～600℃下进行烧结，同时陶瓷的致密化速率也迅速提高。通过对 Y_2O_3 浓度为3%的 ZrO_2 纳米粉末的致密化和晶粒生长这两个高温动力学过程进行研究表明，由于晶粒尺寸小，分布窄，晶界与气孔的分离区减小以及烧结温度的降低使得烧结过程中不易出现晶粒的异常生长。控制烧结的条件，已能获得晶粒分布均匀的陶瓷体。美国和德国同时报道，成功地制备了具有清洁界面的纳米陶瓷 TiO_2（12nm），与粒度为 $1.3\mu m\ TiO_2$ 陶瓷相比得到相同硬度，而烧结温度降低。因而，纳米粉末的出现，大大改变了材料的烧结动力学，使陶瓷烧结得以很大的改善。

（5）磁学性能

纳米颗粒尺寸超细，一般为单畴颗粒，其磁化过程由晶粒的磁各向异性和晶粒间的磁相互作用所决定。晶粒的磁各向异性与颗粒的现状、晶体结构内应力以及晶粒表面的原子状况有关。另外在纳米材料中存在大量的界面成分，当晶粒尺寸减小到纳米级时，晶粒之间的铁磁性相互作用并开始对材料的宏观磁性产生重要影响。

4.3.2 硅基生物纳米陶瓷

4.3.2.1 简介

硅基陶瓷（silica based ceramics）是以玻璃相为基质的陶瓷材料，因其与天然牙有高度的相似性、优越的美观性及较好的力学强度，是现代临床美学牙体修复的首选材料，被大量应用于前牙美学修复中。相比氧化锆等氧化物多晶材料，硅基陶瓷具有更好的粘接性能，也可作为氧化锆表面改性材料用于改善氧化锆粘接表现。近年来，伴随患者审美意识的提高与临床美学修复需求的增加，口腔修复医生需要较为全面地理解和掌握硅基陶瓷的种类和性质、修复体的临床应用特点、粘接技术以及未来临床应用趋势。

硅基陶瓷是指一类含二氧化硅基的陶瓷，又可称为玻璃基陶瓷，具有优越的美学性能，但其力学强度较低，远弱于多晶氧化铝和氧化锆陶瓷。

硅基陶瓷的分类与性质：硅基陶瓷可以分为三类，分别是长石质瓷、白榴石增强型玻璃陶瓷和二硅酸锂增强型玻璃陶瓷。

长石主要是天然钠长石（$Na_2O \cdot Al_2O_3 \cdot 6SiO_2$）或钾长石（$K_2O \cdot Al_2O_3 \cdot 6SiO_2$），属于铝硅酸盐族，是最早应用于口腔的陶瓷材料，直到今天也是美学牙科陶瓷的主要材料，它具有良好的半透明性等美学性能，但力学性能较差。长石质瓷常用于制作前牙烤瓷贴面及双层结构。

白榴石增强型玻璃陶瓷和二硅酸锂增强型玻璃陶瓷是在玻璃相中添加白榴石（$KAlSi_2O_6$）、二硅酸锂（$Li_2Si_2O_5$）等晶体填料，材料力学强度明显增加，伴随美学性能略微下降。1962年，Journal of the American Ceramics Society（JACS）首次发表了一个有趣的现象：长石高温熔融后大部分形成玻璃质，具有良好的半透明性，少部分生长白榴石（占15%～25%），可以提高瓷的线涨系数和强度。白榴石晶体的折射率接近于长石玻璃，透明度与牙齿接近，因此可以在不严重降低透明性的前提下提高一定的强度。全瓷冠的高强度内冠表面的饰瓷。

二硅酸锂的强度高于白榴石，但透明度不如白榴石，在硅基陶瓷中二硅酸锂增强型玻璃陶瓷具有较高的力学性能，且仍能保持较好的半透明性。鉴于硅基玻璃陶瓷的美学特征，其临床应用适应证较广，常用于制作美学要求较高的修复体，如前牙和前磨牙的全瓷冠、贴面等，也可以用于制作后牙嵌体、高嵌体等。

4.3.2.2 临床上硅基陶瓷的加工工艺

近二十年来与修复牙科中生物陶瓷的 CAD/CAM 和体外加工在临床上的应用逐渐成熟。生物陶瓷具有广泛的种类，玻璃陶瓷、增强瓷、氧化锆、铝、纤维增强陶瓷等复合材料和多层陶瓷结构，根据其可加工性分为两类。其磨损、疲劳和耐久性的修复性能，与快速生成牙冠、嵌体和桥的牙科 CAD/CAM 过程中的技术都有充分的理论与实践数据支持。

（1）金属烤瓷

在金属基底上进行长石制瓷粉的堆塑制作金属烤瓷修复体，在高温真空条件下形成较为致密的烧结体。

（2）烧结全瓷

包括白榴石增强长石质烤瓷，组成与金属烤瓷材料类似。但白榴石体积含量增至 35%～40%。早期使用铂箔核烤瓷技术，现在通常用耐火代型代替。

（3）热压铸全瓷

分为白榴石增强热压铸全瓷和二硅酸锂增强热压铸全瓷。临床上采用失蜡法和注射成型法制作。

（4）粉浆堆涂玻璃渗透

包括氧化铝基玻璃渗透瓷、尖晶石基玻璃渗透瓷和氧化锆增韧氧化铝玻璃渗透全瓷。先在耐火代型上形成晶体骨架，再将镧系玻璃粉熔融后通过毛细管作用渗透入瓷的孔隙。

（5）切削成型全瓷

包括长石基切削瓷、二硅酸锂基切削瓷和玻璃渗透切削瓷。通过机械切削工艺制作修复体，现代计算机辅助设计与制作（CAD/CAM）技术使个性化修复体的加工自动化。以 CEREC 为代表的 CAD/CAM 椅旁系统可以制作包括嵌体、高嵌体、部分冠、贴面和全冠等所有的单个修复体。2006 年上市的 IPS Empress CAD Multi 渐变色切削瓷块拥有多种颜色，颈 1/3 遮色，中 1/3 过渡，切 1/3 半透明部分形成无交界线的自然过渡。通过椅旁加工软件可视化地控制多层色瓷块的切削加工，使修复体的色泽更接近天然牙齿。CAD/CAM 技术快速、准确、质量稳定且适应范围广，已成为未来修复的发展方向之一。临床上常用的硅基陶瓷商品及强度见表 4-3。

表 4-3 牙体组织与修复材料强度比较

分类	主要晶相	挠曲强度
牙本质	—	34～98
VitaBLOCS 瓷立方	长石瓷	154+15
Vita SUPRINITY 增强型硅酸锂陶瓷	锆增强型二硅酸锂瓷	420～580
VitaENAMIC 弹性瓷	陶瓷与树脂双重网络结构	150～160
IPS Empress	IPS Empress 白榴石陶瓷	185
IPSemax	二硅酸锂瓷	500～530
Upeare UP.press	二硅酸锂瓷	400
3M Lava Ultimate Lava 优韧瓷	纳米复合陶瓷	360～400

4.3.2.3 硅基陶瓷修复体的临床应用

（1）牙体缺损情况下的适应证把握

牙体缺损是牙体硬组织不同程度的外形、结构破坏缺损或发育畸形，导致牙体形态、咬合和邻接关系异常。一般可进行填充治疗，但是当牙体缺损严重时，树脂填充修复已经无法达到固定、美观等需求时应当采用修复方法进行治疗。硅基陶瓷是在口腔修复中常用的材料，根据牙体缺损不同程度可以使用不同修复形式。当然硅基陶瓷也可以作为原材料来制作不同种类的修复体。

① 嵌体

嵌体（inlay）是嵌于牙体内部的修复体，与填充修复的适应证相似。临床以热压铸瓷技术或者 CAD/CAM 切削技术较为常用。白榴石增强热压铸瓷、二硅酸锂增强热压铸瓷、长石基切削瓷及二硅酸锂基切削瓷等均可用作嵌体修复。白榴石增强热压铸瓷致密度高于传统烧结出来的白榴石增强烤瓷，并且经过反复多次加热，可提高瓷的强度，透明度与牙齿更为接近。二硅酸锂增强热压铸瓷中大量的针状的二硅酸锂晶体交错形成互锁微结构，显著增加了强度和断裂韧性，因此具备较高的力学性能；另外，尽管其具有较好的半透明性，但是透明度没有白榴石增强铸瓷高。长石基切削瓷具有良好的切削性能、半透明性和抛光性能，虽然强度和韧性相对较弱，但对天然牙体的磨损很小。二硅酸锂基切削瓷是先通过压铸方法制成瓷块，切削成型后再进行晶化热处理。瓷的力学性能显著提高，同时，晶化热处理后瓷的透明度显著提高，同时能够较容易着色和调整，能更好地仿真牙齿颜色。嵌体只能修复缺损部位的牙体组织，不能保护剩余部分的牙体组织，当缺损范围大牙壁有折裂风险时应设计高嵌体。

② 高嵌体

高嵌体（onlay）为部分嵌入牙冠内、部分高于牙面的修复体形式，与嵌体相比可大大降低牙折风险，与全瓷冠和桩核冠相比，能够保存更多的牙体组织以达到微创治疗的目的。多项研究表明，二硅酸锂类材料的抗折强度高于白榴石类。热压铸法的瓷密度高、晶体粒子小、强度高，同时，玻璃成分较多，具有半透明性、美观的特点。CAD/CAM 是近几年数字化技术发展的代表，不仅能够提高制作修复体的速度、精度和美观程度，而且还能减少制作过程中的气泡，增强抗折强度，精简制作步骤，减少误差和刺激，满足患者对牙体修复的需求。

③ 全瓷冠

全瓷冠（all ceramic crown）是以全瓷材料制作成的覆盖整个牙冠表面的修复体。硅基陶瓷可制作烤瓷熔附金属全冠、全瓷冠等。两者的区别在于内冠的制作材料：金属烤瓷冠的内冠是金属，而全瓷冠的内冠是瓷，比如氧化物陶瓷（一般用于后牙）、尖晶石基玻璃渗透瓷（一般用于前牙）。由于磨牙区承担咀嚼力量较大，为避免饰瓷崩裂含饰瓷的全瓷修复体更适合前牙区牙体缺损的修复治疗。瓷熔附金属修复体是由金属基底（冠）和熔附于其表面的瓷构成，兼顾金属材料的强韧与陶瓷材料的美观，是既有良好的力学性能还有自然的牙齿外观的修复体。金属烤瓷材料中以长石（主要天然钠长石或钾长石）为主要原料，在高温下烧至熔融状态，大部分形成具备良好的半透明性玻璃质，少部分和金属氧化物一起生成能够提高烤瓷强度白榴石，所以烤瓷冠具有外观逼真、表面光滑、耐磨性强、不易变形等优点。全瓷冠按照不同的加工工艺可以分为不同种类的陶瓷，具有不同的特点以及相应的功能。

④ 瓷贴面

瓷贴面（ceramic veneer）修复是采用粘接技术用全瓷修复材料直接覆盖牙面，以恢复牙体的正常形态和色泽的方法。瓷贴面具有表面光泽度高、与牙齿颜色贴合、生物相容性好等特点，受到广泛应用。可以用于修复轻度染色及变色的前牙、切角切缘有损伤的前牙、上侧切牙舌向错位或者过小牙等保留足够釉质粘接界面面积的牙体，否则选用全冠修复。长石质瓷、白榴石和二硅酸锂均可以用于贴面的制作。

（2）牙列缺损

在临床中，可以采用固定局部义齿修复、可摘局部义齿修复和种植等方式帮助患者修复牙列缺损。医生可根据牙列缺损的程度，选用适合的方式。二硅酸锂可以通过热压铸法制作前牙（包括前磨牙）三单位桥。切削成型瓷的强度小于铸瓷，因此仅可用于前牙三单位桥体。

4.3.2.4 硅基陶瓷未来发展趋势

近年来，全瓷修复体凭借其美学特征与良好的生物相容性，避免了传统金属烤瓷修复体一系列不良反应，如牙龈黑线、红肿出血等问题，成为口腔材料研究与临床修复的热点。硅基陶瓷理化性能较为稳定，低导热，难导电，并以其硬度高、耐磨的特性成为目前较为理想的修复材料之一。在早期固定修复体中，由于陶瓷材料本身抗折强度不足等原因，口内使用一段时间后全瓷翼板粘接桥常在翼板或连接体处发生折裂。而氧化锆凭其更优良的力学性能及强度相对弥补了硅基陶瓷的不足。经过充分烧结操作后的氧化锆陶瓷抗折强度相较于其他种类陶瓷材料得到了显著提升。但氧化锆修复体的临床粘接失败率相比于硅酸盐类更高，四方钇氧化锆的粘接临床效果弱于二硅酸锂，故目前氧化锆陶瓷大部分仅涉及髓腔固位的高嵌体制作或全冠修复体制作。虽然近年来已发展出多种增强氧化锆表面可粘接性的处理方法，如使用氧化铝颗粒喷砂、涂布含有 10-MDP 的处理剂等，但锆瓷粘接强度耐久性的问题仍无法得到有效解决。

硅涂层技术对改善氧化锆表面活性的启迪：氧化钇稳定四方晶相氧化锆陶瓷作为另一种临床上应用广泛的全瓷材料，由于其不含有玻璃相化学较为惰性，针对硅酸盐陶瓷的氢氟酸蚀刻、硅烷化处理对其效果甚微，因而无法与树脂材料形成良好的粘接效果。

报道证实，硅涂层联合硅烷偶联剂的应用可以显著改善氧化锆陶瓷与树脂水门汀的粘接强度。硅涂层可以显著提高氧化锆表面的硅含量，通过氢氟酸蚀刻使涂层表面实现物理粗糙化，通过硅烷偶联剂实现化学结合。临床上摩擦化学法操作简单，基本原理是利用含二氧化硅涂层的氧化铝颗粒进行喷砂，将二氧化硅嵌合在氧化锆陶瓷表面，形成了能够产生一定微机械固位力并可与硅烷偶联剂反应的氧化锆表面。溶胶-凝胶法通过镀膜的方法在氧化锆陶瓷表面导入硅元素，其相对于热解法和化学摩擦法而言具有需要热处理的温度低、技术设备简单、适用范围广泛等优点，可以显著提高氧化锆陶瓷表面粘接强度。

4.3.3 羟基磷灰石生物陶瓷材料

4.3.3.1 概述

羟基磷灰石（hydroxyapatite，简称 HA 或 HAP）组成与天然磷灰石矿物相近，是脊椎动物骨和齿的主要无机成分，结构亦非常接近，呈片状微晶状态。它作为骨代替物被用于骨移植。

HA 陶瓷的制备一般可从分解动物的骨组织和人工合成获得，后者又分湿法和固相反应。最常用的方法是反应共沉淀法，它是将钙质原料和磷酸盐或磷酸，分别配制成合适浓度的液体，按钙磷原子比 1.67，在 pH＞7 的环境下，控制适当温度进行反应合成，沉淀物经脱水干燥，高温煅烧得浅绿色合成晶体的团聚体，纯度达 99.5% 以上，其化学组成主要为 CaO、P_2O_5。单一的 HA 成型和烧结性能较差，易变形和开裂。加入 $ZrO_2+Y_2O_3$、

ZnO 和含镁盐的 CPM 复合试剂等,可使其具有良好生物相容性和足够机械强度,且无毒。连续热等静压烧结是制备理论密度的高致密 HA 的有效方法。

(1) 固相反应法

这种方法与普通陶瓷的制造方法基本相同,根据配方将原料磨细混合,在高温下进行合成:

$$6CaHPO_4 \cdot 2H_2O + 4CaCO_3 \xrightarrow{1000 \sim 1300℃} Ca_{10}(PO_4)_6(OH)_2 + 4CO_2 + 4H_2O$$

(2) 水热反应法

将 $CaHPO_4$ 与 $CaCO_3$ 按 6:4 摩尔比进行配料,然后进行 24h 湿法球磨。将球磨好的浆料倒入容器中,加入足够的蒸馏水,在 80~100℃恒温情况下进行搅拌,反应完毕后,放置沉淀得到白色的羟基磷灰石沉淀物。其反应式如下:

$$6CaHPO_4 + 4CaCO_3 == Ca_{10}(PO_4)_6(OH)_2 + 4CO_2 + 2H_2O$$

(3) 沉淀反应法

此法用 $Ca(NO_3)_2$ 与 $(NH_4)_2HPO_4$ 进行反应,得到白色的羟基磷灰石沉淀。其反应如下:

$$10Ca(NO_3)_2 + 6(NH_4)_2HPO_4 + 8NH_3 \cdot H_2O + H_2O == Ca_{10}(PO_4)_6(OH)_2 + 20NH_4NO_3 + 7H_2O$$

4.3.3.2 分类

(1) 致密型 HAP 生物陶瓷(H 型)

该种陶瓷的制备是将 HAP 基材加入添加剂及黏结剂制成一定的颗粒,然后在金属模内加压成型,生坯经烘干在 900℃烧成素坯,素坯可以进行精加工,然后在 1300℃左右加压烧结而成。

致密 HAP 具有一定的可加工性,在临床使用中极为方便,但因其植入人体内后,只能在表面形成骨质,缺乏诱导骨形成的能力,仅可作为骨形成的支架,主要用于人工齿根种植体。

(2) 多孔型 HAP 生物陶瓷(DH 型)

该种陶瓷具有较好的生物降解性、较大的比表面积,有利于生物组织的附着,适当的孔径更有利于生物组织和器官的长大。劣势在于强度较低,只能用于一些强度相对较低的部位。在口腔医疗中,主要用于颌骨的置换及修补,在外科手术中主要用于整容。

(3) 复合型 HAP 生物陶瓷(FH 型)

类似于多孔 HAP 陶瓷,但制法不同,其方法是选用适当含钙的磷酸盐玻璃与磷酸钙陶瓷进行复合。主要是在高纯 HAP 粉末中加入一定比例的 $CaO-P_2O_5-Al_2O_3$ 系玻璃体,高温烧结(温度比 H 型低 200℃)而成。

这种陶瓷的气孔率可达 20%~30%,显气孔孔径为 80~200μm,其多孔表面上富集着 HAP 晶体,因而具有较好的生物活性和力学性能。

(4) 混合型 HAP 生物陶瓷(FHD 型)

该种陶瓷是利用多孔 HAP 面料涂覆到 HAP 芯料上而成。它弥补了多孔 HAP 多孔和致密 HAP 陶瓷的缺点,兼顾了两者的优点,获得了较好的效果。因为多孔 HAP 陶瓷植入人体组织后,有利于快速发挥活性,但材料本身的机械强度低于致密 HAP 陶瓷,而致密 HAP 陶瓷比表面积小,生物活性发挥缓慢,综合以上情况根据二者结合的原理,制成人工齿根,其机械强度与致密 HAP 陶瓷的接近,生物活性相当于多孔 HAP 和复合 HAP 陶瓷。

4.3.3.3 特性

(1) 物理化学特性

对于人体的骨骼来说，羟基磷灰石是其中重要的成分之一，HAP 具有较大的理论密度（$3.156g/cm^3$），同时其折射率在 1.64 左右，莫氏硬度在 5.0 左右。HAP 能够微溶于水，显弱碱性，在酸中溶解度较高，但难溶于碱。具有较强的离子交换能力，其中钙离子经常被 Cd^{2+}、Hg^{2+} 以及 Sr^{2+}、Ba^{2+} 等离子交换；OH^- 可以被 F^-、Cl^- 等卤素离子快速交换。同时含有羟基的氨基酸、有机酸以及蛋白质等也容易与 HA 发生反应。

(2) 良好的生物相容性

HA 有良好的生物相容性，植入体内不仅安全，无毒，还能传导骨生长。HA 能使骨细胞附着在其表面，随着新骨的生长，这个连接地带逐渐萎缩，并且 HA 通过晶体外层成为骨的一部分，新骨可以从 HA 植入体与原骨结合处沿着植入体表面或内部贯通性孔隙攀附生长。HA 生物活性陶瓷是典型生物活性陶瓷，植入体内后能与组织在界面上形成化学键性结合。HA 生物活性陶瓷和骨键接的机制不像生物玻璃那样需要通过在其表面形成富硅层，进而形成中间键接带以实现键合。致密羟基磷灰石陶瓷植入骨内后，由成骨细胞在其表面直接分化形成骨基质，产生一个宽为 $3\sim5\mu m$ 的无定形电子密度带，胶原纤维束长入此区域和细胞之间，骨盐结晶在这个无定形带中发生。随着矿化成熟，无定形带缩小至 $0.05\sim0.2\mu m$，羟基磷灰石植入体和骨的键合就是通过这个很窄的键接带实现的。

Poter 等人发现 Si 的引入可加速 HA 的溶解，同时 HA 界面增加的 Ca、P、Si 离子可加速骨磷灰石的沉淀及陶瓷表面的骨的形成，从而增加了 HA 的生物活性。T. Mark 等人评估了几种 HA 的溶解性和降解速率后发现，经过烧结的 HA 由于高的结晶性以及没有可置换的离子，所以其溶解度较其它 HA 更低。这表明结晶是影响 HA 降解的一个因素，且高结晶的 HA 比贫晶的 HA 更稳定而不易降解。他们同时发现，颗粒越大，其溶解度和降解率越低。

4.3.3.4 应用

(1) 用作生物硬组织的修复和替换材料

这种材料主要用作生物硬组织的修复和替换材料，如口腔种植，牙槽脊增高，牙周袋填补，颌面骨缺损修复，耳小骨替换等。由于机械强度不够高，只限用于以上不承受大载荷部位。由于自然骨优异的强度和韧性，人们想到通过仿生的途径来提高生物陶瓷修复骨修复材料的性能。Landis 等人提出的骨微结构的模型已经广为人们所引用，尽管其中尚有一些细节没有实验验证。

经 HA 表面涂层处理的人工关节植入体内后，周围骨组织能很快直接沉积在羟基磷灰石表面，并与羟基磷灰石的钙、磷离子形成化学键，结合紧密，中间无纤维膜。HA 生物陶瓷植入肌肉或韧带等软组织或被一薄层结缔组织紧密包绕，无炎性细胞和微毛细管存在。作穿皮种植时，能在颈部和上皮组织密合，无炎症和感染发生。因此，HA 生物活性陶瓷也适用于穿皮器件及软组织修复。下面举一些应用的实例。

负霄以纳米羟基磷灰石/壳聚糖支架为载体，将包裹木通皂苷 D 的缓释微球负载于其中，观察其骨缺损修复作用。采用 W/O/W 方法制作包裹木通皂苷 D 的缓释微球，采用冷冻干燥方法制备负载包裹木通皂苷 D 缓释微球的纳米羟基磷灰石/壳聚糖支架与单纯的纳米羟基磷灰石/壳聚糖支架，检测缓释微球与缓释支架的体外释药能力。结果与结论：①包裹木通皂苷 D 的缓释微球与缓释支架均具有缓释作用，其中缓释支架的药物释放速率更加平稳、持久。②CCK-8 实验显示，缓释支架上的细胞增殖速率快于空白支架（$P<0.05$）；扫描电镜下可见，小鼠来源前成骨细胞 MC3T3-E1 覆盖在两组支架表面，其中缓释支架上的细胞数量要多于空白支架。③培养 7d、14d 时，缓释支架组的碱性磷酸酶活性，Runx2 mRNA 表达高于空白支架组（$P<0.05$）。

张雪梅将胶原材料分别浸泡于 0.25%戊二醛溶液中 0.5h（A 组）、24h（B 组）、72h（C 组）进行交联反应，D 组将胶原浸泡于碳化二亚胺中交联 4h，将交联后的各组胶原浸泡于纳米羟基磷灰石前体溶液中 7d 制备类骨质复合材料。分析各组复合材料与天然骨的矿化物物相组成、组成成分及微观结构。结果与结论：①X 射线衍射分析，复合材料的非晶相衍射峰稍高于天然骨，各组复合物中非晶相变化不明显；随戊二醛交联时间的延长，材料晶体峰值有增高趋势；碳化二亚胺交联后材料的晶体衍射峰值较戊二醛交联材料稍低。②傅里叶转换红外光谱分析，复合材料的化学组成与天然骨的组成相似，都是由胶原和羟基磷灰石组成，其中羟基磷灰石中部分 PO_4^{3-} 被 CO_3^{2-} 取代；不同交联方法对材料无机相改变的影响差别不明显。③扫描电镜，胶原的不同交联方法对所形成晶体的形貌影响不明显，胶原纤维互相缠绕，其上有大量的细针样晶体沉积，聚成团，晶体分布均匀，晶体尺寸是纳米量级。④结果表明以纳米羟基磷灰石前体及胶原为材料可制作自组装成类骨质复合材料。

（2）纳米羟基磷灰石复合材料在癌症治疗中应用

HAP 纳米粒子抗肿瘤作用机理及特点。有研究表明，HAP 纳米粒子对肺癌肝癌、骨肉瘤、胃癌等多种癌细胞的生长具有不同程度的抑制作用。主要原理是 HAP 纳米粒子释放出高浓度 Ca^{2+} 可以使细胞机能紊乱，并通过破坏端粒酶诱导肿瘤发生凋亡。研究人员对 HAP 纳米粒子的抗肿瘤作用进行了深入研究，发现其在不同肿瘤细胞中的抗肿瘤效果并不相同。如王志新等应用 MTT 法检测 HAP 在体外对 3 株人源性泌尿系肿瘤细胞增殖的影响，结果显示 HAP 能明显抑制 3 种细胞的增殖，作用效果与浓度、时间以及肿瘤细胞类型有关。说明 HAP 具有强细胞毒性和较广的抑瘤谱。唐胜利等的实验研究发现，HAP 纳米粒子不仅对人肝癌 BEL-7402 细胞的增殖有抑制作用，还对肝癌细胞的凋亡起诱导作用，细胞毒性较强。王芊等通过实验研究不同浓度的 HAP 纳米粒子对骨肉瘤 U2OS 细胞黏附、生长增殖以及凋亡的影响，发现 U2OS 细胞的黏附没有受到显著影响，但是 U2OS 的克隆形成受到明显的抑制；HAP 纳米粒子浓度达到一定值时，骨肉瘤细胞 U2OS 的增殖受到明显的抑制。说明 HAP 纳米粒子对骨肉瘤细胞有抑制增殖和促进凋亡的作用，但作用效果与纳米粒子浓度并没有直接的线性关系。Qing 等的研究结果也显示，Nano-HAP 对骨肉瘤细胞具有显著的杀伤作用，但效应并非与纳米粒子的浓度有直接的线性关系。

基于 HAP 粒子的纳米体系在癌症治疗中的应用，普通纳米羟基磷灰石体内易发生聚沉，从而造成粒径较大、分布不均匀等问题，在临床应用上仍存在着较大障碍。欧阳晨曦等制备了一种具有超微尺度、生物活性高以及不易发生聚沉的羟基磷灰石颗粒溶胶。通过腹腔将其注射到小鼠体内，发现羟基磷灰石颗粒溶胶能明显抑制小鼠胃癌的生长和转移，并且没有引起急性毒性反应。但当其静脉注射入小鼠时，仍存在团聚的现象，易引发心肌衰竭和呼吸障碍等疾病。冯凌云等在超声波作用下用 $Ca(OH)_2$ 饱和溶液制得针状微晶形态的 HAP 溶胶（HAP-sol）。实验发现，HAP-sol 能明显抑制 W-256 癌肉瘤细胞和艾氏腹水瘤细胞的增殖，且作用效果与溶胶浓度有一定的关系。陈超等发现 HAP-sol 能诱导人舌癌细胞株 Tca8113 的凋亡，作用效果与浓度以及处理时间有关，其作用机制可能与溶酶体的启动相关。Hou 等在老鼠活体内进行了磁性纳米 HAP 在热疗中的抗肿瘤试验。将具有磁性和没有磁性的纳米 HAP 分别注射进老鼠体内，在磁场的环境中进行热疗。15d 以后，注射过磁性纳米 HAP 的老鼠体内的肿瘤体积有了明显的减小，并且在皮下注射试验中，磁性纳米 HAP 的生物相容性好，毒性低。

纳米羟基磷灰石在肿瘤免疫治疗领域中也具有应用潜力。董文涛等利用水热法合成棒状纳米羟基磷灰石，以人乳腺癌细胞裂解蛋白作为肿瘤抗原，以 HAP 负载肿瘤裂解蛋白并刺激人外周血单个核细胞来源的树突细胞，将刺激后的树突细胞与同源淋巴细胞共培养，分离共培养后的同源淋巴细胞，并检测其对人癌细胞和正常细胞的体外杀伤效应。结果表明：所制备的纳米 HAP 无纳米毒性且生物相容性良好；HAP 对人树突细胞吞噬肿瘤抗原有明显的促进作用，同时可以诱导同源淋巴细胞产生显著的抗原特异性免疫反应，杀伤率可达 40%以上。

研究表明 HAP 还可以作为药物载体用于癌症治疗。Ye 用 P123 和 Tween-60 的聚合物胶束为模板合成了 HAP 纳米管并用于药物负载，纳米 HAP 的中空形貌可以比一般的载体携带更多的药物，且内部药物的释放可以通过 pH 值控制。

（3）纳米 HAP 作为药物载体应用

纳米 HAP 作为药物载体，需要特殊的形态以实现高容量的药物负载。HAP 的微观结构对材料的宏观理化性能及生物力学特性有着重要作用。作为药物载体，纳米 HAP 可通过调节相组成来调控吸收速率；可提高药物传递效率和可控释放，从而减少剂量和给药次数，降低毒副作用。纳米 HAP 的微观形貌直接影响着它的载药性能，通过控制 HAP 的表面形貌及晶体尺寸，如纳米颗粒、纳米棒状、纳米针状、纳米管状、纳米微球、纳米介孔、纳米层片状等，赋予 HAP 不同的表面性能、力学性能及生物学性能，是其作为药物载体的重要研究内容。

Zhao 等采用水热法制备了中空微球和纳米颗粒两种形貌的 HAP，对药物阿霉素（DOX）的吸附行为进行了研究。结果显示，HAP 中空微球负载效率比纳米 HAP 颗粒更高，具有更好的药物缓释性和更长的药物释放时间，说明 HAP 的比表面积和孔结构是影响其吸附效率的主要因素。此外，Palazzo 研究了片状和针状 HAP 纳米晶对顺铂（CDDP）、二（乙二胺铂）甲膦酸盐（DPM）、阿仑膦酸盐三种药物的体外吸附和释放作用。结果表明，针状纳米 HAP 有利于阳离子药物 CDDP 的吸附，片状纳米 HAP 有利于阴离子药物阿仑膦酸盐的吸附。中性药物 DPM 在 HAP 中的释放速率比阳离子药物 CDDP 和阴离子药物阿仑膦酸盐更快，虽然阳离子药物 CDDP 或阴离子药物阿仑膦酸盐的释放不依赖于 HAP 纳米颗粒的形貌，但中性的 DPM 药物分子在针状 HAP 的释放速率比片状 HAP 更快。SUN 等研究了纳米 HAP 作为甲氨蝶呤（MTX）药物载体的形态效应。以聚乙二醇（PEG）为模板，通过控制溶液的 pH 值原位合成了物相组成和官能团相似，但形貌不同（层片状、棒状和球形）的 HAP/MTX 杂化物。MTT 实验结果表明，三种形貌的杂化物对肿瘤细胞均有较高的抑制率，其中层状 HAP 的载药率最高，药物的释放速率最慢，且释放时间最长，对肿瘤细胞抑制率最高，其次为棒状和球状 HAP。

4.3.3.5 未来发展趋势

就羟基磷灰石生物陶瓷来说，从致密向多孔发展是一个引人瞩目的课题。针对 HA 生物陶瓷力学性能差的特点，人们首先进行的是致密 HAP 陶瓷的研究。致密 HA 的表面显气孔率较小，经电镜观察孔径为 80μm，有较好的力学性能。致密 HA 具有一定的可加工生物陶瓷材料及其发展动态性，在临床使用中极为方便，但因其植入人体内后，只能在表面形成骨质，缺乏诱导骨形成的能力，仅可作为骨形成的支架，主要用于人工齿根种植体。

近10年来，多孔羟基磷灰石陶瓷受到重视，其宏观多孔生物材料的兴起，更加引起了材料工作者的极大兴趣，取得了相应的科研成果。如果植入骨基质的替换物为骨单位提供支持框架，则骨单位可以此为依托生长，骨缺陷可以重建和修复，如果为骨缺陷提供骨基质替换物在孔隙结构上与骨单位及脉管连接方式相一致，则植入材料会促进骨组织的重建。因此，植入体（生物陶瓷）应当模仿骨结构，在充分研究骨结构的基础上，应加快设计生物陶瓷种植体的形状及结构。

对于多孔生物陶瓷种植体而言，孔径、气孔率及孔的内部连通性是骨长入方式和数量的决定因素。孔隙的大小应满足骨单位和骨细胞生长所需的空间，当种植体内部连通气孔和孔径为5~40μm时允许纤维组织长入；孔径为40~100μm时允许非矿化的骨样组织长入；孔径大于150μm时能为骨组织的长入提供理想场所；孔径大于200μm是骨传导的基本要求；孔径为200~400μm最有利于新骨生长。

多孔HA具有诱导骨形成的作用和能力，研究表明，多孔HA植入人体后能使界面的软硬组织都长入孔隙内，形成纤维组织和新生骨组织交叉结合状态，能保持正常的代谢关系。多孔HA生物陶瓷因其强度较低，只能用于一些强度相对低的部位，在口腔医疗中主要用于颌骨的置换及修补，在外科医疗主要用于整容。

李波采用活性炭辅助微波烧结的方法制备多孔碳酸化磷酸钙纳米陶瓷。通过考察多孔陶瓷坯体在不同烧结温度的线收缩率和抗压强度得到合适的烧结温度。1000℃微波烧结得到多孔碳酸化磷酸钙纳米陶瓷：抗压强度约为2.5MPa，平均晶粒尺寸约为132nm，孔隙率约为75%。与常规陶瓷相比，该种陶瓷抗压强度相当，晶粒尺寸更小并且微观结构更均匀，并降低了烧结温度约100℃。活性炭不仅有利于辅助磷酸钙陶瓷微波升温，还有利于引入碳酸根，为制备A型碳酸化羟基磷灰石纳米陶瓷提供了新思路。动物骨内植入的初步实验表明这种新型材料较常规材料具有更优的生物活性。

陈晨采用添加造孔剂法制备孔隙呈现梯度分布的多孔载Ag羟基磷灰石（Ag-HA）陶瓷。研究了造孔剂分布、烧结温度和载Ag含量对梯度多孔Ag-HA陶瓷孔隙度的影响。分析了烧结产物的物相组成和微观形貌，测量了烧结后梯度多孔Ag-HA陶瓷的压缩性能和抗菌性能。研究结果表明：随着中间层造孔剂含量增加，梯度多孔Ag-HA陶瓷的孔隙度增大，抗压强度减小；随着烧结温度的增大，梯度多孔Ag-HA陶瓷的孔隙度减小，抗压强度增大；当造孔剂分布为20%-10%-20%（质量分数），压制压力为100MPa，烧结温度为1150℃，Ag含量为2.0%（摩尔分数）时，烧结后梯度多孔2.0Ag-HA陶瓷的孔隙度为24.7%，抗压强度为12.6MPa。XRD分析表明烧结产物为掺杂Ag离子的HA相。SEM观察表明烧结样品的孔隙呈现梯度分布。梯度多孔Ag-HA陶瓷的抗菌实验表明：随载Ag含量和孔隙度的增大，梯度多孔Ag-HA陶瓷对于大肠杆菌和金黄色葡萄球菌的抑菌圈直径增加，表现出较强的抗菌性能，而纯HA陶瓷未表现出抗菌性能。

4.3.4 磷酸三钙生物陶瓷材料

4.3.4.1 概述

磷酸钙陶瓷含有CaO和P_2O_5两种成分，是构成人体硬组织的重要无机物质，植入人体后，其表面同人体组织可通过键的结合，达到完全亲和。其中，HA在组成和结构上与人骨和牙齿非常相似,具有较高的力学性能,在人体生理环境中可溶解性较低;TCP 与骨的结合性好,无排异反应,在水溶液中的溶解程度远高于 HA,能被体液缓慢降解、吸收,为新骨的生长提供丰富的钙、磷,促进新骨的生长。除了这二者,磷酸钙生物陶瓷还包括可降解、吸收的锌-钙-磷氧化物陶瓷(ZCAP)、硫酸锌-磷酸钙陶瓷(ZSCAP)、磷酸铝钙陶瓷(ALCAP)和铁-钙-磷氧化物陶瓷(FECAP)等。

磷酸钙化合物的分类通常是按照具有的 Ca/P 原子比(钙磷比)进行,磷酸钙陶瓷是具有不同钙磷比磷酸钙陶瓷的总称。各种磷酸钙化合物高温下的结构与其钙磷比、温度、加热速度、气氛等因素有关;合成工艺的不同,也将影响其热特性(主要是其热稳定性)。各种磷酸钙化合物均具有一定的溶解性,磷酸氢钙、磷酸三钙和羟基磷灰石的溶度积如下:磷酸氢钙 $pK=6.57$;磷酸三钙 $pK=28.7$;羟基磷灰石 $pK=57.8$。

在水中磷酸氢钙的溶解能力最强,磷酸三钙次之,羟基磷灰石最稳定。因此,由磷酸氢钙及磷酸三钙制作的骨修复材料可以逐渐溶解,同时沉淀结晶为羟基磷灰石。

4.3.4.2 特性

(1)生物相容性好

广泛应用的生物降解陶瓷为 β-磷酸三钙(简称 β-TCP),属三方晶系,钙磷原子比为 1.5,是磷酸钙的一种高温相。β-TCP 的最大优势就是生物相容性好,植入机体后与骨直接融合,无任何局部炎性反应及全身毒副作用。其不足是高切口敏感性导致的低疲劳强度,较高刚性和脆性使其难以加工成型或固定钻孔。

钙磷比在决定体内溶解性和吸收趋势上起着重要作用,所以和 HA 相比,TCP 更易于在体内溶解,其溶解度约比 HA 高 10~20 倍。β-TCP 的降解速率与其表面构造、结晶类型、孔隙率及植入动物的不同有关。例如,随表面积增大、结晶度降低、晶体结晶完整性下降、晶粒减小以及 CO_3^{2-}、F^-、Mg^{2+} 等离子取代而使降解加快。为此控制 β-TCP 的微观结构及组成,可以制备出不同降解速度的材料。

Jorg Handschel 等人研究发现在无负重骨处没有直接和 TCP 相连的骨,同样在界面处也没有造骨细胞,而这部分是由于 TCP 降解后导致介质酸化所造成的。这同样也证明了介质的 pH 值不会随所使用的 TCP 颗粒的浓度而改变,它取决于造骨细胞和颗粒直接的相互作用,包括造骨细胞功能的减弱。Inone 等人研究发现,TCP 从第三周起开始降解,同时从第三周起骨开始形成,他们还比较了空隙率分别为 50%、60%、75% 的 TCP 的性能,发现 75%的 TCP 是较好的骨替代物,但机械强度不高,只能用于无负重处或与固定装置结合。此外,用 Si 稳定 TCP 可以增加其骨传导性和骨组织的修复。

(2)具有骨诱导性

郭小双采用化学共沉淀法及过氧化氢发泡法,将羟基磷灰石及 β-磷酸三钙以 6∶4 的比例在 1100℃条件下烧结 3h 获得双相钙磷陶瓷,利用 X 射线衍射评估材料组成成分。分离 SD 大鼠骨髓间充质干细胞,接种于双相钙磷陶瓷,通过扫描电镜、鬼笔环肽及 DAPI 染色观察细胞的黏附,CCK8 法评估细胞增殖,碱性磷酸酶测定法评估骨髓间充质干细胞的碱性磷酸酶表达活性。将不含骨髓间充质干细胞的双相钙磷陶瓷置入比格犬竖脊肌内,于 4、8、12 周对样本行大体检测、组织染色,测算新骨生成率,从而评估双相钙磷陶瓷的异位骨诱导效率。结果:成功制备双相钙磷陶瓷,X 射线衍射分析可见羟基磷灰石及 β-磷酸三钙特异性的衍射峰。扫描电镜可见双相钙磷陶瓷表面广泛分布大孔及连通孔,孔壁粗糙不平,孔内可见均匀分布的微孔。鬼笔环肽及 DAPI 染色显示,骨髓充质干细胞在材料表面伸展黏附，共培养后逐渐从不规则形转变为均一的长梭形。CCK8法提示共培养后第1天，细胞活力降低，而第3、4、5、7天，细胞增殖活力逐渐增加。碱性磷酸酶活性检测提示，与对照组相比，共培养后第1、7天，双相钙磷陶瓷组的骨髓间充质干细胞可分泌更多的碱性磷酸酶。双相钙磷陶瓷顺利置入比格犬竖脊肌内，术后8周材料孔隙内可见骨样组织沉积，术后12周大孔成骨比例为0.77±0.11，孔内成骨面积比例为0.71±0.14。双相钙磷陶瓷具有良好的生物相容性及异位骨诱导效率。

（3）脆性

磷酸钙陶瓷的主要缺点是其脆性。致密磷酸钙陶瓷可以通过添加增强相提高它的断裂韧性，多孔磷酸钙陶瓷虽然可被新生骨长入而极大增强，但是在再建骨完全形成之前，为及早代行其功能，也必须对它进行增韧补强。磷酸钙陶瓷基复合材料，已经成为磷酸钙生物陶瓷的发展方向之一。

4.3.4.3 应用

磷酸三钙材料主要应用于口腔和矫形外科，临床作为骨修复或替换材料，多种商业的磷酸钙制品在美国、欧洲和日本纷纷上市。下面举一些实例供大家参考。

郑启新将牛骨形态发生蛋白（bBMP）与多孔磷酸三钙（TCP）陶瓷结合制成BMP/TCP复合人工骨材料。将BMP/TCP材料植入小鼠肌肉后，第8天在植入材料表面和孔内诱导出软骨，14天出现交织骨，21天出现板层骨和骨髓。将BMP/TCP材料植入兔股骨髁间腔洞状骨缺损内，第2、4、8和12周时材料内新骨形成量均明显多于单纯TCP对照侧。实验证明BMP/TCP复合人工骨材料具有良好的诱导成骨能力，能增加新骨的形成和促进骨缺损的修复。

宋宏杰通过在兔颅骨上制造贯通缺损，植入磷酸三钙骨水泥。术后分别在4周、8周、12周进行观察。结果显示：4周时见新生骨长人工骨内，形成钉突；8周时见新生骨与人工骨形成嵌合；12周时人工骨内成骨。此研究表明磷酸三钙具有良好的生物相容性、骨引导性和可降解性，是骨重建的理想材料。

王征等将主要成分为β-TCP脱有机质骨多孔颗粒保持天然松质骨的孔隙结构，植入骨缺损后外形保持完整。术后4周材料与周边组织紧密结合，新生骨组织长入β-TCP孔隙内，原有骨缺损部位界限清楚，植入材料无明显吸收变小，中心部位无软组织或骨组织长入。植入8周β-TCP周边组织进一步向内部生长。β-TCP中心部位新生成的骨组织较少。植入12周β-TCP被周边新生骨组织严密包裹，且与新生骨组织界限模糊，植入材料部分吸收变小，新生骨小梁增多增厚并长入植入材料内部，但新骨形成量及形成速度降低。研究结果表明：多孔β-TCP修复包容性骨缺损具有优良的成骨性能，可作为一种骨组织工程多孔支架材料，但需要改善其降解速度。

唐华以葛根素与磷酸三钙为材料，根据负压吸附的原理制备葛根素/磷酸三钙支架材料，制备的葛根素/磷酸三钙支架材料具有多孔网状结构，抗压性强度增加，孔隙率减小；葛根素/磷酸三钙支架材料浸提液可增加MLO-Y4细胞活性与对照组比较，模型组大鼠股骨组织出现明显的坏死现象，BMD降低，Tb.BV/TV、Tb.Th和Tb.N均减少，血清中血钙、血磷水平下降。

曹畅评价β-磷酸三钙在下颌第三磨牙拔除后牙槽窝内的成骨效果，同时评价其对于第二磨牙远中牙周的预后效果。CBCT测量试验组新生骨体积分数为63.3%±2.2%，对照组为50.1%±1.9%，组间比较差异有统计学意义（$P<0.05$）。试验组牙槽骨高度变化量为

（5.53±0.39）mm，对照组牙槽骨高度变化量为（1.53±0.27）mm，组间比较差异有统计学意义（$P<0.05$）。术后 6 个月，试验组第二磨牙远中颊角探诊深度为（3.0±0.7）mm，对照组为（6.6±0.8）mm，组间比较差异有统计学意义（$P<0.05$）。结论：应用 β-磷酸三钙进行下颌第三磨牙拔除术后骨缺损修复可以显著增加下颌第二磨牙远中牙槽骨高度，并能促进拔牙窝内新生骨的形成，降低第二磨牙远中牙周袋探诊深度，具有良好的临床效果。

单纯胫骨平台后外侧塌陷骨折在临床上非常少见，对于该区域的塌陷移位骨折必须进行解剖复位关节，并选择合适的填充材料及内固定物牢固固定。朱寅探讨 β-磷酸三钙结合 T 型锁定钢板经改良后外侧入路治疗单纯胫骨平台后外侧塌陷骨折的稳定性、临床疗效及生物相容性。结果显示：①术后所有患者膝关节骨折均解剖复位，骨折愈合时间 9~14 周；术后 12 个月 β-磷酸三钙基本完全吸收，被新生骨替代，骨缺损处均获得满意修复。②15 例患者术后 12 个月与术后即刻的胫骨外侧平台后倾角与内翻角度数、Rasmussen 影像学塌陷评分、Rasmussen 影像学总评分比较差异均无显著性意义（$P>0.05$）。③术后 12 个月，15 例患者的膝关节 HSS 评分 89~100 分，Lachman 试验、Pivot-shif 试验及侧方应力试验均阴性。④随访期间未发生植入物周围感染和过敏反应。

另外有多名学者研究 3D 多孔 β-磷酸三钙支架材料可以用来修复骨缺损，3D 打印技术的出现为疾病或者事故导致的骨缺损修复带来了新的解决思路。生物陶瓷材料如磷酸三钙有良好的生物相容性、可降解性、良好的骨诱导及成骨特性。王帅将三种不同孔径多孔 β-TCP 支架材料植入兔骨缺损模型中，术后 12、24 周 X 射线检查可见三种孔径中（400±20）μm 支架材料组骨缺损区愈合更好；术后 4 周时，三种孔径中（400±20）μm 碱性磷酸酶高于其它两种孔径组。陈宏亮应用 3D 打印技术针对实验兔股骨髁制备个性化 β-TCP 仿生骨支架 25 枚，β-TCP 仿生骨支架的形态和结构与设计目标相符，内部结构与兔股骨相似，存在小梁和空隙且相互贯通相连，较大孔孔径为（223.02±18.20）μm，微孔孔径为（15.06±0.09）μm，孔隙率为 65.10%±1.38%，抗压强度为（3.83±0.65）MPa。实验组兔股骨髁骨缺损在术后 2 周完全愈合。

有研究证明，SiO_2-P_2O_5-CaO-MgO-K_2O-Na_2O 系统具有不同组玻璃和微晶玻璃的表面活性。重点在于其成分在生物活性动力学中的作用，即 pH 值的改变、硅胶的形成及其在模拟体液中浸泡不同时间后向羟基磷灰石的演变。通过热分析、SEM-EDS 观察和相分析（XRD）对玻璃和微晶玻璃进行了表征。对最具代表性的一组样品进行了 XPS 测量，以评估硅胶和羟基磷灰石生长过程中表面物种的演变。为了指出生物活性机制对细胞活性的作用，在同一组样品上研究了小鼠成纤维细胞 3T3 在预处理前和处理后（浸泡在 SBF 中）对材料的反应。各种玻璃之间的主要差异与改性剂氧化物比例和 MgO 含量有关，这似乎对玻璃的热性能和表面反应性的稳定性都有影响。表面表征和体外试验表明，原始形态的不同玻璃和玻璃陶瓷的反应性几乎没有变化。相反，由于表面的离子释放和亲水性不同，SBF 预处理前后的不同表面性质似乎对玻璃和玻璃陶瓷的生物相容性都有影响，影响细胞活力和蛋白质吸附。

4.3.4.4　未来发展趋势

基于仿生原理，制备类似于自然组织的组成、结构和性质的理想生物陶瓷，应该是生物陶瓷的一个发展方向。磷酸钙盐生物陶瓷人工骨，虽然与骨盐的组成相同，但不同部位的骨性质是不尽相同的，为此组成和结构类似于骨骼连续变化的多孔磷酸钙陶瓷的研究是正在进行的非常有价值的课题。

对于可生物降解的磷酸钙生物陶瓷而言，磷酸钙陶瓷在体内从无生命到有生命的转变过程，即无机物的钙磷是如何转变成为生物体内的有机钙磷，其中是否存在一个晶型转变或晶型转变的过程是如何进行的；材料降解后其产物在体内的分布和代谢途径以及各分支的量的关系等也应引起材料工作者的高度重视。

4.3.5　氧化铝生物陶瓷材料

4.3.5.1　概述

氧化铝生物陶瓷材料是一类暴露于生物环境中几乎不发生化学变化的惰性生物陶瓷，它在体内能耐氧化、耐腐蚀，不降解，不变性，也不参与体内代谢过程，不与骨组织产生化学结合，而是被纤维结缔组织膜所包围，形成纤维骨性结合界面。从材料结构上看，此类材料比较稳定，分子中的化学结合力比较强，具有较强的机械强度和耐磨损性。氧化铝单晶的生产工艺有提拉法、导模法、气相化学沉积生长法、焰熔法等。

（1）提拉法

即是把原料装入坩埚内，将坩埚置于单晶炉内，加热使原料完全熔化，把装在籽晶杆上的籽晶浸渍到熔体中与液面接触，精密地控制和调整温度，缓缓地向上提拉籽晶杆，并以一定的速度旋转，使结晶过程在固液界面上连续地进行，直到晶体生长达到预定长度为止。提拉籽晶杆的速度 1.0～4mm/min，坩埚的转速为 10r/min，籽晶杆的转速为 25r/min。

（2）导模法

简称 EFG 法。在拟定生长的单晶物质熔体中，放顶面下所拟生长的晶体截面形状相同的空心模子即导模，模子用材料应能使熔体充分润湿，而又不发生反应。由于毛细管的现象，熔体上升，到模子的顶端面形成一层薄的熔体面。将晶种浸渍到基中，便可提拉出截面与模子顶端截面形状相同的晶体。

（3）气相化学沉积生长法

将金属的氢氧化物、卤化物或金属有机物蒸发成气相，或用适当的气体做载体，输送到使其凝聚的较低温度带内，通过化学反应，在一定的衬底上沉积形成薄膜晶体。

（4）焰熔法

将原料装在料斗内，下降通过倒装的氢氧焰喷嘴，将其熔化后沉积在保温炉内的耐火材料托柱上，形成一层熔化层，边下降托柱边进行结晶。用这种方法晶体生长速度快、工艺较简单，不需要昂贵的铱金坩埚和容器，因此较经济。

4.3.5.2　应用

1933 年 Rock 首先建议将 Al_2O_3 陶瓷用于临床，1963 年由 Smith 用于矫形外科。20 世纪 70 年代至 80 年代中期，许多国家如美国、日本、瑞士等国家，都对氧化物陶瓷，特别是氧化铝生物陶瓷进行了广泛的研究和应用。由于氧化铝陶瓷植入人体后表面生成极薄的纤维膜，界面无化学反应，多用于全臀复位修复术及股骨和髋骨部连接。通过火焰熔融法制造的单晶氧化铝，强度很高，耐磨性好，可精细加工，制成人工牙根、骨折固定器等。多晶氧化铝，即刚玉，强度大，用于制作双杯式人工髋关节、人工骨、人工牙根和关节。

Boutint 在 1972 年首先报道了用氧化铝陶瓷制作的人体髋关节在生理和摩擦学方面

的优越性及其在临床上的应用。高纯氧化铝陶瓷化学性能稳定，生物相容性好，呈生物惰性；由于其硬度高，耐磨性能好，因此磨损率比其它材料至少小 1~2 个数量级。

单晶氧化铝陶瓷的力学性能更优于多晶氧化铝，适用于负重大、耐磨要求高的部位，但其不足之处在于加工困难。中国陶瓷在实验室研究水准上完全可达到 ISO 标准，但用于临床仍有一定差距，材料未达到 ISO 标准。另外氧化铝属脆性材料，冲击韧性较低；弹性模量和骨相差大，陶瓷的高弹性模量，可能引起骨组织的应力，从而引起骨组织的萎缩和关节松动，在使用过程中，常出现脆性破坏和骨损伤。近年来，国外有关学者在氧化铝陶瓷增韧方面作了大量的工作，诸如改变材料的显微结构；利用 ZrO_2 相变增韧或微裂纹增韧，以及在瓷体中人为造成裂纹扩散的障碍等，取得了显著的效果。

4.3.6 生物活性玻璃

4.3.6.1 概述

生物玻璃陶瓷的主要成分是 CaO-Na_2O-SiO_2-P_2O_5，比普通窗玻璃含有较多钙和磷，能与骨自然牢固地发生化学结合。它具有区别于其他生物材料的独特属性，能在植入部位迅速发生一系列表面反应，最终导致含碳酸盐基磷灰石层的形成。生物玻璃陶瓷的生物相容性好，材料植入体内，无排斥、炎性及组织坏死等反应，能与骨形成骨性结合；与骨结合强度大，界面结合能力好，并且成骨较快。目前此种材料已用于修复耳小骨，对恢复听力具有良好效果。但由于强度低，只能用于人体受力不大的部位。目前制备生物活性玻璃的方法主要是采用溶胶-凝胶法制备，采用该方法制备的材料具有特殊的化学组成、纳米团簇结构和微孔，因而比表面积较大，生物活性比其他生物玻璃及微晶玻璃更好。由于溶胶-凝胶法制备的材料纯度好、均匀性高、生物活性好和比表面积大等特点，具有更好的研究及应用价值，特别是生物活性玻璃多孔材料在用作骨组织工程支架方面具有很好的前景。

生物活性玻璃及玻璃陶瓷最显著的特征是植入人体后，表面状况随时间而动态变化，表面形成生物活性的碳酸羟基磷灰石（HCA）层，为组织提供了键合界面。

（1）组成

生物活性玻璃的组成主要为 SiO_2、Na_2O、CaO、P_2O_5 等。生物活性玻璃陶瓷是在生物活性玻璃的基础上，控制晶化得到的多晶体。与传统钠钙硅体系玻璃相比，具有三大组成特征：SiO_2 含量低；Na_2O、CaO 含量高；CaO/P_2O_5 比例高。

（2）性质

快速的表面反应；无定形二维结构使强度及断裂韧性低；弹性模量（30~35MPa）低，与皮质骨接近；可切削生物玻璃具有良好的加工性能。

（3）制备工艺

生物活性玻璃的制备工艺与传统的玻璃制备工艺基本相同，包括称重、混合、熔合、熔化、均匀化、玻璃形成等。玻璃陶瓷则还需在一定的热处理制度下控制玻璃成核与晶粒生长。

4.3.6.2 应用

① 45S5 生物活性玻璃用于中耳小骨置换、颌骨缺损修复、牙周缺损修复、骨嵴维护植入体，不引起细胞损伤、无降解产物、无感染性。

② Ceravital 生物活性玻璃陶瓷用于中耳外科手术，是一种低钠、钾的生物活性玻璃

陶瓷。

③ 磷灰石-硅灰石活性玻璃 A-WGC，用作脊椎假体、胸骨修复、额骨修复以及骨缺损修复，已成功应用于数万名患者。

④ 可切削生物活性玻璃陶瓷（MBGC），主要用在颌面、脊椎、牙槽硬组织修复以及口腔修复，其特点是优良的可加工性及骨结合性。

PerioGlas（倍骼生）是由生物活性玻璃材料开发出的一种牙科口腔组织修复材料，用于牙种植中促进骨组织生长、牙周炎的缺损修复、囊肿切除后的填充、上颌窦提升等。在全世界范围临床应用已 12 年多。

NovaBone（固骼生）是由生物活性玻璃材料开发出的一种骨科组织修复材料，用于各种骨缺损、骨折的修复愈合，临床应用已 5 年。

Dermglas（肌肤生）是由生物活性玻璃材料开发出的一种既能促进软组织损伤创面愈合，又具有持续骨诱导性/传导作用的产品，用于各种慢性自身修复困难的皮肤溃疡、糜烂等伤口的愈合，如糖尿病足、下肢静脉溃疡、褥疮、瘘管；各种创伤性骨折、骨不连、骨延迟愈合等效果显著。

Camgna（盖美拉）又称锶强化生物活性玻璃，是一种能与牙结构发生物理和化学反应，易于同牙结构黏着的组合物，既对牙骨组织又对软组织具有良好键合功能的高科技生物活性材料。锶强化生物活性玻璃由中国武汉大学与湖北顶盛生物工程有限公司共同研发，并获得国家知识产权专利证书，应用于洁牙产品和骨科组织修复等领域。

COMBEST（康倍）又称生物活性玻璃创面凝胶，两种主要成分：生物活性玻璃和透明质酸钠。由上海诺帮生物科技有限公司研制的拥有独立知识产权的一类新型复合生物活性材料。应用于软组织损伤愈合产品，用于各种皮肤溃疡、糜烂等伤口的愈合，效果显著。

NovaMin（诺华敏）是由生物活性玻璃材料开发出的一种口腔牙齿修复材料，用于牙科手术后的口腔修复，起到消炎止血，口腔溃疡创面的愈合，封闭牙本质小管，消除牙本质过敏症等，效果显著。诺华敏系列健齿产品不含氟，具有抗敏防蛀、固齿美白、止血消炎、消除异味、愈合口腔溃疡等疗效，在美国被誉为牙膏工业的最新革命。

ACTIMINS（生物活性矿物质）是生物活性玻璃在纯铂金器皿中，经过 1900℃的高温两次煅烧，提纯出新一代生物活性玻璃，命名为"Actimins"。在治疗牙龈炎、牙出血以及解除牙松动症状等有显著作用（专利号：2004100128976）。

在多种骨缺损的治疗程序中，如牙齿创伤和骨质疏松症、骨髓炎等疾病需要合适且有前景的生物材料，而生物活性玻璃陶瓷（BGC）最近获得了巨大的发展，其被认为是最有前景的生物材料。生物活性玻璃陶瓷已被广泛用作骨组织的填充材料，由于其通过钙离子和磷酸盐离子的溶解与硬组织和软组织形成强界面，而使它在植入后消除了特定的生物反应。目前治疗骨缺损的重点是将生物材料与天然药物（如顺势疗法）和生物材料相结合，以将不良影响降至最低。目前的研究重点是构建掺有新型顺势疗法药物磷酸钙的纳米生物玻璃陶瓷颗粒（nBGC），其可用于牙科和骨治疗植入物。

4.3.7　医用碳素材料

4.3.7.1　概述

自然界中碳的分布很广，有单质碳，但更多以化合物形式存在。单质碳有多种同素异形体，主要有金刚石结构、石墨结构和无定形结构。碳是生物惰性的材料，在人体中化学稳定性好、无毒性、与人体组织亲和性好、无排异反应。特别需指出的是，无定形碳具有优良的力学性能，可以调整组成和结构改变其性能，满足不同的应用要求。无定形碳虽然不与人体组织形成化学键合，但允许人体软组织长入碳的空隙，形成牢固结合，碳周围的人体软组织可迅速再生，有人认为无定形碳具有诱发组织生长的作用。由于无定形碳独特的表面组成和表面结构，与血液长期接触引起的凝血作用非常小，不会诱发血栓，因而广泛用作心血管材料。

在医学中常用的无定形碳包括：低温各向同性碳、玻璃状碳、超低温各向同性碳、类金刚石碳、碳纤维增强复合碳材料。

低温各向同性碳（low temperature isotropic carbon，LTIC）、玻璃状碳（glass carbon）、超低温各向同性碳（ultralow temperature isotropic carbon，ULTIC）均为无序晶格，统称为涡轮层碳。涡轮层碳的微观结构为无序结构，看起来很复杂，但实际上与石墨结构具有一定的相似性。从生物医学材料的观点出发，涡轮层碳的最大特点是具有优良的细胞生物相容性和抗凝血性，以 LTIC 和 ULTIC 更为突出。

玻璃状碳是一种不可石墨化的单块碳，具有很高的各向同性特征，原生表面及断面有玻璃体外貌特征，但仅限于外观，并无硅酸盐玻璃的空间网状结构。玻璃状碳由无规则的大约 5nm 的晶粒组成，具有非常低的孔隙率，对液体和气体的渗透性很低。

类金刚石碳（diamond-like carbon，DLC）中除无定形结构的碳之外，还包含有少量的金刚石微晶、石墨微晶等，其物理性能与金刚石非常相似。由于制备类金刚石的原料为碳氢化合物，因此在类金刚石中除碳外，还含有较多的碳-氢基团，随其中碳-氢基团的种类和数量不同，类金刚石碳的性质亦有较大变化。它具有高硬度 $1200\sim1800kg/mm^2$、高耐磨损、低摩擦系数、高耐腐蚀、组织相容和血液相容的优良特性。其制备工艺包括：等离子体化学气相沉积、离子束增强沉积、离子镀和 PIII-IBED 等。

4.3.7.2 医用碳素材料应用

医用碳素材料可应用于人工心脏瓣膜，心脏缝合环涂层，起搏器电极，血液氧合微孔分离膜涂层，耳通道管，牙根、牙片植入体涂层，人工关节涂层，经皮连接器涂层（表 4-4）。

表 4-4 医用碳素材料应用

应用	材料
人工心脏瓣膜	LTIC、DLC
心脏缝合环涂层	ULTIC
血液通道器件	LTIC/ULTIC
起搏器电极	多孔玻璃-ULTIC
血液氧合微孔分离膜涂层	ULTIC
耳通道管	LTIC
牙根、牙片植入体涂层	ULTIC、DLC
人工关节涂层	LTIC、DLC
经皮连接器涂层	LTIC

4.3.8 复合生物陶瓷材料

复合生物陶瓷是指生物用复相陶瓷的总称。由多种组分构成，含有多相的生物用陶瓷材料。研究结果表明，复合生物陶瓷材料具有较好的力学性能、化学稳定性和生物相容性，是一种很有应用前景的复合生物陶瓷材料。生物陶瓷的强度是一个非常重要的指标，为了提高生物陶瓷的强度，许多材料工作者进行了深入的探讨。Ivanchenko 等人用硅硼酸钠玻璃来增强 HA，当玻璃相为 59%、烧结温度小于 1000℃、孔隙率为 33% 时，得到 HA 的机械强度为 47MPa。Towler 运用纳米 ZrO_2 在低温下烧结制备了高致密度的 HA-ZrO_2 复合生物陶瓷。该技术由于使用了纳米 ZrO_2，故降低了烧结温度。因 HA 分解常发生在烧结过程中，但在 1200℃ 烧结时，因烧结温度较低，故避免了 HA 的分解，使主晶相仍为 HA，且复合材料的强度高于纯 HA。黄传勇等采用化学共沉淀法制备了羟基磷灰石和二氧化锆超细粉，并以此为原料，通过不同材料的优化组合，用烧结法制备了 HA-ZrO_2 二元体系复合生物陶瓷材料，其抗折强度达到 120MPa，断裂韧性值为 1.74MPa·$m^{1/2}$，几乎为纯 HA 的两倍，接近骨组织（致密骨的抗折强度为 160MPa，断裂韧性值为 2.2MPa·$m^{1/2}$）。

Silva 等研究了机体 HA/ZrO_2 复合生物陶瓷材料的生物学反应，发现该材料的相容性符合植入材料的要求。Kim 等采用多孔的 ZrO_2 骨支架，表面采用羟基磷灰石涂层，在二氧化锆和羟基磷灰石之间喷涂氟磷灰石（氟磷灰石在高温下比较稳定，可阻止羟磷灰石与二氧化锆的反应。因为羟基磷灰石和二氧化锆的反应不仅使材料的力学性能降低，而且会使材料的生物相容性降低），制备出了符合要求的生物陶瓷材料。

上海交通大学马瑞通过混合注射成型技术合成陶瓷掺入比例（质量分数）为 0、20%、40% 和 60% 的 n-HA/PEEK 复合物和 n-CS/PEEK 复合物，研究材料的生物力学、表面形貌、化学组成、表面粗糙度、亲水性、降解性能等，确定 n-HA 和 n-CS 的最佳掺入比例。n-HA/PEEK 复合物和 n-CS/PEEK 复合物表面有大量的 n-HA 或 n-CS 颗粒均匀分布；n-HA 和 n-CS 的掺入都能提高 PEEK 的表面粗糙度和亲水性；根据材料力学的测试结果，对 n-HA/PEEK 和 n-CS/PEEK 复合物来说，质量分数 40% 都是纳米无机颗粒的最佳掺入比例。

魏天月选用无机陶瓷纳米粒子氧化铝（Al_2O_3）作为复合材料改性的增强相，无毒、安全可靠，制备了十八种不同配方的 Al_2O_3/PEEK 复合材料，探究出制备新型复合材料的最佳方法和配方比例。后对不同粒径、不同质量分数 Al_2O_3 粒子增强的 Al_2O_3/PEEK 复合材料进行各项材料性能表征实验。分析结果显示结合了机械搅拌、超声波分散、球磨分散等实验方法制备的 Al_2O_3/PEEK 复合材料界面分散性得到明显改善。电子万能试验机测定出了不同粒径（30nm、0.2μm、5μm）、不同质量分数（2.5%、5.0%、7.5%、10.0%、12.5%、15.0%）的 Al_2O_3 粉体增强复合材料拉伸强度、弯曲强度、冲击强度及弹性模量、维氏硬度等力学性能的影响。结果显示，30nm 粒径的氧化铝增强体较 0.2μm 及 5μm 粒径的氧化铝增强体对复合材料拉伸强度、冲击强度、维氏硬度、韧性提高更多，力学性能更适合作为脊椎植入性产品的原料。5μm 粒径氧化铝增强体较其它两种粒径增强体而言对复合材料的弯曲强度提高更多，刚度较大，韧性较差。具体来说，12.5%质量分数的 30nm 粒径 Al_2O_3/PEEK 复合材料，拉伸性能最优异，较纯 PEEK 而言，提高了 10%；15%质量分数的 30nm 粒径氧化铝增强复合材料抗冲击强度和维氏硬度最好，与纯 PEEK 相比分别提高了 60%和 26%；质量分数为 12.5%的 5μm 氧化铝增强复合材料弯曲强度最高，较纯 PEEK 提高 12.6%。

新型氧化锆基纳米羟基磷灰石生物梯度功能陶瓷具备层间结合牢固、抗压和抗剪切强度高的力学性能。王倩应用扫描电镜和 X 射线衍射仪检测氧化锆基纳米羟基磷灰石生物梯度功能陶瓷的微观形貌和物相。①扫描电镜显示，梯度层间结合紧密，晶粒体积基本均一，有少量氧化锆团聚，越靠近表面层纳米羟基磷灰石含量越高，且有均匀的小孔隙。②X 射线衍射仪检测显示主要以四方相氧化锆和纳米羟基磷灰石衍射峰为主，另有少量 β-磷酸三钙、α-磷酸三钙、$CaZrO_3$ 和单斜相氧化锆晶体。③结果间接表明表层纳米羟基磷灰石在梯度层过渡下与氧化锆基体层结合牢固，氧化锆基纳米羟基磷灰石梯度功能生物材料是一种力学和生物学性能优良的陶瓷材料。

陈程为了探索 3D 打印微孔聚醚醚酮/纳米羟基磷灰石生物材料颅脑修复的功能，基于 3D 金属打印技术结合聚醚醚酮材料制备构建具有微孔结构聚醚醚酮，通过悬浮涂层和熔融结合技术在微孔聚醚醚酮表面制备出具有生物活性的纳米羟基磷灰石（nano-hydroxyapatite）生物陶瓷涂层，并植入 7 例患者颅骨缺损处，根据术后影像学来分析颅骨的修复情况。制造出骨骼内部的微仿生结构，孔隙支持细胞穿过和代谢物流通，并为种植细胞提供优良的微环境，以利于其的黏附、增殖及分化。3D 打印微孔聚醚醚酮/纳米羟基磷灰石生物材料能做到更好的颅脑修复。

生物活性多孔羟基磷灰石（HA）基陶瓷无法满足大段骨部位力学性能需求，也是骨修复材料领域亟待解决的世界性难题。魏森森创新性地使用不同表面改性处理碳纤维（CF）作为增强剂和造孔剂，制备兼具优良力学性能和生物学性能的微孔 CF 增强 Mg 掺杂 HA（CF/Mg-HA）生物陶瓷。分别对碳纤维进行酸处理和热处理（T-CF）和采用磁控溅射法在 CF 表面构筑厚度可控 Si 涂层（Si-CF），获得造孔 T-CF 和增强体 Si-CF；进而通过热处理和气氛保护烧结制备了具有优异力学性能和生物学性能的微孔 CF/Mg-HA 生物陶瓷。结果表明：微孔 CF/Mg-HA（质量分数 0.2%T-CF+0.3%Si-CF）的压缩强度比微孔 Mg-HA（质量分数 0.2%T-CF）提高了 13.5%，且由于 Mg^{2+} 的掺杂和微孔的共同作用，微孔 CF/Mg-HA 能够快速诱导磷灰石形成，具有优异的生物活性，制备的微孔/Mg-HA 生物陶瓷在骨修复领域具有很大应用前景。

4.3.9 涂层生物陶瓷材料

在诸多生物骨科材料中，生物陶瓷涂层材料由于将金属（或合金）基材优良的力学性能和生物陶瓷涂层良好的生物学性能结合在一起，成为临床上广泛应用的生物骨科材料之一。

作为生物陶瓷涂层材料的基体一般要求为具有高强度、高韧性、低密度的金属及其合金，如不锈钢、钛及合金、钴铬钼合金、钴铬合金等，其中钛及其合金应用最为广泛。制备生物陶瓷涂层的方法主要有：热喷涂、物理气相沉积、化学气相沉积、溶胶-凝胶法、电化学、水热反应、玻璃黏附烧结和高分子复合树脂黏结剂法等。此外，还有金属表面改性，如氮化、碳化以及熔烧、电镀等工艺技术等。

近几年日本的 T.Kokubo 开展了用化学方法（如用 NaOH 溶液）处理纯钛的研究，通过处理使其表面活化，经模拟体液（SBF）浸泡获得表面钙磷涂层，其结合强度较高。活化后的纯钛表面生成了 TiO_2 凝胶，其具有诱导钙磷沉积的能力，即使在表面诱导沉积钙磷层溶解后，露出的 TiO_2 基体仍具有骨骼结合能力。此方法是否适用于钛合金还有待于进一步的研究，因为化学处理可能造成有害元素钒（V）的活化，加速钒离子从钛合金表面溶出。其可能的方法是在钛合金表面镀钛，或者将钛合金表面净化，去除表层区域的钒元素。

涂层的厚度对涂层与骨骼的结合有一定的影响。一方面需要有一定的厚度，以保证涂层在体液作用下存在足够的时间，促进植入物与骨骼组织的结合；另一方面，随着涂层厚度的增加，涂层残余应力增大，涂层材料本身的性质也容易表现出来，植入生物体内后，将影响材料与骨骼的结合。近年来的研究表明，理想的涂层厚度在 $50\mu m$ 左右（$30\sim90\mu m$）。在涂层厚度一定的前提下，涂层结晶度和相组成是决定涂层在体液作用下保留时间的重要因素。高结晶度的涂层（>90%）比较稳定，溶解较少；较低的结晶度（60%~70%）则容易发生溶解及降解。一般认为，涂层的结晶度与涂层和基体的结合状况成反比，具有较低结晶度的涂层有着较好的结合力。涂层晶粒越小，涂层与基体的润湿性越好，涂层与基体的结合性就会越牢固。

人造羟基磷灰石虽然化学组成与生物组织很相似，但其结晶程度和结构稳定性要比自然骨骼中的羟基磷灰石晶体高，因此植入生物体后长期不易降解，始终作为一种异质体残留在骨骼缺损组织中。在涂层中掺入少量固溶杂质元素，可以改善材料生物活性和生物降解率。陈德敏等采用液相反应法，即在氢氧化锶和氢氧化钙悬浊液中不断滴入稀硫酸，通过控制 pH 值反应合成掺锶羟基磷灰石固溶体。实验结果表明，用锶元素掺杂于羟基磷灰石结构中，形成的掺锶羟基磷灰石比纯的羟基磷灰石具有更好的骨骼缺损修复能力。掺杂还可以增强生物陶瓷涂层的结构稳定性。张亚平等在钛合金表面用激光涂覆生物陶瓷涂层时，在一定配比的 $CaHPO_4 \cdot 2H_2O$ 和 $CaCO_3$ 中掺入少量 Y_2O_3 粉末，发现少量 Y_2O_3 有利于激光化学反应合成 HA，并增加其结构稳定性，使涂层组织成为具有一定择优取向的细小的不规则的多边形晶体。其原理是：激光涂覆时，化学位与浓度梯度是熔体内传质扩散的推动力，而少量 Y_2O_3 能使上述两种梯度差增大，促进 HA 的生成。

爱迪特（秦皇岛）科技股份有限公司氧化锆表面处理剂是将含有硅基成分的溶剂喷涂在氧化锆修复体内冠表面，通过玻璃熔融原理，经过 900℃烧结 30min 后可在氧化锆表面形成硅涂层结构，在不影响修复体固位情况下在氧化锆粘接界面完成表面改性。改性后的氧化锆表面可直接按照玻璃陶瓷临床粘接方法处理。由于二硅酸锂涂层与氧化锆渗透式紧密结合，此状态下修复体粘接性能与耐久性或将取决于硅基涂层质量与性状。

高啟坤通过阳极氧化法制备钛纳米管，应用模拟体液浸泡法将羟基磷灰石沉积在 TiO_2 纳米管基材表面，构建活性涂层。随后采用滴加法加载盐酸米诺环素构建复合涂层。场发射扫描电镜见光滑钛片呈镜面状，钛纳米管呈蜂窝状，管径大小均一，大多集中在 50~90nm，其中 70nm 管径约占基材表面的 2/3；钛纳米管-羟基磷灰石表面有一薄层，云雾状的灰白色沉积物；钛纳米管-羟基磷灰石-米诺环素样品见大块的絮状物将蜂窝状的纳米管和薄层的羟基磷灰石完全覆盖。X 射线光电子能谱仪结果显示，在 140eV 和 350eV 处分别出现磷和钙元素的特征性波峰。X 射线衍射仪观察在 $2\theta=34°$、$38°$、$40°$和 $53°$可见 4 个显著的骨样磷酸盐衍射峰。傅里叶红外光谱检查在 $1550cm^{-1}$ 和 $3050cm^{-1}$ 分别出现 C=C 和苯环的特征性波峰。结论通过模拟体液浸泡法和滴加法，可将羟基磷灰石和米诺环素固定在钛纳米管基材表面，成功构建生物化和抗菌化双重修饰的复合涂层。

氧化锆陶瓷具有良好的力学性能和生物相容性，是一种应用前景广阔的硬组织植入体材料。为促进植入体与骨组织形成稳定的骨结合，代钏利用等离子喷涂制备了氧化锆增韧的锶、硅、氟微量掺杂羟基磷灰石（ZrO_2-DHA）涂层，对涂层物相、形貌以及力学性能和体外生物学性能进行了研究。结果表明锶、氟的共掺杂通过成骨分化的信号转导通路提高了羟基磷灰石涂层对成骨细胞的黏附和分化等生物学性能；不同复合组分的ZrO_2-DHA涂层均不同程度地促进了小鼠成骨前体细胞的细胞活力和成骨分化相关基因的表达。在细胞培养的第7天，DHA含量为70%的ZrO_2-DHA涂层（7DHA）Alp和Col-I的相对表达量分别是对照组的约2.8倍和2.3倍；ZrO_2-DHA涂层的力学性能随氧化锆组分的增加而增强，DHA涂层和7DHA涂层的硬度和结合强度分别为250.8HV、313HV和25.1MPa、31.8MPa；7DHA涂层中的交织网络结构，对残余热应力、压应力和拉伸力的承受能力较DHA涂层明显提升，满足植入体应用需求。

张岚采用电泳沉积（EPD）方法在纯钛表面沉积羟基磷灰石（HA）-MgO-壳聚糖（CS）复合生物陶瓷涂层，复合涂层在700℃条件下进行烧结处理，通过傅里叶变换红外光谱（FTIR）、透射电子显微镜（TEM）、扫描电子显微镜（SEM）表征了涂层的组成、结构和表面形态，同时进行涂层与基体的拉力测试。结果表明：当HA/MgO/CS质量比为1/1/1时，制备的HA/MgO多孔涂层与纯钛之间的黏合力约为30.2 MPa，多孔涂层的孔径在10～15μm之间，在1.5倍离子浓度的人体模拟体液中浸泡12天后多孔HA/MgO涂层表面完全覆盖一层类骨碳酸磷灰石晶体，说明多孔HA/MgO涂层具有良好的生物活性和生物相容性。

4.4 生物纳米陶瓷材料生物安全性研究

由于纳米羟基磷灰石在生物纳米陶瓷领域应用广泛，具有典型代表性，以纳米羟基磷灰石的生物安全性研究为例说明生物纳米陶瓷材料生物相容性研究进展。近年国内对纳米羟基磷灰石的生物安全性研究发展较快，尤其是在通过建立动物试验模型对纳米羟基磷灰石生物安全性进行评价的方面，国内的研究取得了较多的成果。主要从以下三个方面分析生物纳米陶瓷材料生物安全性研究。

① 按照ISO 10993标准评价纳米羟基磷灰石的生物安全性方面　葛亮等对纳米羟基磷灰石/半水硫酸钙（n-HA/CSH）复合型人工骨进行急性全身毒性试验、皮内刺激试验、致敏试验、MTT细胞毒性试验和遗传毒性实验（Ames试验）并与对照组比较。结果显示人工骨浸取液静脉及腹腔注射后不引起小鼠呼吸、进食改变或死亡，体重稳定。家兔皮内注射72小时后仅出现红斑或微弱水肿，豚鼠皮内注射后未出现过敏反应。MTT细胞毒性试验显示含HA 10%、20%、40%人工骨及纯n-HA、CSH的细胞增殖率均在77%以上，细胞毒性均为0～1级。Ames试验表明含HA 40%人工骨的不同浓度生理盐水浸取液引起鼠伤寒沙门氏菌回复突变均不超过阴性对照组的2倍。n-HA/CSH复合材料不引起全身毒性反应、皮内刺激反应和急性过敏反应，且无MTT细胞毒性，细胞相容性良好。

李静等通过急性溶血实验和致敏实验进一步评价纳米羟基磷灰石-氧化锆复合陶瓷的生物安全性。按复合陶瓷不同体积组成比分组，参照ISO/TR7405-84（E）的实验方法进行溶血实验；以健康成年白化豚鼠为实验动物，按照诱导阶段、激发阶段和动物观察的顺序进行致敏实验，按评分标准评价红斑和水肿反应程度，并对结果进行统计学分析。

发现不同体积组成比例的纳米羟基磷灰石-氧化锆复合陶瓷无溶血反应，无皮肤致敏作用。体外试验表明，纳米羟基磷灰石-氧化锆复合陶瓷生物安全性良好，但其生物活性还有待体内实验进一步证实。

② 通过建立动物试验模型评价纳米羟基磷灰石生物安全性方面　马宁等采用化学沉淀法制备 nHA，采用乙酸溶解和蛋白酶降解消化法从牛肌腱中提取Ⅰ型 Co，并用戊二醛交联，把 nHA 和 rhBMP-2 与 Co 溶液按比例混合，冻干制成 rhBMP-2/nHA/Co 复合材料。分别将材料与骨髓基质细胞复合培养，植入裸鼠肌囊内、兔下颌骨缺损处和犬的牙周组织缺损处。复合生物膜呈三维网孔状结构，具有良好的生物相容性；植入裸鼠肌囊内，能异位诱导成骨；修复下颌骨缺损，较对照组时间短、成骨量多；牙周组织缺损处有大量新生牙槽骨、牙骨质和牙周膜。rhBMP-2/nHA/Co 复合材料充分发挥其中每种物质的优点，具有良好的骨诱导和骨引导性，是组织工程学中一种新型替代骨组织的生物活性材料和支架材料。强巴单增等通过对纳米羟基磷灰石植入兔骨、肌肉术后炎性反应及成骨作用的观察，认为纳米羟基磷灰石是比较理想的临床骨缺损修复材料。富建明等通过实验来观察纳米羟基磷灰石修复颌骨缺损模型兔的生长特性及生物相容性。实验选用 24 只新西兰白兔，摸球法将实验兔随机分为实验组和对照组，每组 12 只。各组实验兔在下颌骨体部造成直径 1.5cm 的骨缺损，实验组以纳米羟基磷灰石修复，对照组以普通羟基磷灰石修复，结果发现实验组骨缺损修复区随时间增长修复材料被利用与新生组织结合成骨而不断减少，直至与正常骨接近而趋于稳定，对照组骨痂不能长入材料内。

③ 从分子生物学技术方面研究纳米陶瓷颗粒生物安全性　随着纳米技术的发展，研究人员开始重视纳米材料的毒性研究，并提出纳米技术安全性的关键是纳米颗粒的生物安全性。近两年不断有报道认为纳米颗粒确实存在生物毒性，但大多数停留在一般组织病理学和细胞毒性检测的细胞水平上，缺乏从根本上揭示颗粒与细胞发生毒性或生物不良反应的内在机制。首次从分子水平上研究纳米陶瓷颗粒对细胞 DNA 损伤的相关分子 P53 和 HSP70 的影响，并建立生物安全性评价的分子生物学技术；同时综合细胞和分子水平上的研究结果，系统评价了羟基磷灰石（HAP）及磷酸三钙（TCP）纳米颗粒（NP）对细胞的毒副作用途径和机制；并且在 ISO10993 与我国 GB/T 16886 标准框架下评价纳米陶瓷颗粒的生物安全性，探讨了现有生物材料的生物安全性评价方法与标准对纳米颗粒安全性评价的适用性，提出了安全性评价的流程，为纳米材料的生物学评价标准的建立奠定了科学基础。研究技术及成果包括以下几个方面：a. 纳米 HAP 和 TCP 的细胞毒性研究结果。根据 ISO 10993-5，采用琼脂试验和直接接触试验，证明一定浓度的纳米颗粒对细胞有明显的抑制作用，并且其细胞毒性与浓度呈一定的关联性。因此，采用常规细胞水平的检测不仅能初步评价纳米材料的细胞毒性，而且还能有效筛选材料与细胞的接触剂量，为进一步探讨 HAP NP 对巨噬细胞毒性作用的机制提供科学基础。b. 纳米 HAP 和 TCP 凋亡效应的细胞生物学研究结果。利用 TEM 及 FCM 技术，证明经 $20\mu g/mL$ 以上的 HAP NP 作用后，巨噬细胞出现了典型细胞凋亡的形态学的特征，并且主要处于早期和晚期的凋亡。因此可以说，HAP NP 诱导细胞凋亡是造成生物毒性的机制之一。c. 纳米 HAP 和 TCP 凋亡效应的分子生物学研究结果。通过 RT-PCR 等分子生物学技术，证明纳米级的陶瓷颗粒引起了 DNA 损伤相关基因的表达变化。作为一类具有监测细胞内 DNA 损伤状况功能的指标蛋白，P53 和 HSP70 在细胞受纳米陶瓷颗粒诱导后高表达。并且 P53 可能将继续调控下游相关基因（Gadd45、P21 等），而 HSP70 的反应性增高也将调控氧

化应激反应和细胞凋亡,以利于细胞抵抗外界的干扰。研究证明,在分子水平上不同浓度的纳米 HAP 和 TCP 颗粒对相关损伤基因的表达造成不同影响,而通过检测细胞损伤转导通路上 DNA 损伤信号因子活化程度以及相关基因表达水平的变化,将有助于更完善地解释纳米颗粒对细胞损伤的作用途径和机制。d. 纳米 HAP 和 TCP 的生物安全性的评价与分析。对纳米颗粒进行了细胞毒性、致敏、溶血、致突变性和植入等生物安全性评价,结果为生物安全性标准或体系的建立提供了初步的依据,并提出现在国家标准并不完全适合对纳米颗粒的生物学评价。同时,纳米颗粒的浓度大小及与组织的接触方式直接影响到 NP 与生物体相互作用的效应。因此,对 NP 的安全性评价需要从组织、细胞、分子等不同层面上进行系统的评估。

作为一种生物材料,纳米羟基磷灰石生物安全性研究在评价标准方面有一些问题:血液相容性试验只涉及需要评价的内容,而无标准的试验方法;对亚急性和长期毒性试验只提出了原则要求,而无标准的试验方法;局部植入试验虽然有详细的操作过程和要求,但对结果的评价只提出了原则要求,不易准确理解;虽然规定进行降解试验,但无标准试验方法;在生物学评价项目和方法中缺少对免疫体系的评价项目和试验方法。

纳米技术的快速发展促使了工程纳米材料接触人类和环境的频率不断上升。纳米颗粒与蛋白质、膜、细胞、DNA 和细胞器相互作用,建立了一系列依赖于胶体间作用力以及动态生物物理化学相互作用的纳米颗粒/生物界面。这些相互作用促进了蛋白冠形成、颗粒包裹、细胞内摄取和生物催化过程,这些过程可能具有生物相容性或对生物不利的结果。就其而言,生物分子可能在纳米材料表面诱导相变、自由能释放、重组和溶解。探测这些不同界面中,纳米材料性质(如尺寸、形状、表面化学、粗糙度和表面涂层)对结构和活性之间的影响关系,从而使得我们可以更加安全地使用这些纳米生物材料。

虽然国内外一些学者对纳米材料的生物安全性问题展开了初步的研究,获得了一些数据,取得了一些成果,但仍存在一些不足。目前已经研制出多种纳米材料,但只对少数几种进行了初步研究,大部分的纳米材料的毒理学效应以及它们与相应微米物质的差别、对人体健康的影响等,还没有进行过研究,实验数据有限。需要进行系统的实验、数据分析归纳才能建立相应的理论体系。由纳米物质的特殊理化性质可知,根据常规物质研究所得到的实验方法、毒理学数据库与安全性评价结果,可能不适用于纳米物质,这迫切要求我们建立纳米生物效应研究的新的实验方法,丰富基础数据库,从而完善纳米材料生物安全性研究的评价标准。

参考文献

[1] Khalajhedayati A,Pan Z,Rupert T J. Manipulating the interfacial structure of nanomaterials to achieve a unique combination of strength and ductility[J]. Nature Communications,2016,7:10802.

[2] Lin K,Xia L,Li H,et al. Enhanced osteoporotic bone regeneration by strontium-substituted calcium silicate bioactive ceramics[J]. Biomaterials,2013,34(38):10028-10042.

[3] Zhang W,Thiess A,Zalden P,et al. Role of vacancies in metal-insulator transitions of crystalline phase-change materials[J]. Nature Materials,2012,11(11):952-956.

[4] 龚家宝,曹又夫,刘燕,等.3D 打印技术在生物医用陶瓷硬组织领域的研究进展[J]. 成都大学学报:自然科学版,2021,

3：298-302.

[5] 张茜，董桂霞，瞿海洋，等. 溶胶-凝胶法制备 Al_2O_3 粉体及其陶瓷的性能研究[J]. 人工晶体学报，2016，45（1）：151-156.

[6] 孙瑞瞳，李享宜，胡一淳. 硅基陶瓷的临床应用现状与展望[J]. 中华口腔医学研究杂志，2021，2：72-78.

[7] 吴永豪，李向锋，朱向东，等. 高强度羟基磷灰石纳米陶瓷的构建及其促成骨细胞活性研究[J]. 无机材料学报，2021，5：552-560.

[8] 负霄，丁童，杨卫强，等. 负载木通皂苷 D 的纳米羟基磷灰石/壳聚糖支架修复骨缺损[J]. 中国组织工程研究，2022，26（27）：4293-4299.

[9] 张雪梅，马征，吴宓勋，等. 纳米羟基磷灰石前体与胶原自组装成类骨质复合材料的表征[J]. 中国组织工程研究，2020，10：1534-1539.

[10] 申欣，庞宇，孟昭旭，等. 纳米羟基磷灰石复合材料在癌症治疗中的应用进展[J]. 材料导报，2020：88-90.

[11] 卢英，荀晓伟，杨志伟，等. 纳米羟基磷灰石及其复合材料作为药物载体的研究进展[J]. 复合材料学报，2020，12：2953-2965.

[12] 王征，毛克亚，侯喜君，等. 多孔 β-磷酸三钙修复骨缺损的实验研究[J]. 解放军医学杂志，2008，33（9）：1136-1138.

[13] 唐华，万锐杰，刘伟. 葛根素联合磷酸三钙支架的制备及对激素性股骨头坏死大鼠的修复作用研究[J]. 河北医学，2021，3：395-401.

[14] 曹畅，王菲，王恩博，等. β-磷酸三钙用于下颌第三磨牙拔除术后骨缺损修复的自身对照研究[J]. 北京大学学报：医学版，2020，1：97-102.

[15] 朱寅，倪善军，王进，等. β-磷酸三钙结合 T 型锁定钢板植入治疗单纯胫骨平台后外侧塌陷骨折[J]. 中国组织工程研究，2020，12：1853-1858.

[16] 王帅. 3D 多孔 β-磷酸三钙支架材料制备及其修复骨缺损的试验研究[D]. 天津医科大学，2019.

[17] 陈宏亮，郭开今，陈向阳. 3D 打印 β-磷酸三钙仿生骨支架修复兔股骨髁骨缺损[J]. 骨科临床与研究杂志，2020，4：243-250.

[18] 钟锐，邱凯，万昌秀. 骨组织工程支架材料生物陶瓷的研究进展[J]. 医疗卫生装备，2005，4：26-28.

第 5 章 生物碳纳米材料

5.1 概述

碳是一种非金属元素，拉丁语为 carbonium，其意为"木炭、煤"，化学符号为 C。碳元素是自然界中最常见元素之一，广泛存在于大气与地壳中，其丰度在所有元素中排列在第 14 位。碳是一切生物有机体的骨架元素，碳的化合物是构成所有生物体的基础，在生物分子进化过程中起到了重要的作用；碳是人类最早接触并利用的元素之一，利用含碳植物来取暖和烹饪食物等，在现代人们的日常生活中和工业领域依旧有着广泛的应用；碳是地壳中最多的能源之一，推进人类文明的进步和社会的发展；碳是最稳定的元素之一，具有多样化的组成和结构，表现出优异的性能，在许多领域中发挥着重要的作用。

在元素周期表中，碳元素的原子序数是 6，其电子结构为 $1s^22s^22p^2$；位于外层的 2s 轨道容易与 2p 轨道杂化成键，常见的三种杂化方式是 sp^3 杂化、sp^2 杂化和 sp 杂化，可分别形成单键、双键和三键；碳原子间复杂的成键方式，造就了碳元素同素异形体结构的多样性，早在 18 世纪人们就对两种基本的同素异形体石墨和金刚石有了较多的研究。1772 年，法国著名的化学家拉瓦锡（1743—1794）在研究"燃烧的氧气学说"时，他通过燃烧金刚石（diamond），证明金刚石与木炭一样燃烧时产生二氧化碳；1797 年，英国化学家 S. Tennant（1761—1815）通过燃烧金刚石和石墨（graphite）释放出等量气体的事实，确信金刚石和石墨中含有相同的"基础"，称为碳。到了 20 世纪 80 年代中期，人们才发现并确认碳的第三种同素异形体。1985 年美国得克萨斯州休斯敦 Rice 大学 R. Smalley、R. Curl 和 H. Kroto 等人用大功率激光轰击石墨进行碳的气化实验，并利用质谱仪进行检测。他们发现，在某种特定的条件下 720nm（C_{60}）的质谱峰和 840nm（C_{70}）质谱信号都强，因此他们认为 C_{60} 是一个稳定的分子，从此碳元素有了第三种同素异形体。这种稳定的 C_{60} 是由 12 个五元环和 20 个六元环组成的类似足球的空心球状结构，并用圆顶建筑的发明人 Buckminster Fuller 的名字命名此类化合物为富勒烯（Fullerene）。在 C_{60} 被发现后不久，一些具有其它分子结构的富勒碳家族成员，比如说洋葱碳、海胆碳、蚯蚓碳、锥形碳、巴基葱等也都相继被发现。1991 年，日本 NEC 公司基础研究实验室的电镜专家 S. Lijima 博士在电弧蒸发石墨电极制备 C_{60} 的实验产物中意外地发现了一种呈针状的副产物，高分辨电镜观察表明该针状物是由 2~50 层同心石墨片层卷积而成的中空管，其直径为 4~30nm，长约 1μm，由于其组成元素为碳，直径在纳米尺度，因此被命名为碳纳米管（carbon nanotube），又称巴基管。这种管可分为由单层碳原子构成的单壁碳纳米管（single-walled carbon nanotubes，SWCNTs）和两层或以上碳原子构成的多壁碳纳米管（multi-walled carbon nanotubes，MWCNTs）。随着研究的进一步深入，碳材料的功能化以及碳材料的应用越来越受到广泛重视。新型碳材料不仅具有相当高的强度和韧性，还具有优异的电学、磁学以及光学等性能，在生物医学领域具有广泛的应用前景，包括电化学生物传感器、癌症诊断及治疗、抗菌、药物和基因传递、骨组织工程支架、生物成像等。

5.1.1 碳的物理化学性质

5.1.1.1 碳的力学性质

碳的同素异形体中金刚石和石墨具有完全不同的力学性质：金刚石是自然界最硬的固体，而石墨则是最软的固体之一；金刚石是刚性材料，无法进行塑性加工，石墨则可以任意加工出所需要的结构等。碳纳米管是由石墨片层卷曲而成的，其在力学性质方面，具有极高的强度、韧性和弹性模量。碳纳米管的弹性模量大约为1TPa，其模量约等于金刚石的弹性模量，拉伸强度能达到150GPa，表明了碳纳米管超强的力学性能。碳纳米管的密度约为$1.2\sim2.1g/cm^3$，约为钢的密度的1/6；另外碳纤维的强度高于钢，是铁的10倍。利用碳纳米管较佳的力学性能和纳米尺度，有可能将其制成一种纳米探针，如原子力显微镜探针。在纳米机械方面，研究者利用碳纳米管制成了世界上最小的纳米秤，量程为$10^{-15}\sim10^{-12}$克，可以用于检测一个病毒的质量。碳纳米管可有效地降低金属基复合材料的密度，被认为是一种理想的先进材料增强体，用于大幅度地提高聚合物、纳米陶瓷、耐磨硬质膜层及镀层材料的强度或韧性。

5.1.1.2 碳的热学性质

固体的热性质包括固体热容、热膨胀系数以及热导率等。固体内担负热作用的载流体有传导电子和晶格振动。金属材料是以传导电子为导热主体，金属以外的非导体包括石墨以晶格振动为导热主体。但就石墨结晶的热导性而言，石墨晶体的热性质有着明显的各向异性，常温下热膨胀系数为$1\times10^{-6}K^{-1}$，热导率为30W/(cm·K)；而在c轴方向上，热膨胀系数为$1\times10^{-6}K^{-1}$，热导率为0.06W/(cm·K)。石墨这种显著的各向异性热性质，使得其成为制备许多不同热性质材料的基础。比如，耐热碳材料具有下列特征：①直至高温不发生熔解和蒸发等相变化；②高温时不发生化学反应；③高温时强度高；④耐热冲击能力强等。而对希望具有良好导热性能的碳纤维来说，如果能够做到纤维方向完全为石墨的层面组成的话其热导率将比金刚石还高。

5.1.1.3 碳的电子性质

在讨论固体的电学性质时，可以笼统地将能带分为价带和导带，价带和导带之间称为禁带。当禁带宽度不大于0eV时，固体为导体；当禁带宽度大于0eV时，固体一般具有半导体性质。当价带没有完全充满时，固体具有空穴导电性质。金刚石的禁带宽度达5.47eV，具有极强的绝缘能力，经过掺杂，能够在金刚石中产生一定量的载流子，从而实现金刚石的半导体应用。C_{60}分子呈中性、不导电，固体本身是一种禁带宽度为1.5eV的直接跃迁式半导体。它的电导率很低，近似于绝缘体。但掺杂一定量碱金属后的C_{60}，从绝缘体变成导体。在石墨晶体中，碳原子以sp^2杂化轨道和邻近的三个碳原子形成共价单键，构成六角平面的网状结构，这些网状结构又连成片层结构。层中每个碳原子均剩余一个未参加sp^2杂化的p轨道，且都有一个未成对的p电子，在同一层中这种碳原子中的p电子共同形成一个电子可以离域的大π键，由于这些离域的电子可以在整个碳原子平面层中活动，所以石墨的电学特性表现为金属性或半导体型。

5.1.1.4 碳的磁学性质

物质按其磁性的不同可分为抗磁性（diamagnetism）物质、顺磁性（paramagnetism）物质两大类。如果在物质的原子或分子轨道中所有的电子都配对，那么电子自旋磁矩的矢量和为零，即产生的净磁场为零。若将这种物质放在外磁场中，在磁场的作用下，就要产生一个与外磁场方向相反的诱导磁矩而受到外磁场的排斥，因此没有未成对电子的原子、分子或离子都具有抗磁性。如果物质具有未成对电子，则由单电子的自旋产生的小磁场不能被抵消，净磁场不等于零，则该物质具有顺磁性。这种物质在外磁场中，不仅产生一个与外磁场方向相反的诱导磁矩，而且它的分子磁矩还沿磁场方向取向，由于分子磁矩比诱导磁矩大得多，总的结果是产生了与磁场方向一致的磁矩，因而受到外磁场的吸引，因此具有未成对电子的物质大都具有顺磁性。金刚石和石墨都是饱和的电子结构，因此结晶完美的金刚石和石墨都是抗磁性的。然而，由于石墨的禁带宽度几乎为 0，石墨基的碳材料总是存在大量的杂质和缺陷，大量载流子、杂质和缺陷的存在使得这类碳材料一般具有顺磁性。金刚石的禁带宽度很大，并且不容易进行掺杂，因而一般总是表现为抗磁性。

5.1.1.5 碳的光学性质

（1）折射、透过和吸收

自古以来金刚石就是最吸引人的宝石。经过加工后，它晶莹剔透、熠熠发光，这是因为金刚石具有高的折射率（可见光区域 n=2.42）和低的吸收系数。不仅是在可见光区域，金刚石在红外和紫外光的大部分区域都具有极好的透过性能。含有 N 原子杂质的天然金刚石只是在红外光 7～8μm 和紫外 0.25μm 左右存在弱吸收。类金刚石膜中含有较多不同状态的 C-H 键以及非 sp^3 杂化的 C-C 键时，在可见光下一般呈现黄色，具有低的折射系数，在红外光谱中可以观察到众多吸收峰，红外吸收光谱是测定类金刚石膜结构组成的重要方法。

（2）拉曼光谱

石墨碳纳米材料最引人注目的光学性质之一是其独特的拉曼性质。1928 年印度科学家拉曼发现当单色光作用于某物质时，在散射光谱中，除与入射光的频率相同的谱线特别强之外，在这条谱线的两侧还有较弱的若干条谱线，被称为拉曼效应。但由于灯光源的限制，这些谱线强度很弱不能用来进行有效的分析测量。近年来，由于激光光源的引入，使拉曼光谱获得强大的生命力，形成激光拉曼光谱法。不改变频率的散射称为瑞利散射，而频率改变的散射称为拉曼散射[如图 5-1（a）]。其中，散射光频率比入射光频率低的散射分量称斯托克斯（Stokes）线，散射光频率比入射光频率高的散射分量称反斯托克斯（anti-Stokes）线。

拉曼线的数目、位移和谱带的强弱直接与分子的振动和转动有关。碳质材料的种类和形态繁多，具有和石墨片层相似的结构，在拉曼光谱中可以显现出相似的图谱，是分析碳结构最有效的手段。单晶石墨具有单独拉曼峰 1580cm^{-1}，由 E_{2g} 对称振动产生，称为 G 峰；多晶、无序的石墨在 1350cm^{-1} 附近存在由 A_{1g} 对称振动产生的拉曼峰，称为 D 峰。图 5-1（b）为 G 和 D 拉曼峰对应的晶格振动示意图。通过对比 G、D 拉曼峰的特征可以方便、快速地分析碳材料的石墨化程度。

（3）荧光性质

除了拉曼性质以外，SWCNTs 独特的近红外二区（NIR-II，1000～1700nm）荧光

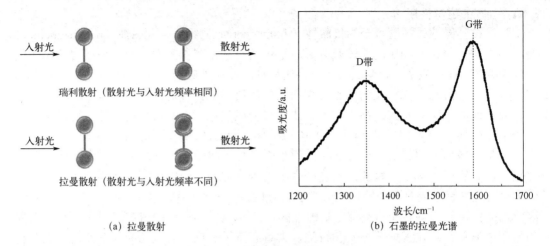

图 5-1 拉曼散射以及石墨的拉曼光谱

性质以及碳量子点（carbon quantum dots，CQDs，一种粒径小于10nm粒子），呈现出相对较高的发光效率以及可调的结构和荧光性能，在生物活体成像和生物传感器得到了很好的应用。除此之外，石墨碳纳米材料还是一种高效的信号传导基底，可以猝灭激发态的染料和光敏剂，利用该类性质设计的传感器，显现出高灵敏、高选择性的特点。

5.1.1.6 碳的化学性质

碳的化学性质在碳材料应用中具有关键作用，如煤炭的燃烧是重要的能量来源；焦炭是冶金、陶瓷工业中主要的还原剂；活性炭广泛地应用于废水、废气处理及催化反应；碳电极的耐腐蚀性以及碳纤维的抗氧化性是影响其应用的重要因素等。

(1) 碳的化学稳定性

石墨和金刚石晶体在常温常压环境下的化学稳定性都非常高。沸腾的强氧化性混合酸（如则 HNO_3：H_2SO_4：$HClO_4$=1：1：1）以及腐蚀性等离子体气氛（如氢、氧等离子体）中石墨能够被氧化腐蚀，而金刚石被腐蚀速度远小于石墨被腐蚀的速度。石墨中的 π 键容易被打开、石墨晶体容易碎化以及容易产生较多的缺陷等是石墨抗氧化性低于金刚石的重要原因。

(2) 碳的还原性

碳的固相反应在工业上具有重要应用。多数金属是以氧化物的形式存在，金属氧化物的生成自由能随温度的上升而增大，与此相比，碳的氧化反应自由能变小，因此只要提高温度，所有的金属氧化物都能用碳还原。

$$2CuO(s) + C(s) = 2Cu(s) + CO_2(g)$$
$$2Fe_2O_3(s) + 3C(s) = 4Fe(s) + 3CO_2(g)$$
$$CO_2(g) + C(s) = CO(g)$$

(3) 碳的可燃性

在充足的氧气环境中，碳能够完全燃烧成二氧化碳；若氧气不充足，则生成一氧化碳。

5.1.2 碳纳米材料

纳米粒子（nanoparticles）是由几十个至几千个原子、分子组合起来的"人工分子"，尺寸范围为1~100nm。其突出的结构特征是晶界原子的比例很大，随着纳米材料粒径的减小，表面原子迅速增加，如当粒径为10nm时，其表面原子占约15%；而粒径为1 nm时，则表面原子比例增加到90%。这种"人工分子"往往因其尺寸、结构的特殊性而具有与体材料完全不同的物理性能，如巨大的比表面积、熔点降低、强烈的化学活性和催化活性以及特殊的比热容、扩散、力学、电学、光学、磁学、烧结等性能。

按化学组成可分为：非晶态的碳纳米材料，如碳纤维、活性炭、纳米多孔炭（nanoporous carbon）等；具石墨结构的碳纳米材料，如C_{60}、碳纳米笼、纳米洋葱碳、碳纳米角（carbon nanohorns）、碳纳米管等；掺杂的碳纳米材料，如掺氮或硼的碳纳米管、掺杂金属的富勒烯、碳和金属复合的纳米磁性材料（magnetic nanocomposite）等。纳米材料又称纳米结构材料，是指三维空间中至少有一维处于纳米尺度范围（1~100nm）或由它们作为基本单元构成的材料。如果按维数，碳纳米材料的基本单元可以分为3类：①零维，指三维空间均在纳米尺度的碳纳米颗粒和碳原子团簇，如C_{60}、碳纳米笼、纳米洋葱碳、碳量子点；②一维，指在三维空间有两维处于纳米尺度，如纳米碳纤维、碳纳米管等；③二维，指在三维空间有一维在纳米尺度，如新型单层石墨片。这些碳纳米材料拥有出色的力学、电学、光学、磁性、比表面积等多方面的性能，被广泛应用于多个领域，如图5-2所示。

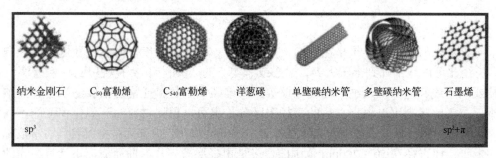

图 5-2 碳纳米材料

5.1.2.1 零维碳纳米材料

纳米颗粒是零维纳米材料的典型代表，一般为球形或类球形，其直径一般在1~100nm之间。零维碳纳米材料，包括无定形碳、纳米石墨、纳米金刚石、纳米洋葱碳、碳纳米笼及碳量子点等。由于这些碳纳米颗粒具有不同的形貌和尺寸，从而表现出不同的物理和化学性质，使得它们在众多领域具有潜在的应用价值。空心碳纳米笼、纳米洋葱碳以及碳量子点，这类碳纳米材料是这几年新兴起来的新型碳纳米颗粒材料。

（1）碳纳米笼

空心碳纳米笼与纳米洋葱碳可以看成多层富勒烯单体叠加而成的结构，有些文献干脆将两者混称为纳米洋葱碳。

纳米洋葱碳（carbon nano-onions，CNOs），其发现（1980）先于富勒烯（1985）、碳纳米管（1991）和石墨烯（2004），但由于当时富勒烯分子结构尚未确定使得纳米洋葱碳的发现并未受到重视。理想的纳米洋葱碳是由若干层同心球状的石墨壳层组成的较大的碳原子团簇，最内层是由 60 个碳原子组成的 C_{60}，每一壳层的碳原子数都可以按照 $60n^2$（n 为层数）来计算。实际的碳纳米洋葱并不是严格的同心石墨壳层嵌套组成的球形结构，大部分呈现出准球形结构或多面体结构，在特定条件下 CNOs 的外层石墨层会连接在一起。空心碳纳米笼是由多层石墨层片形成的一种空壳状纳米碳材料，这类材料最先是作为电弧加热法或者激光加热法制备碳纳米管的副产物被研究的。

空心碳纳米笼与纳米洋葱碳，其孔径一般在 2~100nm 之间，表面结构类似于多孔碳，拥有较大的比表面积，因此可以被广泛地应用于纳米反应容器、吸附剂、光学仪器和电化学中的超级电容器等。另外，碳纳米笼还可以应用于药物传送、酶和蛋白质的保护以及感应器和储存材料中。

（2）碳量子点

碳量子点（CQDs），于 2004 年被首次合成，是一种颗粒粒径通常在 10nm 以下的零维碳基纳米材料，主要由 C、H、O、N 四种元素组成，其中 C、O 含量较高，只有少量的 H、N，由于较高的氧含量所以碳量子点也被叫做含氧碳量子点。碳量子点主要存在形式包括碳点（carbon dots，CDs）和石墨烯量子点（graphene quantum dots，GQDs）。碳量子点相对于 CdX（X=S，Se，Te）等半导体纳米材料，具有更好的水溶性、较低的生物细胞毒性、非闪烁光致发光以及光吸收特性，易于功能化小分子修饰等优点。碳量子点相较于传统有机荧光材料，具有更好的光稳定性、热稳定性和化学稳定性。这些优点使得碳量子点一经发现便引起了来自物理、化学、生物、医学、材料等众多研究领域的广泛关注。

5.1.2.2　一维碳纳米材料

一维纳米材料，主要是指在径向上尺寸低于 100nm，长度方向上尺寸远高于径向尺寸，长径比可以从十几到上千上万，空心或者实心的一类材料。为以下几类：纳米管、纳米棒或纳米线、纳米带及纳米同轴电缆等。一维碳纳米材料通常包括碳纳米管和碳纳米纤维。二者的区别可以根据材料的直径来区分，也可以根据材料的石墨化程度的不同来定义。根据材料直径区分的意思是：直径 D 在 50nm 以下，内部为中空结构，通常被称为碳纳米管；而直径在 50~200nm 范围的，多是由多层石墨片卷曲而成，不具有明显的中空结构，则常常被称为碳纳米纤维。早在碳纳米管发现之前就已经发现了碳纳米纤维，但有目的地研究碳纳米纤维，则是在碳纳米管发现以后，其生长、物性以及应用与碳纳米管相似。

碳纳米管被发现以后，人们开始有目的地制备碳纳米纤维。碳纳米纤维的直径介于碳纳米管和气相生长碳纤维之间。自 1991 年首次发现了纳米管，新形式的碳纳米管广泛地引起了学者们的注意。理想碳纳米管是由碳原子形成的石墨烯片层卷成的无缝、中空的管体。石墨烯的片层一般可以从一层到上百层，含有一层石墨烯片层的称为单壁碳纳米管（single-walled carbon nanotubes，SWCNTs），多于一层的则称为多壁碳纳米管（multi-walled carbon nanotubes，MWCNTs）。

SWCNTs 的直径一般为 1~6nm，最小直径大约为 0.5nm，与 C 分子的直径相当，但 SWCNTs 的直径大于 6nm 以后特别不稳定。SWCNTs 长度可达几百纳米到几微米，而这个尺度是微孔和中孔的分界尺寸，这说明 SWCNTs 的中空管具有微孔性质，可以看作是一种微孔材料。理想 SWCNTs 的微观结构相当规整，与传统 MPC（微孔碳）所具有的狭缝形孔不同，SWCNTs 具有圆柱形的微孔。根据吸附势能理论，圆柱形比相同尺寸的狭缝形孔具有更大的吸附势能。理论预测，单根碳纳米管具有很大的比表面积，是一种潜在的微孔吸附材料。因为SWCNTs的最小直径与富勒烯分子类似，故也有人称其为巴基管或富勒管。MWCNTs的层间距约为0.34nm，直径在几个纳米到几十纳米，长度一般在微米量级，最长者可达数毫米甚至数米。由于碳纳米管具有较大的长径比，所以可以把其看成准一维纳米材料。

由碳纳米管衍生出来的具有特殊形貌的新碳材料有碳纳米管环和叠杯装的碳纳米管。碳纳米管环在1999年被报道，这种碳纳米管环材料形貌特征为，碳管的直径为1~2nm，碳管环直径为300~500nm，碳纳米管环没有起点也没有终点。叠杯装的碳纳米管与传统碳管相比，形貌特征为，石墨层很短呈圆锥状，管直径为50~150nm，管长不超过200nm。这些结构有利于石墨层被官能团化，已有报道使用光学的方法检测该纳米材料在溶液中的高分散性。

碳纳米管具有最简单的化学组成及原子结合形态，却展现了最丰富多彩的结构以及与之相关的物理、化学性能。由于它可看成是片状石墨卷成的圆筒，因此必然具有石墨优良的本征特性，如耐热、耐腐蚀、耐热冲击、传热和导电性好、有自润滑性和生物相容性等一系列综合性能。碳纳米管的尺度、结构、拓扑学因素和碳原子相结合又赋予了碳纳米管独有而广阔应用前景的性能，其最为突出的特性主要有：①很好的电学性能，碳纳米管管径大于6mm时，导电性能下降；当管径小于6mm时，碳纳米管可以被看成具有良好导电性能的一维量子导线。②优异的力学性质，理论计算表明，碳纳米管具有极高的强度和极大的韧性。由于碳纳米管中碳原子间距短、单层碳纳米管的管径小，使得结构中的缺陷不易存在，因此单层碳纳米管的杨氏模量据估计可高达5太帕，其强度约为钢的100倍，而密度却只有钢的1/6。

5.1.2.3 二维碳纳米材料

自富勒烯、碳纳米纤维和碳纳米管发现以来，人们对碳纳米材料的关注热点主要集中于零维和一维碳纳米材料，而二维碳纳米材料的研究较少。二维碳纳米材料是指在空间范围仅有一维处于纳米尺度范围内的碳纳米材料，例如具有层状结构的石墨烯、碳纳米片、碳纳米薄膜、碳纳米墙等。其中，石墨烯是最具有代表性的二维碳纳米材料。

（1）石墨烯

石墨烯是二维蜂窝状六元环紧密连接而成的单碳原子层结构，被认为是碳纳米材料家族的基本组成元件。其实，石墨烯早已不是一个新的概念了，学者们早就知道石墨是由石墨烯片堆积而成。富勒烯发现之时，科学家曾用包裹的石墨烯描述富勒烯的结构，在发现碳纳米管的时候，也曾想过它是石墨烯卷曲的同心中空结构，换言之，石墨烯就是单层的石墨晶体片层。石墨烯的研究已经有60多年的历史。可是，人们一直认为单层的石墨烯是不可能存在的，错误地认为将石墨烯从石墨剥离下来的力足以破坏石墨烯的结构，而且固体的熔点也会随颗粒粒度的减小而大大降低，当减小到几个原子层厚时，固体将熔化。此外，在二维晶体结构中，由于物质内能的存在，导致原子的振幅很大，因此原子将发生严重的错位，使得单原子层结构不能维持。然而在2004年，独立存在的单原子层石墨烯被曼彻斯特大学的两位俄裔物理学家偶然发现，这一发现使得单原子层物质不可能在非绝对零度下存在的理论不攻自破，从这一刻开始，具有划时代意义的石墨烯开启了科学界新一轮碳纳米材料的研究热潮，因此两位俄裔物理学家共同获得了2010年诺贝尔物理学奖。

石墨烯是由 sp^2 杂化单碳原子紧密连接而成的二维蜂窝状晶体结构，其 C—C 键长度约为 0.142nm，单层石墨烯厚度仅为 0.334nm。每个晶格内有三个 σ 键，该键十分牢固，可形成稳定的六边形结构。垂直于晶面的方向上存在丰富的 π 键，该键可在石墨烯晶面的平面内自由移动，从而使石墨烯具有超强的导电性能。石墨烯可看成是平面多环芳烃碳骨架的无限放大，六元环中的每个碳原子均有一个未成键的电子，使得石墨烯的结构非常稳定。然而碳原子之间的连接又极其柔软，当受到外力的作用时，碳原子无需重新排列以抵抗外力，这样极大地提高了自身结构的稳定性。石墨烯呈现出二维平面结构，但实际上并不平坦，而是呈波浪状，这种微观扭曲使得石墨烯具有很强的结构稳定性。数层石墨烯可看出明显的起伏，随着石墨烯层数的增加，其平面性越来越好，这可能的原因是石墨烯层间的相互作用力有利于维持石墨烯结构的稳定。综上所述，石墨烯拥有异常稳定的晶体结构，是目前发现的最薄同时又最具韧性的纳米材料。

（2）改性石墨烯

近年来，石墨烯开启了纳米材料的新篇章，科研人员对石墨烯的关注持续上升。石墨烯是碳原子以 sp^2 杂化形式排列的结构，热学、光学和力学性能优异。但是石墨烯与金属导体特征相似，没有能带隙，严重影响石墨烯在电学器件方面的使用。在石墨烯晶格中引入其他原子来改变石墨烯的固有电学性质，从而扩展石墨烯在电学器件方面的应用成为了人们关注的重点。实验数据显示，石墨烯的 P/N 结电学性能极佳。经过适宜的改性，能够获得可操作、性能优异的石墨烯 P/N 结，也可以应用在双极材料领域。由于氮原子的电负性高于碳原子的电负性，并且氮的引入可能会使相邻碳原子的电子移动从而使碳呈现电正性，电学性能发生转变形成 N 型半导体。另外，也有对硫元素引入石墨烯的研究，硫元素的加入能够使它周边碳原子的电荷密度和自旋密度分布发生变化，从而形成特别的电子结构，使电子能力以及化学性能得以提高，因此半导体的宽带随之减小，石墨烯的金属性质更加明显。目前单一元素掺杂对石墨烯进行改性研究较多，各种工艺也较为成熟，但是对石墨烯的改性效果也存在一定的限制。因此两种或两种以上元素掺杂石墨烯应运而生，这种方式对石墨烯进行改性修饰，理论上讲，引入后石墨烯能够可以同时拥有两种或多种材料优点。有这一理论支持，有学者研究获得 B 和 N 一同掺杂进入石墨烯，得到的材料氧还原催化活性极佳，稳定性也很好。除了 B 和 N 一同掺杂之外，还有硼、磷、硫和氟等元素掺杂石墨烯也逐渐被人们所熟知。

（3）碳纳米薄膜

碳纳米薄膜材料是新型的二维碳纳米材料，可分为多层膜和晶粒膜两种。其发展至今已经形成的结构和形貌多种多样，主要包括石墨烯膜、类金刚石碳（DLC）膜、金刚石膜、CNx 膜及碳纳米管（CNT）膜等。碳纳米薄膜凭借其优良的物理和化学性能以及广阔的应用领域受到国内外研究人员的广泛关注。碳纳米薄膜材料的形貌和结构与它们的独特性质以及潜在的应用价值密切相关。碳原子轨道具有三种杂化形式（sp、sp^2 和 sp^3），可以形成多种晶态和非晶态结构，所以碳纳米薄膜材料具有千变万化的结构和形貌。目前，虽然研究人员在碳纳米薄膜的制备、表征和应用研究等方面都取得了丰硕的研究成果，但是改善和创新碳纳米薄膜材料的制备方法，扩大和开发其应用领域等课题依然有待进一步开展。研究人员通过改变碳纳米薄膜材料的形貌、结构和组成制得具有优异性能的新型二维碳纳米材料。

5.2 碳纳米材料的制备

纳米材料的性质和应用价值在很大程度上取决于材料自身的特性，即材料的形状与物相（晶体学特征）。而材料的形状和物相又决定于材料的制备方法与途径。纳米材料制备的一个重要趋势就是实现对材料的控制设计合成，包括材料的形状（颗粒尺寸、形貌及微结构）和物相的控制，从而达到对其性能进行裁剪的目的。目前，碳纳米材料主要有气相和固相两种生长模式，它们各有特点，如表5-1所示。气相法制备具有量大面广的优势，但由于反应速度快，难以有效控制产物的形貌和结构；在固相反应中，由于反应速度较慢，易于控制，故可能制备出一些新型的碳纳米材料。

表 5-1 碳材料的合成方法

碳材料	合成方法
富勒烯	激光汽化，电弧放电，燃烧，微波等离子体热解，平面火焰
洋葱碳	电弧放电、高电子辐照、化学气相沉积、高温真空退火处理纳米金刚石颗粒
碳纳米管	电弧放电，激光烧蚀，化学气相沉积，其他方法
碳纳米纤维	传统气相生长、催化燃烧、等离子体增强化学气相沉积、热丝辅助溅射、超声喷雾热解、离子束
石墨烯	机械剥离，外延生长，化学剥离
碳纳米墙	微波等离子体增强化学气相沉积、射频等离子体增强化学气相沉积、热线化学气相沉积、电子束激发等离子体增强化学气相沉积

5.2.1 零维碳纳米材料

5.2.1.1 富勒烯

富勒烯是球形的笼状分子，由五边形和六边形组成的结构。Kroto等人于1985报道了第一种生产富勒烯的方法，在惰性气氛中使用了激光汽化碳，在这种气氛中产生了微量的富勒烯（图5-3），该方法并不能量化生产富勒烯。在1990年，物理学家Kratschmer等人通过使用电弧汽化石墨，第一次产生了可分离以及量化的C_{60}，这为研究富勒烯及今后的碳材料开辟了新道路。在此基础上，Alekseyev和Dyuzhev从电弧放电的计算到直接的富勒烯分子组装，系统地讨论了富勒烯的形成以及电弧放电各个方面的问题。

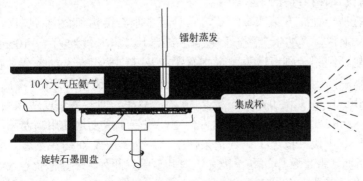

图 5-3 激光汽化制备富勒烯

在接下来的二十年，富勒烯化学已成为一个非常热门的研究领域。研究人员经过不懈的努力，制备了各种具有独特性质的富勒烯衍生物，并提出了几种大批量生产富勒烯的技术。1991 年和 1992 年，Howard 等从苯/氧火焰中观察到富勒烯 C_{60} 和 C_{70}，并发展了一种燃烧合成富勒烯的方法。Xie 等人在低压氩气气氛下，以氯仿为原料，通过微波等离子体合成富勒烯 C_{60} 和 C_{70}。以氯仿为原料的微波等离子体合成技术为大批量、低成本地生产富勒烯、各种富勒烯中间体以及高氯化碳团簇开辟了一条新途径。Taylor 等人介绍了通过 1000℃热解萘合成 C_{60} 和 C_{70} 的方法。在 2009 年，Chen 和 Lou 在 700℃，约 100MPa 的条件下，通过还原 CO_2 合成 C_{60}。虽然上述方法的产率较低，但该方法可以解决以往合成方法中最大的污染问题，为 C_{60} 的合成提供一些新的见解。目前，富勒烯的合成产量依旧偏低，其合成方法一直是人们研究的热点。

5.2.1.2 洋葱碳

Ugarte 在 1992 年报道了炭黑颗粒和管状石墨结构被强电子束辐射后重组为准球形颗粒。随后，Harris 和 Tsang 在 1997 年通过热处理研究了两种典型的非石墨化碳的结构，他们观察到了近似碳纳米颗粒的富勒烯状结构。在此基础上，提出了一种不同于石墨、富勒烯和纳米管等碳族代表的非石墨化碳模型，即具有 3~8 个封闭的石墨壳结构和空心核结构的洋葱碳。洋葱碳的合成方法包括电弧放电、高电子辐照、化学气相沉积（CVD）、射频等离子体和高剂量碳离子注入金属，以及高温真空退火处理纳米金刚石颗粒。由于反应不可控、副产物多、设备复杂、成本高，目前对洋葱碳的研究存在一定的局限性。

目前，纳米金刚石颗粒在固定温度下的真空退火是合成洋葱碳最常用的方法。2007 年 Bulusheva 等通过对纳米金刚石粒子的真空退火制备了准球形和多面体的洋葱碳，并首次利用 X 射线吸收光谱研究了洋葱碳的量子化学表征和电子结构。2010 年，Bystrzejewsk 等人描述了一种简单、简便、低成本的无催化剂 NaN_3-C_6Cl_6 混合物热分解合成洋葱碳的过程，同时，该方法解决了分离问题。Zhao 等利用硝酸铁为催化剂，在 1000℃对固态的酚醛树脂进行碳化，大量合成了洋葱碳。Liu 等人也在相对较低的温度（400℃）下使用 Fe/Al_2O_3 作为催化剂，通过化学气相沉积（CVD）合成了洋葱碳，并有效地避免了 CNTs 的生长。

5.2.1.3 纳米金刚石

金刚石是与石墨一样的碳同素异形体之一。在环境压力下，石墨是碳最稳定的形式。以 sp^3 键合碳为主的球形截形八面体金刚石是迄今为止所知的最坚硬的材料之一，由于其在硬度、化学腐蚀性、热膨胀和导电性、电气绝缘和生物相容性等方面的优良品质，常被认为是所有宝石和顶级材料的王者。

纳米金刚石是一种立方结构金刚石，它具有金刚石结构和金刚石属性，平均尺寸仅为 5nm。从广义上说，"纳米金刚石"包含了纳米尺度（长度约为 1~100nm）的各种金刚石基材料，包括纯相金刚石薄膜、金刚石颗粒及其结构组合。纳米金刚石的制备方法主要有两种：高温高压下石墨的转化和纳米金刚石的制备碳素爆炸材料的引爆。

1955 年，Bundy 等实现了许多科学家 30 年的梦想，即石墨可以转化为钻石。Bundy 和他的同事在 Nature 上以"人造钻石"为标题，报告了成功地使用高温高压工艺合成钻石。在 20 世纪 80 年代就报道了在真空条件下，用负氧平衡炸药在钢容器中引爆合成金刚石的方法。然而，雷管爆炸的过程极其迅速和复杂。此外，爆轰法也存在一些缺点，难以去除表面净化后在纳米金刚石中产生的氧、氢、氮原子。以往的爆轰合成研究大多是在军事或商业工厂进行的，有几份报告可供科学界参考。最好的方法是开发新技术来合成分散良好的化合物和纯纳米金刚石。近年来，微波等离子体化学气相沉积、热丝化学气相沉积、脉冲激光烧蚀、电子辐照、高能 X 射线衍射等方面的研究也越来越多。

5.2.1.4 碳量子点

2004 年，一次偶然的机会，从纯化单壁碳纳米管中获得了带荧光的纳米碳颗粒。2006 年，Sun 和同事首次将碳靶激光烧蚀合成的纳米级碳粒子命名为碳量子点，但这些表面钝化 CDs 的荧光产量仅为 10%左右。低荧光产量和复杂的制备工艺限制了碳量子点的发展。直到 2013 年，Yang 的团队选择柠檬酸和乙二胺作为前驱体，通过一步水热法合成了荧光产量高达 80%的聚合物类碳量子点。这些碳量子点既可用于印刷油墨，也可用于功能性纳米复合材料。该碳量子点的制备方法简便、荧光产量高、毒性低、抗光漂白能力强，引起了广泛关注和研究热潮。碳量子点的制备方法主要有高温氧化/还原裂解法。氧化裂解法被广泛应用于碳点和石墨烯量子点的合成。其作用原理是通过强酸、双氧水等氧化剂的氧化性作用于碳纤维、炭黑、氧化石墨烯、烟煤等碳材料，氧化并剥离出荧光碳量子点。这类方法制备碳量子点时，会在碳量子点中引入大量的含氧官能团，使得其亲水性和缺陷度大幅度增强。

还原裂解法制备碳量子点的作用原理是通过还原性的联氨、烷基胺、氨水、二甲基甲酰胺等物质与碳源中的环氧基团反应，裂解碳源材料制备碳量子点。该方法制备的碳量子点往往含有丰富的含氮化学官能团，而含氧官能团则相对较少。该方法的碳量子点制备效率和尺寸大小依赖于碳源中含氧官能团的丰富程度。

电化学剥离法的作用原理是通过电化学方法对水进行阳极氧化，产生大量的羟基自由基（·OH）、超氧阴离子自由基（·O_2^-）等活性氧类物质，该活性氧类物质对碳纳米管、石墨、焦炭、石墨纸及三维石墨烯在溶液中进行"裁剪"从而产生碳量子点。电化学剥离法制备碳量子点的优点在于尺寸均匀、操作简单、产率高、可选择性掺杂异质原子或引入表面有机官能团。该方法的缺点是，所使用的碳源如碳纳米管、石墨烯价格昂贵，且参与反应的有机电解液会对环境造成污染。

高温热解/碳化法，是指将温度加热至小分子有机物的熔点以上，热解/碳化小分子有机物并使之缩合、成核，从而形成碳量子点的方法。该方法化学前驱物极其广泛，包括：柠檬酸、果糖、葡萄糖、淀粉、咖啡、咖啡渣、丙三醇、谷氨酸、抗坏血酸、苯二胺、叶酸、甲酰胺、尿素、乙二胺等。同时，该制备方法具有操作简单，产量高，可以通过前驱物选择对碳量子点掺杂目标异质原子的优点。

5.2.2 一维碳纳米材料

5.2.2.1 碳纳米管

1991 年，Iijima 首次观察到多壁碳纳米管沉积在负极上，这是在两个石墨电极在氩填充容器中制备富勒烯的直流电弧放电过程中产生的。1992 年，Ebbesen 和 Ajayan 首先通过电弧放电技术实现了大规模、高质量的多壁碳纳米管制备。1993 年，Iijima 和 Ichihashi 以及 Bethune 等通过电弧放电和催化剂辅助电弧放电几乎同时获得了单壁碳纳米管。Bethune 等报道了在阳极中加入钻孔粉末金属催化剂（Fe、Ni 或 Co），通过电弧放电可以得到单壁碳纳米管。电弧放电法生产单壁碳纳米管需要金属催化剂，而多壁碳纳米管则相反。Journet 等人采用以钇和镍为催化剂的碳阳极电弧放电制备了大量的单壁碳纳米管。1996年，Thess等人在1200℃下使用Ni和Co催化剂石墨激光烧蚀法生产了高产量的单壁碳纳米管。Yacaman等人于1993年首次采用化学气相分解法生产出多壁碳纳米管。Flahaut等人利用甲烷在混合氧化尖晶石上催化的CVD制备了大量的单壁碳纳米管。电弧放电和激光烧蚀技术都具有产率高的优点，但也面临高温和杂质的问题。CVD法合成碳纳米管时，催化剂的收率较高，因为金属负载相互作用的增加有利于碳纳米管的生长，同时也会导致金属纳米颗粒的杂质和聚集。

5.2.2.2 碳纳米纤维

丝状碳的合成并没有引起科学家们的极大兴趣，直到1991年Iijima发现了碳纳米管。常用的碳纳米纤维制备方法有基体法、化学气相沉积法、喷淋法。

基体法：以石墨或陶瓷为基体，预先将纳米催化剂粒子（Ni、Fe或Co金属催化剂或它们的合金等）分散在基体上，然后将基体放入石英或陶瓷反应器中，在高温1000℃下通入烃类气体，烃分子在催化剂粒子上析出碳纳米纤维。一般以苯为碳源加入含硫化合物为生长促进剂，以过渡金属铁等为催化剂，氢气和氮气等为载气，在1000℃左右催化生长碳纳米纤维。利用基体法可制备高纯度的碳纳米纤维，但由于超细催化剂颗粒制备较困难，且粒径较大，因此很难得到直径较细的产物。此外，碳纳米纤维只在喷洒了催化剂的基体上生长，因而产量不高，难以连续生产，不易实现工业化生产。

化学气相沉积法：化学气相沉积法是较为常用的一种制备方法。主要是通过碳源气体的化学反应而沉积形成产物，一般反应温度在550～1000℃之间。化学气相沉积法使用效果较好的催化剂有过渡金属及其合金。生长中催化剂颗粒作为碳纳米纤维的成核点，在反应过程中以液态存在，不断地吸附生长原子，形成过饱和溶液，析出固态物质而成纳米线管。催化剂的选择和颗粒大小非常重要。

喷淋法：喷淋法是将催化剂混于苯等液态有机物中，用外力将混合溶液喷淋到高温反应室中，由于能实现催化剂的连续喷入，可实现碳纳米纤维的大量制备。但缺点是催化剂与烃类气体的比例难以优化，喷淋过程中催化剂颗粒分布不均匀，很难以纳米级形式存在。因此所得产物中纳米级纤维所占比例较少，常伴有一定量的炭黑生成。

5.2.3 二维碳纳米材料

5.2.3.1 石墨烯

在碳材料中，越来越多的碳的同素异形体被陆续报道。金刚石和石墨已经被发现了几个世纪，富勒烯和纳米管也在过去20年里被研究。在很长一段时间里，石墨烯只是一个理论概念，直到2004年，由英国曼彻斯特大学的Andre Geim和Kostya Novoselov领导的一个物理学家小组使用机械剥离法获得石墨烯。孤立的单层石墨烯由于其特殊的电子和电子特性，引起了广泛的关注，以研究这种新的而古老的二维碳纳米材料的性质。石墨烯的生长方法越来越简单。下面介绍几种典型的方法。

剥离法：石墨烯薄片的制备首先是用普通胶带连续剥离大块石墨晶体，然后将稀释后的石墨转移到清洁过的氧化硅片衬底上，使其颜色清晰可见。这项技术从三维石墨开始，并提取了一个单层（原子的单层），称为机械剥落或微机械解理。直到现在，石墨的机械剥离仍然是最好的方法，为石墨的各种性能的研究提供了少量高质量的样品。此外，这一技术已被用于容易获得大尺寸（高达100μm）、高质量的二维石墨烯晶体。同时，技术也在不断改进，为工业生产提供高收率的石墨烯。

外延生长：是通过热解吸金属原子在金属碳化物表面外延生长石墨烯层，或直接通过化学气相沉积（CVD）在金属表面获得石墨烯的方法。典型的碳化物是碳化硅，碳化硅加热到非常高的温度导致硅的蒸发和石墨的重整，对升华的控制使得整个碳化硅晶圆表面覆盖了一层非常薄的石墨烯涂层，这一层最初表现出的性能超过了由剥离法制备得到的石墨烯。然而，到目前为止，所有已知的合成方法都需要专门的设备来研究石墨烯薄片，因为石墨烯薄片的电子性能经常会因与基底材料的相互作用而改变。石墨烯的开发需要一种经济的制备方法，并与大规模生产兼容。Aristov 等人开发了最新的合成方法，是在现有的商业产品立方 β-SiC/Si 衬底上对石墨烯进行合成，这是一种简单、廉价的方法，可以实现石墨烯的工业化大规模生产。此外，许多其他类型的碳化物已被开发用于生产负载石墨烯，如 TiC（111）、TiC（410）和 TaC（111）。实验证明，金属表面可以有效地催化碳氢化合物分解成石墨材料，以支持石墨烯在金属表面的生长。外延生长的优点是面积大，但形貌、吸附能和高温过程难以控制。

化学剥离法：化学剥离的理论是在层间空间中插入反应物以削弱范德华黏聚力。首先，在浓硫酸和硝酸中，氯酸钾强制氧化插层石墨薄片，得到带有羟基和羧基部分的碳片。得到的悬浮液被称为氧化石墨烯（GO）。氧化石墨烯在水中高度分散，可以很容易沉积到 SiO_2 基底上。对氧化石墨烯的沉淀进行超声处理，形成分离的氧化石墨烯片，然后再进行还原，最终形成石墨烯片。但是在化学剥离方法中，使用 $KClO_3$ 时，会产生大量的二氧化氯气体，并释放大量的热量，因此这种混合物具有很高的危险性。1958 年，Hummers 和 Offeman 报道了一种更快速、更安全的改进方法。其中，石墨被分散到浓硫酸、硝酸钠和高锰酸钾中，而不是 $KClO_3$；在此过程中，必须一次次地利用 H_2O_2 来消除 $KMnO_4$ 产生的 MnO_2。Chandra 等人也报道了一种新的合成路线，使用酸化重铬酸盐，获得高质量和稳定的水分散石墨烯片。氧化石墨烯沉积后，在碱性条件下或热法下，使用肼、二甲肼、对苯二酚和 $NaBH_4$ 等不同还原剂对氧化石墨烯进行化学还原，同时消除环氧基和羧基。由于还原剂通常是有害的，因此采用绿色途径加速氧化石墨烯脱氧受到了广泛关注。Wakeland 等人介绍了一种利用尿素作为膨胀还原剂，在惰性气体环境（N_2）中加热极短时间至中等温度（600℃），从氧化石墨烯合成石墨烯的方法。Chen 等人在 N,N-二甲基乙酰胺和水（$DMAc/H_2O$）的混合溶液中，借助微波成功地将氧化石墨烯热还原为石墨烯。氧化石墨烯的还原可以迅速而温和地完成。该方法快速，不需要任何溶剂或稳定剂，价格低廉，易于放大。

5.2.3.2 碳纳米墙

碳纳米墙是由垂直排列在基体上的石墨烯片构成的具有大表面积和尖锐边缘的二维壁结构。纳米材料的厚度从几纳米到几十纳米不等。到目前为止，研究小组已经探索了基于等离子体增强化学气相沉积技术的碳纳米墙的不同合成方法。方法主要有：微波等离子体增强化学气相沉积、射频等离子体增强化学气相沉积、热线化学气相沉积、电子束激发等离子体增强化学气相沉积。

Wu 等人首次使用微波等离子体增强化学气相沉积技术在碳纳米管生长过程中意外发现了碳纳米壁。在实验中，基底材料，如 Si、SiO_2/Si，在氢等离子体中预热到 650~700℃；CH_4 和 H_2 的混合物作为流动气体。利用扫描电镜对不同生长阶段的纳米壁进行了监测。这有助于理解碳纳米墙的生长机制，并解决由于使用金属催化剂颗粒而产生的不必要的副产物。

近年来，一些研究小组利用射频等离子体增强化学气相沉积技术，在氢原子注入的辅助下不需要催化剂便能制备碳纳米墙。Shiji 等人利用射频等离子体增强化学气相沉积技术，使用 C_2F_6、CF_4、CH_4 和 CHF_3 作为碳源气体，注入氟碳/氢混合物，并加热基底温度 500℃，在无催化剂的 Si 衬底上合成了碳纳米壁。利用扫描电镜（SEM）和真空紫外吸收光谱，以探讨碳纳米壁的生长机理。实验证明了碳的结构和生长速率依赖于碳源气体和 H 原子的类型，这两个因素对碳纳米壁的形成起着重要作用。

考虑到碳的实际应用，微波等离子体增强化学气相沉积、射频等离子体增强化学气相沉积两个技术难以大规模合成碳纳米墙。另一种方法如热线化学气相沉积，可以有效地对碳纳米墙进行大规模的合成。此外，热线化学气相沉积具有氢自由基密度高的优势。Itoh 等人仅使用 CH_4，通过热线化学气相沉积方法成功制备了碳纳米墙。在碳纳米墙的生长过程中，需要一个加热超过 500℃的基底，以及 133 Pa 压力氢气环境。Mori 等人研究了在 570℃的相对低温下，使用 CH_4 和 H_2 的混合物为前驱体，通过电子束激发等离子体增强化学气相沉积技术，制备垂直排列碳纳米墙。在 600℃的氩气射频等离子束注入乙炔的条件下，通过等离子体增强化学气相沉积在镀镍氧化硅衬底上获得了具有大表面积和尖锐边缘的碳纳米壁。研究表明，$Ar/H_2/C_2H_2$ 混合物中活性气体的性质和气体质量流量比决定了碳纳米壁结构的形状、表面分布和尺寸。

5.3 生物碳纳米材料的应用

随着纳米技术的飞速发展，纳米材料已成为一种新型材料。纳米材料具有独特的物理化学性质，如小尺寸效应、巨大比表面积、极高的反应活性、量子效应等，这些特性使纳米科学成为当今世界三大支柱科学之一。碳纳米材料是纳米材料领域重要的组成部分，主要包括碳纳米管、富勒烯、石墨烯、纳米钻石及其衍生物等。由于其独特的理化特性，它们在生物医学领域具有广泛的应用前景。

5.3.1 电化学生物传感器

5.3.1.1 葡萄糖生物传感器

酶基碳纳米管生物传感器已被广泛报道。最常见的酶基生物传感器是葡萄糖传感器，主要用于监测糖尿病患者的血糖水平。图 5-4 描述了最普遍的葡萄糖传感机制。葡萄糖特异性酶——葡萄糖氧化酶（GOx）催化葡萄糖氧化（即葡萄糖转化为葡萄糖内酯）。在这个过程中，酶的氧化还原辅助因子黄素腺嘌呤单核苷酸（FAD）被转化为其还原形式黄素腺嘌呤二核苷酸（$FADH_2$）。酶还原为氧化态的过程通过工作电极的转移直接进行电子传递发生，得到的电化学信号与葡萄糖含量有关（图 5-4）。

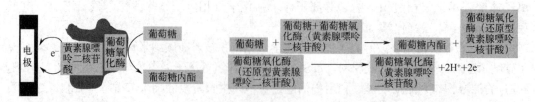

图 5-4　酶介导的葡萄糖传感

（1）碳纳米管

碳纳米管在葡萄糖传感中主要用作电子传输的通道。Patolsky 等人证明了 SWCNTs 作为酶（FAD）氧化还原中心和电极之间的电子连接器，其感应依赖于直接电子转移机制。FAD 首先共价连接到 SWCNTs 末端，随后在固定化的 FAD 上重组 GOx。在该系统中，SWCNTs 作为有效的电子纳米连接器，连接酶的活性位点和电极表面。特别是，这种排列方式使电子能够在相对较长的距离（>150nm）内传输，而电子传输速率由 SWCNTs 的长度控制。本研究的结果表明，SWCNTs 与制备的新型生物材料杂交系统具有相容性，可用于葡萄糖的生物传感平台。另外在基于气态氧的传感平台中，CNTs 增强了电子转移。该葡萄糖传感器基本组件是由酶沉淀包覆电极（EPC-E）组成，其固定化酶可灵敏检测葡萄糖。该体系中的碳纳米管既可作为酶包覆的底物，也可作为电子传递的通道。值得注意的是，当 EPC-E 与 CNTs 结合时，灵敏度明显提高（约 7 倍），电荷转移速率显著提高。复合 EPC-E/CNTs 中较高的灵敏是因为碳纳米管作为"电子传输通道"提高了电子从酶活性位点向电极表面移动的效率。

（2）石墨烯

作为应用广泛的二维结构材料，石墨烯-葡萄糖传感器，是碳材料在生物医学传感中重要的应用。总的来说，石墨烯有助于葡萄糖氧化酶（GOx）的直接电化学转化，而 GOx 是许多葡萄糖传感器的核心酶。例如，研究人员报道了基于葡萄糖氧化酶（GOx）和电极之间直接电子转移的灵敏葡萄糖生物传感器，GOx 要么共价连接，要么自组装在电化学还原氧化石墨烯（ErGO）表面。在这些体系中，ErGO 支架的电子转移性能很容易通过电化学还原方法来调节，从而增强了表面固定化的 GOx 和导电基底 GCE 之间的直接电子转移，从而提高了传感性能。还报道了具有优异葡萄糖传感性能的 GOx、氮和硫掺杂的石墨烯。性能的改善归因于 N 和 S 杂原子之间的相互作用。类似的研究集中在由石墨烯和导电聚合物组成的纳米复合材料的制备上。特别是，在具有亲水性基团的聚合物基质中加入石墨烯可以改善水的溶解性，增强石墨烯的导电性，并从整体上改善固定化 GOx 的活性。

（3）碳量子点

由于葡萄糖传感在生物医学上的重要性，利用 GQDs 和 C 点的荧光特性作为葡萄糖检测平台已经得到了许多应用。Qui 等人通过水热合成法制备了硼掺杂的 GQDs，并利用这些纳米粒子通过聚集诱导光致发光（PL）增加的机制选择性地检测葡萄糖。具体来说，BGQD-葡萄糖聚集体是通过葡萄糖和硼酸基团中的两个顺式二醇单元在 BGQD 表面结合形成的，有效地限制了分子内的旋转，从而增强了荧光强度。

5.3.1.2 乙酰胆碱和生物分子靶标传感器

乙酰胆碱在运动神经和肌肉之间的交流中起着重要的作用，尤其是在心脏、膀胱和胃。有机磷农药主要用作杀虫剂，对人体有剧毒作用，因为它们抑制乙酰胆碱酯酶（AChE）的活性，导致乙酰胆碱积累，从而可令肌肉麻痹、抽搐、支气管收缩，甚至窒息死亡。还有其他许多分子靶点，包括半乳糖、神经递质（多巴胺、肾上腺素和去甲肾上腺素）、氨基酸（谷氨酸、D-和 L-氨基酸）、免疫球蛋白、白蛋白等。对以上生物分子的检测对人类大健康有着积极的帮助。

（1）碳纳米管

CNTs 可用作检测影响乙酰胆碱（ACh）等神经递质的有机磷（OPs）的核心传感器

元件。碳纳米管作为酶和电极表面之间的良好导电载体，增强了电化学反应活性以及酶（AChE）的稳定性。碳纳米管表面尤其适合于固定 AChE，而不会对其功能产生不利影响。不同的碳纳米管载体，Au-MWCNTs/GCE 和 MWCNTs/纳米孔金电极通过半胱胺连接也被用来固定含有 AChE 的生物识别层，用于选择性感知 OPs。值得注意的是，这些传感器自身对于 OPs 的检测呈现出颇高的灵敏度，并且加之固定化酶的优异生物活性，能够进一步强化该复合电极针对底物的电化学响应。在其他已报道的方案中，CNTs 穿插在导电聚合物（CPs）中，协同增强了 AChE 的生物活性和传感器性能。

（2）石墨烯

基于石墨烯的材料在有机磷（OPs）的电化学检测过程中，是通过将酶（乙酰胆碱酯酶标示为 AChE）锚定在 Fe_3O_4/石墨烯或 ZnSe 量子点/石墨烯-壳聚糖上来完成的。这些 AChE 传感器的作用是通过抑制 AChE 对反应有机磷的电化学活性，使产生的信号与有机磷浓度成反比。在这些体系中，Fe_3O_4 或 ZnSe 量子点有助于酶的稳定，而石墨烯在该传感平台中促进了有效的电子转移和电导，从而提高了灵敏度。另外，在报道的基于酶/石墨烯/量子点（QD）复合材料的有机磷农药的电化学发光和光电化学（PEC）生物传感器中，ErGO 不仅被用作锚定无机量子点和有机磷特异性酶（AChE）的底物，而且还被用来显著放大 ECL 和 PEC 信号。

5.3.1.3 DNA 生物传感器

（1）碳纳米管

基于 DNA 的传感器已广泛应用于医学诊断、法医科学和其他应用领域。DNA 生物传感器的核心传感元件是单链 DNA（ssDNA）或双链 DNA（dsDNA），它们构成了生物识别层。研究人员发现，DNA 有效地吸附在碳纳米管表面并形成超分子复合物，从而受益于纳米管的独特性质和 DNA 的杰出识别能力。由于 DNA 与碳纳米管之间存在较强的非共价相互作用，DNA 偶联碳纳米管在水溶液中以明确的化学实体存在。碳纳米管与 DNA 的功能化也有助于提高碳纳米管的溶解度，从而增加作为传感器的复合材料的实用性。DNA-碳纳米管杂交体已被用作检测多种分析物的生物传感器，包括过氧化氢、多巴胺、蛋白质等。碳纳米管-DNA 偶联物已被用于检测特异性寡核苷酸序列。在大多数这样的系统中，ssDNA 被用作探针，用来杂交互补的目标 DNA。通过与还原氧化石墨烯（rGO）或 CuO 纳米线进一步偶联，可以提高碳纳米管-DNA 传感器的灵敏度、特异性和稳定性。这些添加剂被认为可以加速杂化材料的电子输运特性。同样，亚甲基蓝（MB）功能化的 MWCNTs 可灵敏地对 DNA 进行电化学检测。

（2）石墨烯

石墨烯已被用作寡核苷酸固定和信号放大的底物，用于各种基于 DNA 的生物传感器。较大的比表面积使得单链 DNA（ssDNA）探针能够在电极表面高负载，而石墨烯的高导电性加速了接触面上的电子转移动力学。具体地说，电化学还原氧化石墨烯（ErGO）涂层的导电基质被用来锚定单链 DNA 探针。通过测量电化学指示剂的响应，如钾铁/氰化铁、亚甲基蓝，来监测与目标 DNA 菌株的杂交。例如，Su 和他的同事制作了一种电化学 DNA 生物传感器，使用 ErGO 修饰的碳离子液体电极（CILE）作为工作电极，亚甲基蓝（MB）作为杂交指示剂，检测与转基因玉米相关的单链 DNA 序列。在本研究中，通过静电吸附将单链 DNA 序列固定在 ErGO/CILE 的表面；实际上，ErGO 的存在增加了探针单链 DNA 序列的吸附量，从而提高了生物传感器的灵敏度。在另一项研究中，将单链

DNA 探针共价连接到 ErGO 上，从而可以使用[Fe(CN)$_6$]$^{3-/4-}$作为杂交标记物来灵敏地检测 HIV-1 基因的目标单链 DNA。类似地，刘等人通过单链 DNA 碱基和 GO 的六边形碳单元之间的 π 堆积作用用单链 DNA 探针包覆 GO/石墨纤维混杂电极。在本例中，GO 片层形成于石墨纤维原表面，同时显示探针单链 DNA。

另外 DNA 传感也可通过检测 GO 诱导的荧光猝灭来实现。石墨烯的猝灭有三种可能的机制：荧光共振能量转移（FRET）、表面能量转移（SET）和光诱导电子转移。在最近的一项研究中，单链 DNA 适配子作为识别元件，聚集诱导发射（AIE）活性探针作为荧光指示剂。GO 在该系统中作为荧光猝灭剂，总体上产生了一种具有高选择性和灵敏度的无标记"开启"DNA 传感器。最初，ssDNA 适配子（探针 ssDNA，P1）与 AIE 探针形成复合体，导致荧光增强。随后加入 GO 显著猝灭了 P1-探针复合体的荧光，这是因 ssDNA 适配子和 GO 之间的荧光能量转移表现出明显的结合和密切的亲和力。然而，在存在互补的单链 DNA 序列（T1）的情况下，T1 与 P1 杂交产生了刚性的双链结构（dsDNA，P1-T1），从而削弱了 DNA 与 GO 的结合，从而降低了 GO 引起的荧光猝灭。GO 诱导猝灭也是一种开发灵敏和快速检测疾病相关 DNA 方法的关键参数。

5.3.1.4 癌症生物标志物检测

设计用于报告特定分子癌症标志物的传感器在癌症诊断中可作为"早期预警"剂，对癌症的早期诊断和及时治疗具有重要的意义。通常通过与适配体（用于生物分子识别的寡核苷酸序列、抗体、多肽、蛋白质和酶）结合，开发出不同类别的碳纳米管生物传感器来检测各种各样的癌症生物标志物。特别是，CNTs 已被证明可促进涉及蛋白质和酶的电子转移反应。

（1）碳纳米管

白细胞介素-6（IL-6），是一种在无症状患者和癌症患者血清中存在的多功能细胞因子，特征是免疫、炎症反应。通过利用碳纳米管"体系"构建了用于超灵敏检测 IL-6 的免疫传感器。该免疫传感器由导电、高表面积基质组成，具有密集排列的直立 SWCNTs，类似"簇"，末端附着特异性抗体（Ab1）。抗原与 Ab1 分子结合，随后由与酶结合的二抗检测。抗体负载的 MWCNTs 有助于同时检测癌症生物标志物前列腺特异性抗原（PSA）和白细胞介素-8（IL-8）。

（2）石墨烯

癌胚抗原（CEA）作为一种肿瘤标志物，已广泛应用于肺癌、卵巢癌、乳腺癌、囊腺癌的早期识别。报道了一种基于石墨烯衍生物的电化学免疫传感器，通过监测抗原-抗体络合作用来检测 CEA。例如，余等人利用 rGO 与金纳米颗粒和聚（L-精氨酸）一起固定针对 CEA 的抗体。金纳米颗粒的高比表面积和 rGO 良好的电子传递能力相结合，有助于在电极表面负载高抗体和显著的电化学反应。Samanman 等人通过层层组装法制备传感丝，沉积银薄膜，然后与抗 CEA 抗体功能化的金纳米颗粒-还原氧化石墨烯-壳聚糖纳米复合材料偶联。在优化的条件下，银的电化学响应与癌胚抗原的浓度在 1.0fg·mL^{-1}～1.0ng·mL^{-1} 范围内呈线性关系，检出限为 0.1fg·mL^{-1}。在其他的 CEA 传感器中，石墨烯可以通过共轭识别元件和增加电子转移动力学来提高灵敏度。最近还发现了其他基于石墨烯的 PSA 传感器。前列腺特异性抗原（PSA）是另一种重要的肿瘤标志物，用于前列腺癌的诊断和筛查。一种基于高导电性"褶皱"rGO/AuNPs 的方法，用作 PSA 测定的敏感元件。该 3D 免疫传感器在 PSA 浓度范围内呈良好的线性关系，检测下限为

$0.59 ng \cdot mL^{-1}$。另外，一种多路微流控芯片与基于 GO 的荧光共振能量转移（FRET）相结合的方法被报道，其可以进行原位检测肿瘤细胞的筛选分析。在游离状态下，由于 π-π 堆积作用，GO/FAM-Sgc8 的 FRET 探针显示出猝灭的荧光；而靶细胞存在的情况下，FAM-Sgc8 与 T 细胞、急性淋巴细胞、白血病细胞的相互作用足够强，从而使 FAM-Sgc8 从 GO 中释放出来，从而恢复了荧光。

5.3.2 药物递送

虽然研究人员和医生已经获得了各种药物输送系统，但碳纳米材料为运输治疗分子提供了一种有前途的有效替代方案。药物传递致力于在必要的时间使药物在体内特定位置的生物利用度最大化，通过使用碳纳米材料作为药物传递载体，可以同时减少药物的总剂量和相关的不良反应，并且具有体内靶向的特异性。利用碳纳米材料可以帮助药物到达体内的特定位置，考虑到纳米材料容易在肿瘤内积聚，有效载荷药物分子可以特定地输送到癌症组织中，同时使正常组织不受药物的影响。通过共价和非共价两种方法，碳纳米材料如石墨烯、碳纳米管和纳米角的超高表面积可以高度修饰药物，包括抗癌药物阿霉素、顺铂和甲氨蝶呤，以及抗炎药物如地塞米松。这些纳米材料还可以极大地增加疏水性小分子药物的水溶性，并促进它们在肿瘤经常存在的酸性条件下释放。有趣的是，纳米材料-药物复合体可以显著提高药物的疗效，并使整体细胞毒性增加数量级。除了小分子药物外，碳纳米材料还可以作为支架，帮助多肽、蛋白质和其他生物物质通过内吞作用输送到细胞中。

在所有的碳纳米材料中，碳纳米管最常用的原因是它们独特的光谱性质，而且它们可以很容易地共价或非共价官能化，并可以用生物活性多肽、小分子药物、蛋白质和核酸来装饰以进行基因传递。在将抗癌、抗病毒或抗菌药物连接到碳纳米管后，药物的有效性必须在穿过细胞膜后保持不变，或者药物必须通过一种可切割的键固定在纳米管上，该键一旦进入细胞就会促进药物的释放。通过适当的表面功能化，碳纳米管表现出低水平的细胞毒性，并且可以很容易地穿过细胞膜，这两者都是药物输送载体的关键因素。碳纳米管最常被研究和应用于药物输送，石墨烯、石墨烯纳米片和碳纳米角也被有效地用于药物输送应用。

在利用碳纳米管进行药物输送之前，共价或非共价功能化是必要的。适当的表面功能化是产生足够的锚定点以负载和固定碳纳米管上的货物分子，并赋予碳纳米管稳定性和细胞穿透能力的关键。共价和非共价官能化的碳纳米管都有利于聚乙二醇化改善生理缓冲液中的稳定性，同时允许在聚乙二醇链上含有末端官能团的碳纳米管容易官能化。功能化的碳纳米管提供了两种可能的负载外源药物、生物制品或靶向分子的位置：对于有官能团的分子，它们可以很容易地连接到碳纳米管或聚乙二醇链上的末端官能团；对于没有任何可用的官能团的疏水分子，如阿霉素和 SN38，它们可以通过 π-π 堆积或药物分子与碳纳米管之间的疏水相互作用吸附到碳纳米管类似的疏水骨架上。

基于碳纳米管的药物输送载体可以被设计成只有在纳米管进入细胞内后才释放药物有效载荷。使用 PL-聚乙二醇（PEG）化的单壁碳纳米管作为平台来改善惰性铂（Ⅳ）络合物的内化过程，该络合物是由 Lippard 小组开发的前药化合物，该铂（Ⅳ）络合物通过酰胺键连接到聚乙二醇链的末端。在 SWCNTs 通过内吞作用被细胞摄取后，SWCNTs 被吞噬在内体中，环境 pH 的下降导致铂（Ⅱ）核心络合物的释放，从而杀死癌细胞。由于铂（Ⅱ）在细胞内的选择性释放，与铂（Ⅳ）相比，铂（Ⅳ）-单壁碳纳米管的细胞毒性增加了100多倍。这一效应仅在体外得到证实，但由于SWCNTs倾向于在肿瘤中以高浓度聚集，这一策略有可能在静脉注射后使用。

除了小分子抗癌药物外，生物治疗药物还可以成功地连接到碳纳米管上，以便跨细胞膜转移。与小分子不同，这些较大的生物大分子很少在没有帮助的情况下穿过细胞膜。单壁碳纳米管被用于将这些生物活性多肽引入免疫系统的支架中，碳纳米管被认为是一种新型的疫苗递送工具。蛋白质，如表皮生长因子受体（EGFR）抑制剂，通常附着在碳纳米管上，用于靶向输送药物有效载荷，以增强化疗的疗效。

5.3.3 基因传递

与药物输送类似，碳纳米材料，特别是碳纳米管和石墨烯，经常被研究和应用于基因输送。鉴于人们对遗传过程和分子生物学的了解，人们对通过引入核酸来治疗各种疾病产生了极大的兴趣，因为核酸可以修复、替换、调节和增加或删除与特定疾病有关的特定遗传靶点。基因治疗有望引入新的疾病治疗策略，用于患者的无毒、生物相容和非病毒载体的开发是可取的。虽然病毒和非病毒基因治疗载体都存在，但由于免疫原性的考虑，其有限的基因有效载荷，以及对特定细胞群体的不良靶向性，病毒载体在临床环境中的应用受到阻碍。碳纳米管等纳米载体提供了一种很有前途的替代方案以及许多额外的好处，包括容易进入细胞，显著提高了核酸的溶解性和生物相容性，以及非常重要的是，增强了对负载的核酸的保护，使其免受切割和降解。碳纳米材料可以共价或非共价功能化以包含正电荷来结合和传递带负电荷的DNA和小干扰RNA（siRNA）。使用碳纳米材料进行基因治疗的一个好处是，与商业基因转染剂相比，即使在非常高的浓度下，它们的细胞内毒性也很低。虽然总的转染率与商业基因转染剂如脂质体2000相当或更好，但使用基于碳纳米材料的转运体进行基因传递的新方法显著降低了所需的剂量，并显著提高了基因转染率。新的碳基转染剂，如碳点和纳米金刚石，也体现出作为新型基因治疗试剂的前景。

（1）碳纳米管

第一个将碳纳米管用于基因传递的报道涉及共价功能化的碳纳米管（包括单壁和多壁），它通过甲亚胺叶立德的1,3-偶极环加成反应产生端胺官能团。胺基团在碳纳米管表面产生的正电荷允许通过其带负电荷的磷酸基团来静电负载DNA。为了证实基因转导和基因转导的成功，作者分析了标记基因（β-半乳糖苷酶）在中国仓鼠卵巢细胞中的表达。有趣的是，纳米管表面和DNA磷酸基团之间的电荷比例被发现决定了基因表达的水平，理想的电荷比例在2∶1到6∶1之间。通过将小干扰RNA连接到单壁碳纳米管的磷脂-聚乙二醇涂层上的可切割键，率先将小干扰RNA输送到活细胞中。siRNA在细胞内发挥着多种作用，但最值得注意的是RNA干扰途径，它通过与补体序列的结合来干扰基因的表达。由于癌症的发展依赖于多个基因途径，引入siRNA来沉默这些基因可能是一种有效的治疗形式。siRNA的细胞内转运和递送对siRNA的效力至关重要，通过这种方法，与商业转染剂相比，可以高效地沉默lamin A/C基因。通过结合二硫键，基因有效载荷可以在溶酶体或内体隔间内被酶切割一次，将siRNA直接输送到细胞质中。与可裂解二硫键连接到碳纳米管上的siRNA相比，共价连接到纳米管上的siRNA表现出内在化，但没有核移位以及减弱的沉默能力。与商业脂质体转染剂相比，转染率提高了2倍。然而，与商业试剂相反，没有观察到碳纳米管的细胞毒性。此外，与传统的非病毒阳离子脂质体为基础的转染剂不可能在这些细胞系中转染人类 T 细胞和原代细胞相比，单壁碳纳米管转染剂显示出额外的优势，因为它能够在人类 T 细胞和原代细胞中转染。

（2）石墨烯

石墨烯，特别是氧化石墨烯的不同形式，显示出作为一种新的转染剂的前景，其性能与碳纳米管相当。氧化石墨烯显示出过多的羧酸基，可以很容易地与常见的阳离子转染聚合物[如聚乙烯亚胺（PEI）]功能化，通过逐层组装非常有效地负载 DNA。单独使用 PEI，具有较高的细胞摄取和内体逃逸能力，但 PEI 的细胞毒性严重限制了其作为有效的基因转染剂的应用。然而，经过 GO 和纳米 GO 的结合，Liu 等人观察到在保持商业阳离子转染剂的高转染率的同时，GO-PEI 结合物的细胞存活率显著提高。GO 在近红外区域的高吸光度已被用于协同提高在近红外激光照射和随后的光热效应下的 siRNA 的递送效率，从而实现了光可控的基因递送。

（3）碳点及纳米金刚石

碳点是碳纳米材料家族中较新的成员之一，其直径可以小于 10 纳米，从而促进细胞的高水平吸收。由于 GO 具有相似的结构，一步微波合成的碳点与 PEI 以类似的方式被利用，PEI 不仅作为表面钝化剂来增强碳点的荧光，而且在 DNA 静电负载到碳点表面的过程中也起到了重要作用。此外，纳米金刚石作为核酸的纳米载体也得到了广泛研究。Ho 等人研究报道 PEI 功能化纳米金刚石具有高效率的质粒 DNA，并且没有游离 PEI 分子固有的高毒性，类似于基于 GO 的基因递送载体。该小组还报告了用增强功效的 PEI 功能化纳米金刚石传递 siRNA 的情况。Treussart 和 Bertrand 等人比较了不同阳离子聚合物如 PEI 和聚烯丙基胺盐酸盐（PAH）作为静电"黏合剂"将 siRNA 结合在纳米金刚石上的传递效率。结论是，PAH 涂层的纳米金刚石对 siRNA 具有更高的亲和力；然而，PAH 涂层的纳米金刚石释放负载的 siRNA 的速度要慢得多，因此比 PEI 涂层的纳米金刚石具有更低的转染率。碳点和纳米金刚石的固有荧光使这两种碳纳米材料作为多功能基因传递载体特别有用，可以通过显微荧光成像实时跟踪它们在活细胞中的位置。

5.3.4 生物成像

（1）拉曼成像

拉曼散射是光子在非弹性散射过程中获得或失去能量的过程，其中斯托克斯拉曼过程涉及光子能量的损失，而能量的增加与反斯托克斯拉曼过程有关。根据吸收的光子能量是否与被探测分子或材料的光学跃迁相匹配，拉曼散射可以细分为非共振拉曼散射和共振拉曼散射，在前者中，电子在弛豫之前被激发到虚态，而在后一种情况中，电子被激发到具有对应于光学跃迁的激发能的真实电子态。由于具有高得多的拉曼散射截面，共振拉曼散射获得了相当大的关注。诸如碳纳米管、石墨烯和碳点等石墨碳纳米材料在石墨化带（G 带）表现出拉曼散射峰。对于原始的单壁碳纳米管，由于纳米管的径向膨胀和收缩运动，拉曼散射光谱中的另一个特征带是径向呼吸模式（RBM），基于径向呼吸模式可以唯一指定小直径单壁碳纳米管的每个手性。类似地，对于较少层石墨，层呼吸模式（LBM）和层间耦合模式（C 模式）可以存在。由于单壁碳纳米管的一维性质和 Van Hove 奇点之间尖锐的电子跃迁，它可以显示出很强的共振拉曼散射。单壁碳纳米管极大的拉曼散射截面使其与其他基于金和银纳米粒子对拉曼报告分子的表面增强拉曼散射

（SERS）的拉曼活性纳米材料一样，在体外和体内生物医学成像中具有潜在的拉曼标记和探针。

Strano 等人给出了第一个通过检测 SWCNTs 的拉曼 RBM 信号来进行细胞成像的例子，他们在 DNA 功能化的 SWCNTs 存在的情况下培养了 3T3 成纤维细胞和成肌细胞。在长达 8 天的培养中，细胞中发现了强烈的拉曼信号，拉曼 RBM 带被用来绘制内化的 SWCNTs 在细胞内的分布。研究者使用基于单壁碳纳米管的拉曼活性光学标记对细胞进行了体外分子成像。已经报道了基于单壁碳纳米管 G 带的细胞拉曼成像，以了解单壁碳纳米管的摄取程度和分子传递能力随纳米管表面涂层的变化而变化。然而，这些例子对于拉曼成像来说只有一种颜色，因为所有用作拉曼探针的单壁碳纳米管都具有高度相似的拉曼光谱，限制了使用拉曼成像在光谱分辨的多个通道中探测不同的生物标志物或不同细胞类型的能力。

（2）光声、热声和光热成像

作为一种混合成像方式，光声成像利用了光声效应，在光声效应中，光子被吸收并转化为热，局部加热的生物组织瞬时热弹性膨胀导致了声波的发射。光声波是高频聚焦超声换能器探测形成图像的宽带超声波。由于血液中的血红蛋白对光子的强烈吸收，光声成像可以作为一种体内无标记成像方式，允许对血液中饱和的 O_2 进行功能性高分辨率成像，并通过完整的头皮和头骨进行脑血管成像。另外，使用外源造影剂可以显著增强光声信号。理想的光声成像对比剂材料应该具有高的光子吸收率和足够的光热转换效率（即光子转换为辐射发射的可能性低和光致发光的量子效率低）。从这个意义上说，包括碳纳米管和石墨烯在内的石墨化碳纳米材料是光声成像的完美候选者，因为它们不仅在整个可见光和近红外窗口中具有良好的光吸收性能，而且它们还具有相对较低的荧光量子产率，表明将传入的光子转化为热的效率更高。

单壁碳纳米管是第一个也是应用最广泛的用于活体光声成像的碳纳米材料。其在 690nm 处的强光吸收使其在 690nm 激光激发下产生有效的声信号，并且随着单壁碳纳米管浓度的增加而增加。用 690nm 激光激发单壁碳纳米管的光声信号的另一个优点是，单壁碳纳米管与血红蛋白声信号的比值在 690nm 处比其他波长高，最大限度地减少了血红蛋白分子的光子吸收和声转换的干扰。斯坦福大学的研究小组报道，在 690nm 的光声激发下，使用带有 RGD 多肽的聚乙二醇化的单壁碳纳米管生物结合物（SWCNTs-RGD）对 αvβ3 整合素阳性的 U87MG 小鼠体内进行特异性靶向和光声成像，并使用普通的单壁碳纳米管而不使用 RGD 偶联的相同肿瘤模型的体内光声成像进行对比。这一结果表明，通过将适当的造影剂与分子靶向部分功能化，光声成像可以作为一种分子成像手段。此外，与常规的量子点荧光成像方法相比，光声成像的性能也得到了评估，而单壁碳纳米管的光声成像显示出更深的组织穿透性和更高的图像分辨率，这是因为声波的散射要低得多。

除了光声成像，值得一提的是另外两种相关的成像方式——热声成像和光热成像，其中单壁碳纳米管已被用作造影剂。热声成像与光声成像的不同之处在于输入能量来源，即热是如何产生的。在光声成像中，光子被光吸收体吸收并转化为热，这导致周围基质的热弹性膨胀并产生声信号。热声成像采用微波脉冲作为输入能量源，可被微波吸收体吸收并转化为热波和声波。Wang 等人研究发现，单壁碳纳米管是一种良好的微波吸收材料，在接收到 3.0GHz 脉冲微波源的能量后，可以产生热声信号，使其成为潜在的热声成像对比剂。光热成像与光声成像的区别在于信号输出，即光引起的温度升高是如何被检测到的。光声成像通过收集晶格膨胀引起的声波来检测温度的上升,而光热成像通过利用所谓的热透镜效应来检测温度变化。热透镜效应规定,热作为温度的函数改变介质的折射率,探测激光在其中传播和散焦,因此变得可检测。因此,与光声成像不同的是,光声成像只使用一个激光作为输入,使用超声波换能器来收集输出信号,而光热成像需要使用两个激光器:一个作为加热激光,另一个作为探测激光。

其他碳纳米材料,如石墨烯、碳点和纳米金刚石,也被报道为体内成像的光声造影剂。对于基于石墨烯的纳米材料,具有较少破坏的 π 共轭芳香族结构的 rGO 比 GO 更有利于光声成像,因为在近红外区域具有更高的光子吸收程度。Liu 等人报道了一种基于 rGO 的结合物,包括强近红外光吸收的 rGO,用于多模式磁共振成像的氧化铁纳米颗粒(IONP),以及静脉给药后增加血液循环时间的聚乙二醇链。4T1 肿瘤模型被用来展示 rGO-IONP-聚乙二醇偶联物在肿瘤中的被动积聚,检测到的光声信号证明了 rGO 的存在。Cai 等人报道了类似的内容,蛋白质辅助还原和表面功能化合成的纳米 rGO 在相同的激光功率下显示出比 GO 前体更高的光声信号,使得可以使用纳米 rGO 作为体内肿瘤成像的光声造影剂。GO 不是化学还原,而是 rGO,He 报道了直接制备保留了大部分 π 共轭芳香族结构的石墨烯纳米片,并展示了所合成的石墨烯纳米片在 700nm 和 800nm 红光到近红外照射下作为光声对比剂的潜力。除了石墨烯纳米片外,氧化的石墨烯纳米带也被报道为潜在的光声对比剂。同样值得注意的是,与单壁碳纳米管类似,GO 的低光吸收可以随着 ICG 的附着而增强,GO-ICG 结合物已被用于体外对 HeLa 细胞形成的集落的光声成像。

5.3.5 医学治疗

5.3.5.1 光热治疗

碳纳米材料,如碳纳米管和石墨烯,通过电子顺磁共振效应选择性地积聚在肿瘤中,并在近红外(750~1700nm)内的生物透明窗口显示出极高水平的本征吸收。此外,发射波长从可见到 NIR-Ⅱ 窗口的碳纳米材料的强烈荧光允许同时成像和治疗。这些特性的结合使这些材料成为光热疗法(PTT)极具吸引力的试剂,光热疗法涉及将困在其中的纳米材料选择性加热到发生光凝和细胞死亡的温度,从而缩小肿瘤的大小,甚至完全消除肿瘤。与用于光热治疗的金纳米棒和纳米球等其他纳米材料相比,使用碳纳米材料的好处有两个:第一,通过适当的表面修饰以防止免疫系统的检测,碳纳米管和石墨烯可以在体内循环,半衰期接近几天,这大大增加了静脉注射碳纳米材料被困在肿瘤中的可能性,产生了超过 30% ID/g 的超高肿瘤摄取率。第二,碳纳米管和石墨烯还有一个额外的优点,即它们在近红外区的强光吸收是理想的,因为与可见光相比,近红外光具有更好的组织穿透能力。碳纳米管的表现明显优于其他基于纳米材料的 PTT 试剂,如金纳米颗粒/纳米棒,而碳纳米角、氧化石墨烯和还原氧化石墨烯光敏剂也是碳基光热治疗的新途径。

(1)碳纳米管

单壁碳纳米管是第一个用于光热治疗的碳纳米管。将其输送到肿瘤体内,肿瘤内注射和静脉注射都已被证明,而静脉注射提供了一种更实用的体内给药手段,特别是在原位和转移肿瘤模型的情况下。2009 年,Cho 等人提出在 808nm 近红外照射下,瘤内注射聚乙二醇化的单壁碳纳米管,光热消融了小鼠的人表皮样口腔癌 KB 肿瘤。碳纳米管分类的进步对这些材料的电子应用产生了巨大的影响,然而,分离特定手性或电子类型的碳纳米管所获得的同样好处可以在生物领域获得。通过密度梯度超速离心法分离不同手性碳纳米管表面活性物质的混合物，得到了纯度为80%的手性碳纳米管。在密度梯度中与离子表面活性剂分离后，进行表面活性剂交换程序以去除离子表面活性剂，并将其替换为体内使用所需的PL-PEG聚合物。手性碳纳米管在991nm处有E11电子跃迁，该跃迁与980nm激发激光共振。通过去除在加热的波长下没有吸收的所有其他类纳米管，静脉注射超低剂量的0.254mg/kg的单手性碳纳米管，在低辐射功率密度（0.6 W/cm^2）下使用980nm激光照射，成功地消融肿瘤，肿瘤组织的局部温度>50℃。与之形成鲜明对比的是，在相同注射剂量下，未分离的HiPco单壁碳纳米管和PBS对照组在相同疗程的近红外照射后的温升要低得多。每只小鼠只使用4μg的单壁碳纳米管成功地检测和治疗肿瘤，这是迄今为止用于同时对小鼠肿瘤模型进行成像和光热治疗的任何其他类别的纳米材料中最低的剂量。

（2）石墨烯

除了单壁碳纳米管外，氧化石墨烯还因其在近红外窗口的强吸收而被成功地应用于光热治疗。在Liu等人的一项开创性研究中，纳米层（NGS）被聚乙二醇化，然后注射到小鼠体内，用作PTT的2D光敏剂。端胺的六臂支化聚乙二醇通过酰胺的形成与NGS偶联，生成高度水溶性和稳定的具有官能团的偶联物，可用于小分子荧光染料或用于分子成像的生物分子的进一步修饰。聚乙二醇化的NGS显示出非常高的肿瘤摄取量，可能超过碳纳米管的EPR摄取水平。通过观察与NGS结合的Cy7的肿瘤荧光证明了这一点。由于肿瘤内的高摄取率，以及近红外光谱中的强光吸收，聚乙二醇化的NGS可以在功率密度为2 W/cm^{2}的808nm激光照射下有效地消融肿瘤块。治疗后的广泛组织学检查显示没有毒性迹象。虽然目前注射剂量和功率密度（20mg/kg，2W/cm^2）高于成功进行碳纳米管PTT所需的剂量和功率密度，但NGS对肿瘤的高摄取率阻碍了对这种新型PTT试剂的进一步研究。

为了降低纳米薄膜光热治疗所需的剂量和激光功率密度，在2011年报道了可以通过降低NGS来恢复其部分芳香、共轭性质。在Hummers方法合成氧化石墨烯后，将六臂支化的聚乙二醇单分子共价偶联到GO的羧基上。然后，通过在溶液中加入水合肼来减少NGS，这会产生可见的颜色从黄色变为黑色，这表明在可见光到近红外窗口中的吸光度显著增加。之前已经表明，类似的还原会使含氧量下降30%，并显著提高电导率。同样，部分恢复石墨烯的芳香性使在808nm处的近红外吸光度增加了7倍，这是PTT中用于加热的激光波长。虽然还没有对还原的NGS进行体内治疗实验，但体外加热表明，照射时的产热显著改善，这使得使用与RGD肽结合的rGO靶向消融U87MG癌细胞。

5.3.5.2 光动力治疗

光动力疗法（PDT）依靠光敏分子产生单线态氧（SO）或活性氧种（ROS）来杀死癌细胞或细菌。光动力疗法有三个主要组成部分：用于产生ROS的光源、光敏分子和组织中以三重态自然产生的分子氧。光敏分子在吸收光后可以被激发，并经历系统间交叉，以产生单线态氧，这种氧具有高度的细胞毒性，并破坏它遇到的任何有机组织。与PTT相似，光敏剂在肿瘤内定位后，癌体暴露在特定波长的光下，在氧气存在的情况下，产生细胞毒性的SO和/或ROS，从而杀死细胞，随后导致组织死亡。存在着大量的光敏分子，而且大多数都含有卟啉结构。虽然碳纳米材料用于光动力疗法的研究总体上较少，但碳纳米管、石墨烯和碳点与光敏剂的协同效应显著提高了治疗效果。与碳纳米材料的载药应用类似,在激光激发后,可以通过 π-π 堆积将光敏剂非共价负载到涂有生物相容聚合物的碳纳米材料的芳香族表面上以供激活。

5.3.6 组织工程

(1) 碳纳米管

碳纳米管(CNTs)独特的物理化学性质使其成为组织工程和再生医学中多功能纳米材料的良好候选材料。CNTs 已被研究用作改善人工组织支架折叠、骨再生、骨增强、细胞刺激致动器的机械和电性能的有效平台。CNTs 的加入显著提高了甲基丙烯酸明胶(GelMA)水凝胶和壳聚糖水凝胶的导电性,提高了被包被的心肌细胞的自发搏动频率和生理功能。加入碳纳米管可提高材料的力学性能。碳纳米管被用来提高明胶纳米纤维和肌管支架(多核细胞,至少含有三个核)的力学性能,并上调机械转导相关基因的激活。

研究在明胶/壳聚糖溶液中加入 SWCNTs 可以提高水凝胶的导电性,即使浓度很低($<100\times10^{-6}$),也可帮助信号传递,促进心肌细胞的功能成熟和同步跳动。具体而言,制备了不同含量的纳米晶体羟基磷灰石和 SWCNTs 的 3D 多孔壳聚糖框架,以支持人成骨细胞的生长。通过电弧放电合成了两种类型的 SWCNTs,分别是在磁场作用下(B-SWCNTs)和无磁场作用下(N-SWCNTs)的 SWCNTs,用于改善骨再生。壳聚糖纳米复合材料中 B-SWCNTs 的存在对成骨细胞附着和骨再生有显著影响。这可能是由于与常规合成的 SWCNTs 相比,磁合成的 SWCNTs 具有较小的长径比。

生物杂交组织致动器是 CNTs 在组织工程中的一个有趣应用。在这项工作中,一种排列的碳纳米管"体系"微电极阵列被构建并用作细胞刺激的支架。排列好的碳纳米管被嵌入到表现出各向异性电导率的柔性和生物相容的水凝胶中。生物致动器是通过在碳纳米管微电极集成水凝胶结构上培养心肌细胞来设计的。由此得到的心脏组织具有均匀的细胞组织,改善了细胞间的耦合和成熟,并通过结合微电极阵列和先进的电生理功能表现出突出的机械完整性,展现出强大的肌肉收缩。这种厘米尺度的生物驱动器具有良好的机械完整性,并具有自发驱动行为。这种设备可用于生物机器人和药物筛选。

(2) 石墨烯

石墨烯、GO、rGO 以及其进一步含有金属或聚合物的复合材料,在人工支架中提供了刺激细胞的令人兴奋的机会,这主要是由于它们的表面性质可调节。特别是,基于石墨烯材料的物理化学性质密切影响了单个细胞和细胞群体的表面相互作用。几项研究开发了石墨烯或 GO 作为骨和神经组织工程材料的应用。在一项具有代表性的研究中,石墨烯构成了促进干细胞生长的成骨诱导剂的非共价展示平台。GO 的氧功能通过分子间相互作用(π-π 相互作用、静电吸引或与细胞蛋白质之间的氢键)促进干细胞分化。

其他有趣的石墨烯纳米结构,如自支撑的石墨烯水凝胶(SGH)膜,主要由于材料的波纹和多孔性表面对细胞骨架施加机械刺激而用于大鼠骨再生。在另一项研究中,通过解压多壁碳纳米管制备的石墨烯纳米颗粒被用作二维选择性模板,用于分化人骨髓间充质干细胞(HMSCs)。据推测,这是通过对纳米颗粒施加诱导机械应力来实现的。在其他方法中,由于石墨烯和大分子的协同作用,聚合物功能化的 GO 可以有效地诱导干细胞生长。在这些研究中,生物聚合物或合成聚合物在石墨烯表面提供表面电荷和不同的化学部分,如胺、羧基、羟基和硫酸盐,这些对细胞生长和分化的研究(通过有效的分子间相互作用）是重要的。

参考文献

[1] Azevedo S，Costa-Almeida R，Santos S G，et al. Advances in carbon nanomaterials for immunotherapy[J]. Applied Materials Today，2022，27：101397.

[2] Riley P R，Narayan R J. Recent advances in carbon nanomaterials for biomedical applications：A review[J]. Current Opinion in Biomedical Engineering，2021，17：100262.

[3] Gaur M，Misra C，Yadav A B，et al. Biomedical applications of carbon nanomaterials：fullerenes，quantum dots，nanotubes，nanofibers，and graphene[J]. Materials，2021，14（20）：5978.

[4] Loh K P，Ho D，Chiu G N C，et al. Clinical applications of carbon nanomaterials in diagnostics and therapy[J]. Advanced Materials，2018，30（47）：1802368.

[5] Teradal N L，Jelinek R. Carbon nanomaterials in biological studies and biomedicine[J]. Advanced healthcare materials，2017，6（17）：1700574.

[6] Venkatesan J，Pallela R，Kim S K. Applications of carbon nanomaterials in bone tissue engineering[J]. Journal of biomedical nanotechnology，2014，10（10）：3105-3123.

[7] Dutta V，Devasia J，Chauhan A，et al. Photocatalytic nanomaterials：Applications for remediation of toxic polycyclic aromatic hydrocarbons and green management[J]. Chemical Engineering Journal Advances，2022：100353.

[8] Oksel Karakus C，Bilgi E，Winkler D A. Biomedical nanomaterials：applications，toxicological concerns，and regulatory needs[J]. Nanotoxicology，2021，15（3）：331-351.

[9] Rohilla D，Chaudhary S，Umar A. An overview of advanced nanomaterials for sensor applications[J]. Engineered Science，2021，16：47-70.

[10] Ma W，Zhan Y，Zhang Y，et al. The biological applications of DNA nanomaterials：current challenges and future directions[J]. Signal Transduction and Targeted Therapy，2021，6（1）：1-28.

[11] Mostofizadeh A，Li Y，Song B，et al. Synthesis，Properties，and applications of low-dimensional carbon-related nanomaterials[J]. Journal of Nanomaterials，2011：685081.

[12] Teradal N L，Jelinek R. Carbon nanomaterials in biological studies and biomedicine[J]. Advanced Healthcare Materials，2017：1700574.

[13] Hong G，Diao S，Antaris A L，et al. Carbon nanomaterials for biological imaging and nanomedicinal therapy[J]. Chemical Reviews，2015，115（19）：10816-10906.

[14] Liu J，Li R，Yang B. Carbon Dots：A new type of carbon-based nanomaterial with wide applications[J]. ACS Central Science，2020，6：2179-2195.

第 6 章 介孔硅基生物纳米材料

6.1 概述

介孔硅单质纳米材料，包括纳米颗粒、纳米线和纳米薄膜，由于其独特的物理化学性质，应用于多种材料和生命科学领域。其在治疗性纳米医学、生物成像和生物传感方面也取得了重要进展。介孔硅纳米材料的制备和可调节的表面性能，可以共同改变很多性质，例如，介孔硅单质纳米材料的体外和/或体内降解速率，其表面性质可以很好地控制介孔硅纳米结构的降解速率，可以构建更智能的材料界面。因此，实现更精准可调结构和可控设计和制备，再加上有吸引力的表面化学调控，将促使介孔硅纳米结构能够广泛地应用于生物医学领域。它的前景将是纳米医学和生物传感领域，为创造更智能、更实用的下一代纳米治疗和诊断设备提供理论支撑。因此，将这种介孔硅纳米应用在生物医学，为发展多孔纳米材料在体内医疗领域提供了新的可能性，促进转化为临床试验应用。

在过去的十年中，由于介孔硅的可调性质，许多工作报道了介孔硅纳米材料作为与生物体交互的工具。在多种可调性质中，高比表面积赋予这些材料可控的治疗药物负载能力，另外通过可调表面化学修饰和介孔结构孔隙度，调节其在体内外的降解能力。生理介质下，Si 降解速率涉及 Si 氧化为 SiO_2，然后 Si-O 键水解为可溶性的正硅酸，一种无毒和惰性的副产物。此外，介孔硅能够容易地集成和开发为一种纳米药物，用于体外/体内的靶向化疗、基因治疗、伤口愈合、抗菌活性甚至联合治疗。关键研究表明，介孔硅纳米颗粒是介孔硅纳米材料的主要形式，旨在解决与体内应用纳米医学相关的挑战。介孔硅纳米颗粒的优势在于它们能够同时提供治疗和成像功能，并最终降解为无毒的正硅酸 $[Si(OH)_4]$。可携带药物的发光介孔硅纳米颗粒的构建是这种多功能成像/治疗模式的一个很好的例子，其中固有的近红外光致发光可以跟踪肿瘤内的积累和体内的降解。

面向可植入医疗诊断设备发展，介孔硅的需求不断增长，研究人员开发了多种不同的、基于介孔硅的生物传感器，如免疫传感器、受体传感器、与 DNA 杂交和酶生物传感器，这些生物传感器已被设计用于增强那些与多种疾病（如癌症、慢性伤口或心血管疾病）相关的特定生物分析物的检测。目前主要的两种制备介孔硅的方法是电化学合成和金属辅助化学蚀刻法（MACE）。与其他制备方法相比，这两种制备方法有许多优势：提供了具有明确形状和宽范围可控尺寸等。

6.2 介孔硅的主要特性

6.2.1 不同尺寸结构的制备方法

介孔硅最常见的制备方法是在氟化物水溶液电解质中对单晶硅片进行阳极电化学蚀刻，主要的电解质成分是氢氟酸。一般情况下，硅片作阳极，铂电极作阴极。由于阳极和阴极之间的电流偏压，晶体结构的选择性溶解在硅片上形成孔隙。介孔硅结构可以通过改变制造条件，如电流密度、硅片类型、掺杂水平、电解质组成来精确设计。通过调整这些条件，孔隙度和孔径等孔隙形态可以调整，以适应各种应用。这些介孔硅结构可以根据其孔径大小分为大孔（>50nm）、介孔（2~50nm）和微孔（<2nm）。对于药物输送应用，阳极氧化后，介孔硅薄膜从 Si 晶圆分离。为了将这些薄膜转化为颗粒，可以采用超声和研磨等方法。由于易于制备，通过阳极氧化制备的颗粒比通过 MACE 或其他方法（如染色蚀刻）制备的颗粒更常用，为了提高介孔硅颗粒的产率，可以在颗粒形成层之间放置高孔隙率牺牲层。类似地，介孔硅针和纳米线的制备也可使用光刻和化学蚀刻相结合的方法。例如，结合纳米球光刻和模板 MACE 制作了介孔硅纳米线。表 6-1 展示了各种介孔硅结构制备的详细总结，其重点是强调介孔硅作为一种多功能生物材料的应用。

表 6-1 现有介孔硅微纳米结构的主要特点和应用

纳米结构	制备方法	尺寸	应用
纳米线	纳米球光刻，金属辅助化学蚀刻	D：330~600nm；L：0.4~6.3μm	基因传递（体外转染）
纳米条	光刻，金属辅助化学蚀刻	D：600nm；L：5μm	基因传递，药物传递，生物传感
纳米颗粒	阳极电化学腐蚀，纳米球光刻，金属辅助化学蚀刻	D：100~1000nm；主要分布于150~200nm	基因传递，药物传递，生物传感
微米颗粒	光刻，深反应离子蚀刻，化学气相沉积	D：1~3.2μm	基因传递，药物传递，生物传感
膜	阳极电化学腐蚀	N/A	药物传递，生物传感

6.2.2 介孔硅网络的降解

介孔硅的可降解性是其能够用于生物医学的关键优势之一，也称为"生物相关降解"。硅元素在我们的饮食和新陈代谢中是一种必不可少的元素，它可以被降解为硅酸（一种生物兼容的降解产物），其能够通过肾脏清除。虽然，这是所有用于治疗和/或诊断的生物纳米材料的强制性特征，但介孔硅的降解动力学需要精细控制。由于可注射或可植入的介孔硅基纳米在完成其功能之前，同时存在降解和侵蚀现象，这是其作为治疗载体或诊断设备的主要障碍之一。在介孔硅纳米疗法的设计中，载体的早期降解会导致其负载药物等在前往体内靶向部位的途中过早释放。如果负载的目的是避免细胞毒性或防止药物降解时，过早释放将达不到目标效果。对于植入式诊断平台，为了达到理想的检测限度和灵敏度，可能需要设备的长期稳定性。

因此，为了延长材料的半衰期，介孔硅材料的精准设计和功能化是至关重要的。为了更好地控制药物等的释放，以用于治疗应用，并应用于检测特定分析物的生物传感。为了解决这些挑战，通过纳米结构的物理设计或表面化学修饰来延长和控制硅基纳米结构的降解速率。许多研究表明，通过改变载体的几何参数，可以影响生物降解速率，包括：形状、大小、表面积、结晶度、孔隙度和孔隙（尺寸、分布和数量）。例如，介孔硅降解率与粒径和孔径直接相关，硅基纳米结构的孔径越大或表面积越大，降解速度越快。同样，介孔硅颗粒的大小和形态对降解动力学有影响（图6-1）。在生物医学应用中，最主要的调整硅基纳米结构降解速率的方法是通过控制表面化学修饰，这可以进一步实现生物分子的固定化。

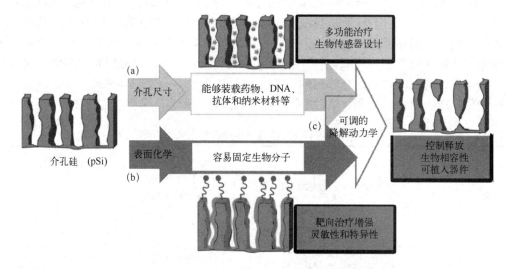

图6-1　在介孔硅结构设计过程中，能够影响其性能的主要特点
（a）孔径大小；（b）表面化学；（c）孔隙大小和表面化学对降解动力学的影响

6.2.3　介孔硅的表面改性

介孔硅的表面化学性质和修饰对生物分子的稳定性、降解性和固定化起着至关重要的作用。由于端氢表面（Si-H、Si-H$_2$、Si-H$_3$），氧化后的介孔硅反应性强且不稳定。在环境空气或水介质中天然氧化物的形成不仅影响介孔硅的物理化学性质，而且影响其光学和电子性质。氧化速率取决于环境因素，不同生物医学应用对稳定性的要求显著不同。某些药物传递可能需要载体的快速溶解，而靶向药物传递系统需要有一个稳定的表面以适当地固定靶向生物分子。在生物传感中，表面化学的稳定性必须防止生物识别元件分离，同时也提供稳定的光学或电学特性。因此，需要对天然介孔硅表面进行化学改性，以满足不同应用的要求。

6.2.3.1 热氧化

氧化法是稳定介孔硅表面化学性质最古老和最常用的方法。氧化介孔硅表面的方法有很多种，包括光氧化、阳极氧化和化学氧化。最广泛使用的氧化和稳定介孔硅的方法是热氧化。一旦暴露在空气或水中，暴露的硅氢化物（SiH_x）容易氧化为硅氧化物。提及氧化层，不论是天然氧化物还是氧化长大的氧化物，都使 Si 表面钝化，并将天然疏水介孔硅表面转化为亲水。钝化过程的速率高度依赖温度和氧化过程的持续时间。在干燥氧气中的氧化通常包括三个不同的温度依赖过程。在 250~440℃ 的低温下，背键氧化占主导地位。这意味着 Si 主链，Si-Si，通过在其主链中结合一个氧原子而被氧化，导致 SiO_y-SiH_x 表面物种的形成。表面 Si 原子与第二原子 Si 层之间形成的氧桥使局部原子结构扩张 30%，导致孔径略有减小。同时，这种类型的简单氧化导致形成亲水钝化层。温度升高至 >440℃ 时，表面氢化物氧化为羟基，氧化层厚度增大。在 600℃ 及以上，表面所有 Si-H_x 残基被氧化为 O_ySi-OH 和 Si-O-Si 物种，这一步在给药应用中非常重要。据报道，新制备的端氢介孔硅可以作为强还原剂与分子药物发生反应，因此，在载药开始前，将介孔硅表面剩余的氢全部清除是很重要的。700℃ 热氧化导致厚表面氧化层的结构膨胀，使材料的力学稳定性（引入应变）、孔内体积和直径均大幅降低。因此，任何高于这个温度的热氧化都会导致比表面积的急剧下降。800~1000℃ 的热氧化，足以使整个介孔硅结构完全氧化，直至骨架为二氧化硅（SiO_2）。

6.2.3.2 硅碳键的形成

在过去的二十年中，人们探索了许多化学和电化学途径来将介孔硅表面从 Si-H_x 衍生为 Si-C 键，其中，硅氢化和碳化是最常用的形成 Si-C 键的方法。

（1）氢化硅烷化

硅氢化反应是指 Si-H_x 反应表面物种，与不饱和化合物（如介孔硅表面的末端烯烃或炔烃）加成，形成稳定的共价 Si-C 键的反应。Si-C 形成的方法包括热法、化学（Lewis 酸催化）、光化学和微波辅助法。在这些方法中，热硅氢化为介孔硅表面接枝多种有机官能团提供了一种方便的途径。其产率高达 80%（取代 Si-H_x 键的比例）。烯烃和炔烃在介孔硅上的热接枝使其具有低极性 Si—C 键的特性，使其在亲核反应中具有动力学惰性。因此，无论是生理条件还是恶劣的基本环境，通过硅氢化反应制备的十一烯酸等单分子膜在长达数月的时间内都不会出现明显的化学降解或表面氧化。这种高水平的鲁棒性有利于：①将药物载荷附着在介孔硅上；②延长介孔硅结构在体内的半衰期，用于药物传递。至关重要的是，由于 Si-H 是亚稳态的，并且容易在空气和水的条件下氧化，所以在惰性的气氛中以及干燥的试剂中进行这个反应是很必要的。

（2）碳化

介孔硅与气相乙炔在高温下反应，生成高度碳化的介孔硅，这种碳接枝被称为热碳化多孔硅（TC 介孔硅），并导致介孔硅基质中高度稳定的 Si-C 键形式。完全的表面碳化是由于小乙炔分子吸附在硅表面的快速扩散。Si-C 化学是坚固和通用的，并防止氧化层在 Si 骨架上生长，从而提高了长期的稳定性。

该反应发生的广阔温度范围，使多种表面化学物质能够在可控的方式下产生。主要根据温度产生两种类型的表面终止。当温度低于 650℃ 时，表面终止主要由碳氢化合物组成。热碳氢化介孔硅表面（THC 介孔硅）由于表面碳氢基团的存在而疏水，具有与硅氢化介孔硅相似的性质。在 >800°C 时，乙炔分子被吸收到硅结构上，形成一个非化学密度的 Si-C 层，这使得表面亲水性和化学稳定性显著。制备的 TC 介孔硅材料含有非化学计量的 Si-C 物种，已知即使在 HF 和沸腾的氢氧化钾溶液等恶劣条件下也稳定，但仍然是可生物降解的。实验结果表明，THC 介孔硅微颗粒能在几周内在体内溶解。

6.2.3.3 介孔硅的生物偶联

介孔硅的表面化学性质不仅影响其降解性、毒性和生物相容性，还决定了其与生物制剂分子间相互作用的性质。当化学修饰的目的是固定化生物分子时，所附着的分子应具有末端功能，以便进一步反应。羧基、异氰酸和羟丁二酰亚胺（NHS）是生物分子通过胺、硫醇或醛基接枝的最常见功能化。氧化的介孔硅表面可以很容易地用传统的硅烷醇化学修饰，使用烷氧硅烷或氯硅烷前体具有不同的末端基团，允许引入各种化学功能。当使用有机硅烷时存在的一个挑战是在基本介质中缺乏稳定性，因为 Si-O 键较差的水解稳定性可能导致表面涂层的恶化。

Si-C 键的形成导致化学钝化的介孔硅表面比自组装有机硅烷更稳定。羟基化制备的羧酸端基表面通常由偶联剂 1-乙基-3-[3-二甲氨基丙基]羧二亚胺盐酸盐（EDC）功能化，用于负载含伯胺的生物分子，EDC 通过直接反应或通过 NHS 将十一烯酸改性介孔硅表面的羧基偶联到目标分子的伯胺上。热碳化介孔硅表面也可以通过自由基偶联在高温下用烯烃改性。随后，通过 EDC/NHS 化学，这些表面可以用于附着含胺的生物分子。稳定的介孔硅可以通过将聚乙二醇（PEG）连接剂附着在表面来提高其生物相容性，从而避免不必要的蛋白质和其他干扰物种的非特异性结合。PEG 连接剂的附着还有助于保持生物传感器在生物系统中的灵敏度和稳定性。

6.3 药物输送介孔硅

6.3.1 基因传递

基因治疗作为治疗从癌症到自身免疫性疾病等众多与基因相关的人类疾病的一种有前景的方法，已经受到了极大的关注。将 DNA、microRNA 或小干扰 RNA（siRNA）等遗传物质引入靶组织或细胞可以改变内源性基因的表达，由于细胞外和细胞内屏障的存在，裸露的遗传物质无法被靶细胞有效内化。

由于裸露的遗传物质无法高效传递，因此开发安全有效的载体是必要的。多年来，许多病毒和非病毒（合成）的基因传递方法被开发出来，这两种基因传递方式都有其局限性和优点。非病毒载体更安全，因为它们在使用时不产生致病性威胁，因此发展非病毒载体最近引起了关注。近年来，利用纳米材料通过细胞吸收途径引入遗传物质的努力，以及绕过细胞途径直接将遗传物质插入细胞质的物理方法已经被探索。

遗传物质，如 DNA 或双链 RNA，可以引入目标细胞，以诱导治疗反应。人工核酸的插入可增强或抑制转染细胞的基因表达。有许多生物、化学和物理方法已被用于将核酸引入细胞。在硅基材料方面，目前被广泛研究的有两种方法，即针基技术和颗粒基技术。基于针的方法旨在通过由细胞黏附到针底物驱动的穿刺机制来引入遗传物质；以颗粒为基础的给药系统旨在利用生物途径，主要通过各种内吞机制。

6.3.1.1 体外和局部转染

垂直排列的硅纳米线和纳米针可以高效、最小毒性地传递核酸,该传递系统绕过了传统细胞吸收机制的限制,并将遗传物质直接运输到细胞内部。所报道的纳米针和纳米线阵列之间的物理差异由它们的几何差异来表示,通常在长度、直径和形状上,其中纳米针的长度可以为 5μm,而纳米线通常更短。

硅纳米线和大量细胞群之间的直接界面被证实。研究表明,尽管有物理渗透,细胞仍能存活长达一周。含有 GFP 的质粒 DNA 也成功转染,但转染效率极低(低于 3%)。相反,DNA 和 siRNA 等生物分子可以提高转染率,这些治疗方法的转染效率为 95%。转染效率的显著提高可能是由于硅纳米线阵列的发展和优化。同时,硅纳米线能够转染小鼠和人类的初级免疫细胞。为了优化纳米线平台,可以改变各种参数。这些参数包括纳米线的直径和高度以及密度。根据细胞行为和转染效率评估几何参数。对于许多测试的细胞类型,中等高度(1.2~3.5μm)、小直径(<400nm)和纳米针密度在 $0.6\sim1.0\mu m^{-2}$ 之间可以产生高的转染效率。使用可降解的锥形 NWs 将 siRNA 和 DNA 质粒共转染 HeLa 细胞和小鼠背部肌肉是研究热点,转染效率超过 90%,触发小鼠背部肌肉新血管的形成。关键是,将孔隙度控制在 45%~70%之间,使团队能够随着时间的推移调整 NWs 降解性,并将有效载荷增加 300 倍(与固体无孔 Si NWs 相比)。以优化后的可降解 NWs 阵列为机械工具,转染荧光标记 siRNA[cy3-甘油醛-3-磷酸脱氢酶(GAPDH)-siRNA]和 GFP 质粒,监测基因调控。观察到,与对照组和纳米注射杂乱 siRNA 的细胞相比,通过有效地沉默 GAPDH 80%的荧光信号,GAPDH-siRNA 传递到的细胞的荧光信号显著降低。因此,介孔硅纳米针平台的开发使该结构成为可生物降解的。由于更高的比表面积,多孔针头允许更大的载荷能力。固体和多孔材料的体外转染效率都达到了 90%,这表明更高的负载能力可能不是必要的。

6.3.1.2 通过介孔硅粒子传递基因

与传统药物相比,siRNA 具有重要的优势,即小分子和蛋白质。由于 siRNA 具有针对任何特定基因设计的能力,其治疗潜力在理论上是无限的。然而,这需要有选择性和有效地传递到目标细胞和组织。

未被包裹的 siRNA 的全身给药导致非特异性分布、快速降解和肾脏清除。目前存在的细胞外屏障阻止 siRNA 的传递。进入体循环后,siRNA 会被核酸酶降解。siRNA 的大分子量和多阴离子性质也限制了细胞的被动摄取。介孔硅是一种独特的生物材料,已被研究用于递送 siRNA。硅结构中的纳米级孔隙使多孔硅颗粒具有较高的比表面积和孔体积,使其具有高度的表面修饰性,并可在多孔结构中加载大量 siRNA。迄今为止,将遗传物质载入介孔硅粒子在很大程度上依赖于阳离子粒子和核酸序列上带负电荷的磷酸盐基团之间的静电相互作用。对于介孔硅 NPs,水中的寡核苷酸被阳离子纳米粒子悬浮。在理想的情况下,寡核苷酸会优先在介孔硅结构中积累。实际上,除了上述过程,寡核苷酸也会附着在介孔硅表面,可能会阻塞一些孔隙。然而,siRNA 在多孔结构内的捕获使货物免受核酸酶降解。对于纳米颗粒,为了进一步防止核酸酶降解,用化学方法或用聚合物涂层包裹颗粒来封住孔隙。介孔硅微米和纳米颗粒已被成功地用于敲除多种蛋白质。盘状介孔硅微粒是构建用于 siRNA 传递的多级传递囊泡的三个组成部分中的第一个,这种盘状的微米大小的颗粒作为载体的纳米囊泡已经与治疗结合。纳米颗粒被装入盘状介孔硅微粒的多孔结构中。所述的粒子中粒子介孔硅微粒子系统允许每个阶段克服不同的生物屏障。当盘状介孔硅微颗粒在体循环中导航时，在肿瘤血管部位的优先积累使纳米颗粒复合物被释放并能够进入肿瘤微环境，第二阶段包裹 siRNA 的纳米颗粒由脂质体或聚合物纳米复合物组成，然后被细胞内化。然后，siRNA 货物被释放到细胞内，导致目标蛋白的敲除，并引发治疗反应。

研究者们也使用了类似的运载工具，用精氨酸和聚乙烯亚胺将微粒表面功能化。粒子表面的正电荷使 siRNA 通过静电结合进入多孔结构。随着硅骨架降解，精氨酸和聚乙烯亚胺与负载的 siRNA 复合形成聚合纳米颗粒。在这种情况下，体内 STAT3 基因敲除 84%，促进乳腺癌干细胞的消除。这种 siRNA 的多级介孔硅微粒递送系统已经被深入研究。在介孔硅生物材料具有生物相容性、高负载和保护货物、靶向配体表面修饰等优点的基础上，微粒递送系统也有其自身的优势。这些包括：①与 siRNA 货物同时共递送抗癌药物如紫杉醇的能力，②由于盘状而导致的血管边缘化，③靶向蛋白的持续敲除。然而，微米大小的颗粒通常有几个限制。最常见的缺点是大的颗粒尺寸可能会影响其渗透细胞膜的能力，以及大多数介孔硅颗粒倾向于在单核吞噬系统（MPS）器官中积累。围绕微粒尺寸的问题，研究人员对将微粒尺寸减小到纳米级进行了研究，以用于 siRNA 的递送。与多级介孔硅微粒传递系统不同，介孔硅 NPs 已被用于 siRNA 直接传递到细胞中。基因药物直接输送到细胞质对纳米颗粒输送提出了新的挑战。在介孔硅 NPs 被内化后，主要障碍之一是其从核内体释放负载治疗药物以避免降解的能力。因此，内体逃逸对于 siRNA 高效传递到细胞质是至关重要的。为了规避 siRNA 传递过程中存在的一些挑战，人们已经探索了许多可行的介孔硅 NPs 修饰方法。研究人员开发了 siRNA 的孔隙封闭方法，采用一锅合成法，4mol/L 氯化钙溶液、siRNA 和介孔硅 NPs。硅酸钙（Ca_2SiO_4）壳层形成，壳层中的硅酸盐来源是由于介孔硅基质的局部溶解，包裹了寡核苷酸。介孔硅 NPs 能够在小鼠脑损伤模型中传递 siRNA 载荷。其他封装 siRNA 的方法包括使用生物材料作为保护涂层，将寡核苷酸保持在多孔结构内。将 siRNA 装入介孔硅 NPs，然后用氧化石墨烯纳米片包裹。纳米薄片延缓了 siRNA 的释放，同时保护有效载荷免受核酸酶降解。通过附加狂犬病病毒糖蛋白（RVG）的靶向肽，可以进一步修饰纳米片，提高体外神经细胞和体内小鼠大脑损伤区域的传递能力。使用聚乙烯亚胺（PEI）聚合物保护涂层，将 siRNA 注入体外胶质母细胞瘤模型，PEI 涂层增强了持续释放，同时抑制了 siRNA 有效载荷的突发释放。给药载体将 MRP1-蛋白水平降低了 70%，这比之前报道的未包被 aptes 功能化的介孔硅 NPs 有所改善。

此外，还研究了生物可降解和生物相容性的壳聚糖作为涂层用于寡核苷酸传递。壳聚糖具有多种特性，有利于药物传递，包括增强黏膜渗透的黏附特性。这些壳聚糖包被的颗粒被用于传递 siRNA，在啮齿动物模型中改善细胞增殖、迁移和皮肤伤口愈合。

6.3.2　伤口愈合

创伤愈合和修复是一个复杂的生物过程，其目的是在损伤后恢复细胞结构和完整性。在组织损伤后，人体有自己的自然恢复反应。慢性伤口被定义为三个月内未愈合的伤口，通常在愈合的炎症阶段停滞。慢性创伤是对卫生保健系统的一个挑战，替代治疗方案正在研究。其中，介孔硅颗粒被认为是一种主要的纳米载体，可以有效地提供这些治疗方法。Flii 是一种细胞骨架肌动蛋白重构蛋白，在皮肤伤口中升高，已被证实会阻碍伤口修复。研究人员报道 Flii 通过促进细胞黏附、增殖、迁移和收缩影响创面愈合。通过减少

Flii 的表达，可以改善皮肤创面愈合。介孔硅 NPs 中含有 Flii siRNA，能有效下调人角质形成细胞中 Flii 的表达，改善皮肤创面愈合。通过皮内注射将负载 Flii siRNA 的纳米颗粒注入小鼠的切除伤口，与对照组相比，第 7 天伤口面积减少了 20%。此外，还研究了 Flii 中和抗体在介孔硅 NPs 中的传递，介孔硅 NPs 表现出高负载能力，释放时间延长至 7 天。将负载的介孔硅 NPs 注射到糖尿病小鼠体内，可促进切口急性伤口和切除性糖尿病伤口的愈合。

6.3.3 抗菌药物的应用

随着耐药性微生物的激增，迫切需要新的抗生素疗法。目前，致病性耐药性细菌的发展速度超过了对抗这一关键问题的新药开发速度。在新药开发的基础上，全球正在进行的工作旨在开发新的抗菌剂，如抗菌肽、细菌素、噬菌体、金属纳米颗粒以及传递系统，以提高抗菌治疗效率。细菌感染是导致伤口无法愈合的主要原因。伤口环境中的细菌生物膜形成通常很难治疗，因为细菌开始对常规方法产生耐药性。因此，研究在生物膜形成之前防止细菌生长可以帮助伤口愈合，并引入新的材料和应用来应对日益严重的耐药微生物问题。

研究人员展示了镀金介孔硅纳米柱用于细菌感染的靶向高温治疗。介孔硅纳米柱被金纳米颗粒（Au NPs）包裹，并被靶向抗金黄色葡萄球菌抗体功能化。当用 808nm 激光照射时，在体外激光照射 10min 后，Au NPs 的光热效应显示细菌活力下降。此外，银（Ag）的抗菌活性早已为人所知。由于毒性问题，游离 Ag^+ 在体内不实用，其机制和缺陷已被报道。由于银基纳米颗粒毒性的不确定性，已经加入了一种有效的传递平台，如介孔硅，将银基材料传递到感染部位。通过在介孔硅骨架内装载金属银，Ag^+ 的传递导致革兰氏阴性铜绿假单胞菌和革兰氏阳性金黄色葡萄球菌在体外和体内杀灭 90%。当与 TAT 肽结合后，纳米载体在体外显示出对金黄色葡萄球菌的靶向性，提供靶向治疗以限制潜在的 Ag^+ 毒性。也有报道称，在介孔硅微粒中装入银纳米颗粒的类似系统也能杀灭大肠杆菌和金黄色葡萄球菌。银枝晶修饰的硅纳米线也显示出抗菌性能，表明硅和银这两种材料是相互兼容的。

介孔硅已被证明是一种高效和有效的载体。大的装载能力和多孔结构可以保护货物，如果是银基材料，则可以保护健康组织免受货物的伤害。通过不同的靶向部分（如抗体和多肽）轻松地修饰介孔硅表面，也允许针对细菌感染的靶向治疗。

6.3.4 介孔硅的化疗

由于其多孔性，小分子药物（如化疗药物）能够被限制在孔隙中以防止结晶，能够保护敏感货物免受恶劣的生物条件，并能够在多孔骨架内装载大量药物。通过调整孔隙形态和表面化学，可以改变药物的负载、释放和溶解。小分子药物在多孔结构中的俘获可分为共价吸附、物理俘获和吸附三种类型。由于易于进入大的表面积，也允许配体（如抗体、多肽和适配体）附着，使介孔硅平台能够靶向特定位点。安全地将化疗药物运送到肿瘤部位，同时将任何脱靶效应限制到不需要的部位以及耐药效应是该领域的主要挑战。介孔硅是一种有吸引力的材料，用于传递细胞毒性化疗药物。

联合治疗包括使用两种或两种以上协同工作的治疗方法，在靶向耐药肿瘤方面很有兴趣。通过使用两种或两种以上的抗癌药物或治疗技术，联合治疗可能会大大提高治疗效率。介孔硅的万能纳米材料平台是组合治疗的理想选择。研究了基于介孔硅 NPs 的"受体介导的表面电荷倒置"，证明了两种或多种抗癌药物联合加载介孔硅，该系统包括鸟嘌呤 DNA 适配体、AS1411、甲氨蝶呤和索拉非尼，所有化合物都具有抗癌特性。AS1411 与癌细胞中过表达的核仁素结合，抑制其功能，从而产生抗癌和抗增殖作用。甲氨蝶呤抑制细胞增殖过程中参与 DNA 合成的酶，而索拉非尼通过抑制几种酪氨酸蛋白激酶诱导细胞自噬。三种化合物的抗增殖作用均优于单一成分，表明其具有协同抗肿瘤作用。介孔硅纳米载体的多孔骨架和大表面积使得多种治疗方法的使用相对容易。此外，还研究了两种抗癌药物阿霉素和紫杉醇的同时给药。紫杉醇的释放使肿瘤微环境敏感，使阿霉素能够克服潜在的传递障碍。两种抗癌药物在诱导细胞凋亡方面的协同作用揭示了不同治疗方法结合的另一个重要好处。为了帮助克服肿瘤对化疗药物的耐药性，联合热疗和抗癌药物喜树碱在 b 淋巴细胞中的协同效应。与正常细胞相比，癌细胞更容易受到高温的影响，因此高温刺激肿瘤细胞对化疗药物的吸收。氧化后，金纳米团簇变得顺磁性，使它们暴露在电磁场中时能够升温。将金纳米团簇和喜树碱负载到多孔结构中，表明双作用纳米载体可增强细胞毒性。针对 b 细胞中只表达的受体 CD20 的抗 CD20 抗体的附着表明选择性双重治疗是可能的。因此，该平台允许通过外部微波场增强肿瘤的局部细胞毒性。

为了开发纳米金的光热性能，介孔硅和金纳米颗粒的结合已被探索用于联合治疗。金材料的表面等离子体共振能够将近红外激光辐射转化为热，因此可能有助于释放疗法和热诱导癌症细胞损伤。Xia 等人开发了一种聚苯胺/介孔硅纳米载体，用于联合化疗和光热治疗，而不是使用金纳米材料。通过苯胺的表面引发聚合制备了具有优良光热性能的介孔硅 NPs。纳米颗粒负载阿霉素，联合用药在体外可抑制癌细胞增殖，在体内可抑制肿瘤生长。结合不同的治疗药物或疗法，以添加或协同的方式提高疗效是对抗癌症的一个新兴领域，介孔硅已成为提供联合治疗的流行纳米材料。

6.3.5　其他药物输送应用

对其他疾病，包括心血管疾病和糖尿病治疗，也对介孔硅进行了广泛的研究。介孔硅颗粒被用于治疗心肌梗死（MI）等心血管疾病。热碳化介孔硅微粒在一周后可促进炎症、招募细胞因子和纤维化促进基因，四周后恢复正常。此外，当用不同的心房利钠肽修饰介孔硅 NPs 时，在异戊肾上腺素诱导心肌梗死大鼠模型中，10 分钟后纳米颗粒堆积增加了 3 倍。这项工作使 Santos 团队将一种新型小分子药物纳入多功能介孔硅 NPs 给药系统。据报道，在导致心肌肥厚的信号传导机制中发挥作用的细胞外信号调节激酶（ERK 1/2）蛋白在治疗后减少，这表明这种小分子药物具有心脏保护作用。

桑托斯研究小组在糖尿病治疗中使用介孔硅微颗粒和纳米颗粒在胃肠道内口服胰岛素和胰高血糖素样（GLP-1）。通过壳聚糖功能化介孔硅微粒，可以增加与黏液层的相互作用，从而增加细胞摄取。微颗粒增强胰岛素的肠通透性，为口服胰岛素提供了潜在的微载体。后来的研究发现，黏附 L-半胱氨酸或细胞穿透肽可进一步增强黏附和渗透性。修改后的胰岛素在肠细胞中的通透性分别增加了 17 倍和 12 倍。L-半胱氨酸功能化的介孔硅 NPs 也能增强 1 型糖尿病大鼠口服胰岛素的吸收。此外，Santos 等人也给 2 型糖尿病患者注射了促胰岛素激素 GLP-1。当口服时，这种纳米颗粒系统能够成功地将血糖水平降低 32%。这些研究说明了介孔硅颗粒系统对抗糖尿病的潜力。此外，这项工作表明，介孔硅 NPs 可以同时口服小分子和多肽，这是近年来临床给药的首选途径。

6.3.6 治疗诊断应用

治疗学是治疗和诊断能力结合在一个系统。介孔硅已被用于大量的治疗应用，已经涵盖了这些应用。与传统的前后成像相比，在治疗方案中同时具有治疗和成像功能的能力提供了丰富的信息。治疗学可以利用附加的荧光或放射性分子、磁性或固有的光致发光性质的介孔硅。在纳米颗粒的生命周期内监测负载阿霉素的介孔硅 NPs 的能力，为纳米颗粒的命运提供了宝贵的信息，它们是否能够到达肿瘤部位或清除到 MPS 器官。成像部分被结合到介孔硅载体上或加载到介孔硅载体上，并使用荧光成像、磁共振成像、计算机断层扫描和正电子发射断层扫描等方法进行成像。荧光染料的一些缺点包括光漂白、荧光衰减快和标记不均匀。荧光标记还可以改变纳米载体的物理化学性质。因此，硅纳米结构的固有发光提供了氟团化合物的替代品。研究人员探讨了负载阿霉素的介孔硅微粒的荧光和磁跟踪的双重功能的纳米氧化铁和阿霉素被加入多孔基质中。在磁场作用下，观察阿霉素对癌细胞的体外定位传递。虽然还没有进行研究，但可以通过荧光成像或核磁共振成像来跟踪这种双管束方法，以提供治疗信息。

通过结合放射性示踪剂对介孔硅 NPs 进行成像是另一种生物成像途径。将一种肽与心脏成纤维细胞中表达的特定利钠肽受体结合，设计了载药多功能介孔硅 NPs，用于靶向输送。纳米载体还提供了诊断信息，通过螯合放射性同位素铟 111 单光子发射计算机断层扫描（SPECT）成像。负载药物的多功能介孔硅 NPs 能够诱发心脏保护电位，同时提供纳米颗粒在体内缺血心脏的定位信息。类似的工程纳米颗粒装载索拉非尼，使用 iRGD 肽和铟 111 用于癌症治疗。SPECT 显像显示，尽管 iRGD 肽附着，但肿瘤部位的介孔硅 NPs 总量极少。相反，当在肿瘤部位局部给药时，负载的介孔硅 NPs 被保留在肿瘤内并抑制肿瘤生长。

近年来许多研究将体外研究转化为体内动物研究，但将动物研究转化为人类研究的障碍仍然是治疗应用的未探索领域。介孔硅作为一种治疗载体，很大程度上取决于成像部件的发展，以更好地了解这种生物材料如何在人体中相互作用。与许多其他纳米载体平台一样，人体体内评估的目标应该是利用现有的生物成像设备，如 MRI 和 SPECT 成像。由于其可调的表面化学特性，将现有的表面修饰转化为介孔硅可能会在临床环境中更好地了解介孔硅的生物分布。Sinha 等人开发了一种新型钆（Gd）负载介孔硅 NPs 作为肿瘤细胞靶向 MRI 造影剂。Gd-介孔硅 NPs 能够通过结合表皮生长因子受体抗体靶向癌细胞，提高癌症特异性成像的有效性。据报道，该载体显著高于任何基于硅纳米颗粒的造影剂。虽然还不能用于人体体内评估，但新型造影剂的开发将在未来几年提供进一步的信息，有望推动介孔硅走向临床应用。一旦对改性介孔硅的生物分布和毒性有了更好的了解，合乎逻辑的步骤将包括在多孔结构中纳入治疗方法。在介孔硅技术成功商业化之前，该系统需要在临床环境中进行彻底的重新检查。尽管仍处于初级阶段，但同时进行成像和药物输送的双重操作使介孔硅成为一个有吸引力的高级治疗应用候选者。然而，成功的商业化之路依赖于更好地理解介孔硅技术与人体之间的相互作用。

6.3.7 临床使用介孔硅

尽管介孔硅在医疗保健领域的应用取得了巨大的进展，但大多数调查仍停留在实验室。创新的介孔硅系统从实验室到最终产品进展缓慢的原因之一是对它们在体内的命运和性能了解不足。已经探索了几种给药方法，包括静脉、口腔、眼部和鼻腔给药途径。但是，由于与这些研究相关的高成本和伦理考虑，其临床表现的证明仍然是一个挑战。尽管如此，有几个成功的例子将基于介孔硅的技术转化为可销售的产品。英国介孔硅梅迪卡有限公司率先采用了这些方法，于 2006 年使用基于介孔硅的治疗方法 BrachySil 进行了首次人体临床安全试验。BrachySil 将介孔硅与 ^{32}P 放射性同位素结合进行高靶向放疗。2012 年，该技术被 OncoSil Medical Ltd 收购，并更名为 OncoSil。OncoSil 医疗有限公司在全球开展临床研究（NCT03003078 和 NCT03076216），以调查 OncoSil 在胰腺癌治疗中的表现，并朝着产品商业化的方向发展。这些临床研究分别在 2020 年和 2019 年完成。

将介孔硅配方纳入诊所的另一个障碍是其制造。为了评估，材料的制造需要放大和标准化。发表的绝大多数关于介孔硅给药的研究都是基于小片或小直径晶圆上的薄层形成纳米颗粒。这种方法产生的颗粒数量相对较少，因此限制了应用于临床。该领域近期的有前景的进展鼓励了介孔硅颗粒大规模制造的设备和加工方法的发展。一些电池设计已经获得专利，并用于阳极氧化直径达 8 英寸❶的硅单晶片或多晶片，具有良好的层均匀性和批到批的可重复性。此外，良好的制造规范和质量管理机制应该实施。为了解决这一问题，介孔硅梅迪卡有限公司开发了一种五阶段的生产工艺，用于 BrachySil 的可重复性和可靠性生产。

6.4 基于介孔硅的生物传感器

早期发现疾病，如癌症、心血管疾病和糖尿病，是管理其进展和治疗的主要挑战之一。因此，迫切需要开发能够检测与特定健康状况或疾病相关的关键生物分析物的传感工具，以增强选择性和长期体内性能。早期诊断大多基于及时准确地检测生物标志物，包括小分子（代谢物）、大分子（酶、DNA、蛋白质），甚至整个生物体（病毒、细菌）。这些生物制剂的检测不仅有助于临床医生诊断某些健康状况，而且还通过连续的卫生保健——预防、诊断、监测治疗效率和疾病复发——提供了关键的见解。

介孔硅凭借其生物相容性、表面可裁剪性和可重复性等优势，被成功开发为高性能的生物传感平台。此外，与硅技术的兼容性可能有利于传感器的小型化和便携性。介孔硅独特的光学、电学和电化学特性为新型生物传感器的设计提供了广泛的机会，并使生物识别事件转化为可测量和量化的信号。此外，它的高表面积为生物标志物检测提供了一个特殊的平台。大的表面积有利于分析物的积累，以及通过物理化学性质的变化实现检测。在许多可用的检测机制中，最常见的信号转导是光学和电化学方法。Thust 等人首次报道了介孔硅的生物传感应用。他们证明了介孔硅作为电位生物传感器用于青霉素的检测。然而，正是赛勒和他的同事在 1997 年报道的基于介孔硅的开创性光学方法刺激了该领域的广泛研究。利用介孔硅单层显示的反射率 Fabry-Pérot 条纹诱导波长漂移来监测 DNA 杂交、生物素-链霉素相互作用和抗体-抗体相互作用等生物相互作用事件。在这项开创性的研究之后，人们做出了巨大的努力利用干涉式生物传感器来检测临床相关的生

---

❶ 1 英寸=0.0254 米。

物分析物。事实上，在过去的二十年里，介孔硅已经成为一种有前途的纳米材料，用于大量的生物传感应用。这里描述了基本的传感原理，重点是基于介孔硅的光学和电化学生物传感器。讨论了检测广泛临床相关分析物的不同策略。由于其在生物传感器的分析灵敏度和特异性方面的关键作用，特别强调了生物识别元素。

6.4.1 基于介孔硅的信号转导类型

6.4.1.1 光传导

介孔硅卓越的光学特性，即光致发光、干涉反射率和一维光子特性，使高灵敏度无标记生物传感器的开发成为可能。白光干涉法已成为生物分析物检测中最常用的方法。干涉传感原理依赖于加权折射率的变化对渗透在目标生物分析物的多孔结构。这一事件可以通过 Fabry-Pérot 条纹图中共振峰的移动进行监测和量化，使用光学传感器可以简单到单个薄层或复杂到微腔、rugate 滤波器或波导。

具有独特光学结构的多层结构的制造是可能的，因为可以通过时间调制电流密度来创建不同孔隙度的层。得到的一维光子结构表现出光子带隙，在某些波长阻止光反射。一维介孔硅光子晶体的可能范围包括布拉格反射器、微腔和 rugate 滤波器。此外，介孔硅可以被设计来耦合和引导光，呈现谐振结构，如波导、谐振环和 Bloch 表面波。

介孔硅的固有光致发光可以用于生物传感，监测其由于目标分析物的存在而发生的变化。20 世纪 90 年代初介孔硅室温光致发光的开创性发现具有深远的技术意义，从那时起，这种可见的光致发光被用于创新生物传感器的开发。例如，在介孔硅中观察到的光致发光猝灭是由 DNA、蛋白质、酶和抗体等生物分子的特异性结合引起的。近年来，与其他类型的生物传感器相比，基于光致发光的介孔硅生物传感器的研究频率较低。这可能是由于光致发光测量容易产生误差和干扰，因为 PL 强度会受到多种因素的影响。

6.4.1.2 电化学转导

尽管第一个介孔硅生物传感器是基于电化学传感的，而且介孔硅具有非凡的电学和电化学性能，但电化学转导还没有像光学传感器那样吸引那么多的研究。电化学转导通过可测量的电信号解释生化相互作用，即介质的电流、电位、阻抗或电导率的变化。将介孔硅纳入电化学器件提供了一个实质上更大的表面感应区域，因此与平面电极相比，潜在地提高了灵敏度。电位生物传感器可以通过监测工作电极和参考电极之间的电位差来检测分析物。相反，安培法和伏安法测量工作电极上氧化还原反应时电流的变化。分析物如 DNA、胆固醇或尿素可以通过氧化还原反应交换电子，从而实现对其检测。抗体-抗原相互作用也可以通过使用氧化还原标记的安培法检测，如亚铁氰化物溶液。此外，介孔硅的半导体性质可以通过电导法来检测带电分子。此外，阻抗测量允许通过应用一个小的正弦变化电位来监测电阻或电容的变化。该技术直接探测工作电极的界面特性，使目标分析物结合后无标记传感。广泛的分析物包括细菌、抗原和毒素已经被基于介孔硅的障碍测量系统检测和定量。

6.4.2 DNA 杂交生物传感器

特异性 DNA 序列的检测因其固有的分子特性而被认为是诊断和临床分析的有力工具。基于 DNA 的新型设备可以帮助创建个性化的医疗治疗，诊断疾病（如癌症、神经退行性疾病）或识别可能对特定疾病有效的治疗方法。DNA 生物传感器还可以检测和量化细菌和病毒病原体的存在。在 DNA 杂交生物传感器中，一个互补的短单链（ssDNA）探针通常固定在表面，并被用作生物识别元件。DNA-DNA 杂交形成一个双链（dsDNA）螺旋与互补的核酸目标。这一事件可以转换成一个光学或电化学测量信号的传感器基于介孔硅。

在基于介孔硅的光学 DNA 传感中，当目标 DNA 与固定化核酸探针 DNA 反应时，由于平均折射率的增加，可以通过红移来监测 DNA-DNA 杂交事件；或者当结合事件发生时，介孔硅纳米结构的腐蚀引起的蓝移。在他们开创性的工作中，赛勒和他的同事观察到一个蓝移，这个蓝移允许在亚皮摩尔范围内检测 DNA。作者将这一效应归因于生物分子络合引起的载流子动员现象。这一理论还没有再次被成功证明，但通过在绑定事件上触发反射光谱的强位移来放大光信号的概念已经在几项研究中被关注。Steinem 等研究表明，氧化介孔硅表面的诱导腐蚀可以增强 DNA-DNA 杂交的识别能力。他们假设，刚性和高负电荷的双链 DNA 触发了介孔硅基质的氧化和降解。这种信号放大策略能够检测浓度高达 $0.1 amol/mm^2$ 的 DNA。另一个通过诱导有效光学厚度的深刻变化来放大信号的例子是由 Voelker 和他的同事报道的。作者开发了一种基于介孔硅的光学 DNA 传感器，实现了基于聚合物形成的信号放大，证明了 DNA 链的单核苷酸错配分化。

基于介孔硅的电化学转导通过检测附着在介孔硅表面的 ssDNA 与目标 DNA 相互作用时电活性化合物电化学行为的变化来监测杂交事件。例如，Lugo 等人通过监测鸟嘌呤碱与钌联吡啶的可逆氧化还原反应的杂交，证明了 DNA 传感。阳极峰值电流与目标 DNA 的浓度成正比，达到 0.05nmol/L 异常低的 LOD。Vamvakaki 和 Chaniotakis 实现了一种基于阻抗测量的无 DNA 标记生物传感器。带负电荷的探针 ssDNA 会导致介电常数的增加，而当互补 DNA 存在时，介电常数会发生逆转。通过监测界面阻抗的变化，监测 DNA 杂交过程。

6.4.3 免疫传感器

生物体液中抗原的检测是临床分析和医学诊断的基础。抗体和抗原之间的特异性、非共价相互作用促进了免疫传感器的发展，能够检测和量化大量临床相关的靶分析物，包括激素、酶、病毒、癌症抗原和细菌抗原。免疫传感器无疑在基于介孔硅的生物医学传感器的发展中发挥了核心作用。这些生物传感器的成功很大程度上是由于分析小体积复杂样品的高灵敏度和低检测限的可能性。此外，针对越来越多的关键临床生物标志物的高选择性抗体的可用性，使得免疫感应方法具有高通量、廉价和准确诊断的吸引力。基于一系列介孔硅光子晶体结构的干涉式免疫传感器已被证明可用于检测各种生物医学分析物，包括阿片类药物、细菌和人类免疫球蛋白 G（IgG）。大量的研究工作致力于优化分析物在孔隙中的扩散、固定化学、信号处理或光子晶体制备，以获得足够的灵敏度用于真正的临床诊断。

传统的基于介孔硅的干涉生物传感器面临的一个限制是分析物在纳米孔内扩散缓慢，这将产生生物分子的梯度分布。为了改善这种质量受限的扩散，Weiss 和他的同事们提议创建开放式介孔硅膜，并修改传统的流动传感平台的流动设置，促进分析液通过纳米孔。与封闭式装置相比，开放式装置的性能提高了 6 倍。免疫球蛋白的测定可以提供有关免疫系统功能或免疫水平的信息。Li 和 Sailor 报道了使用 TiO_2 涂层的介孔硅薄膜来检测 IgG。该体系比氧化介孔硅具有更高的稳定性，LOD 为 $0.6\mu g/mL$ 的绵羊 IgG 能够被检测。Szili 等人在 2011 年提出了一种利用酶作为信号放大标签的传感器原理，用于 IgG 的检测。四甲基联苯胺在辣根过氧化物酶标记抗体的存在下酶解的自由基阳离子产物，在抗体功能化的介孔硅干涉仪上诱导光信号增强。该信号可以检测出低至 0.2μg/mL 的 IgG。此外，还提出了用于检测 IgG 的先进光学结构。Fauchet 和同事将介孔硅纳米腔和波导相结合，开发出一种高度敏感的生物传感器。该装置的性能通过检测 IgG 抗原进行测试，达到了人 IgG 分子的 LOD 限值，估计为 1.5fg。基于介孔硅的伏安免疫传感器也被开发用于检测纳克水平的 IgG 抗原。通过循环伏安法监测抗体-抗原相互作用产生的电极电阻的变化来检测抗原（山羊抗人 IgG）。蛋白质和抗体的敏感生物感应刺激了全细胞生物检测的研究，如病毒和细菌。对这些微生物的生物识别对于有效的感染控制和治疗评估具有重要的全球健康意义。

6.4.4 APTAS 传感器

通常，抗体是应用最广泛的生物受体，不仅在基于介孔硅的生物传感器中，而且在其他类型的高性能传感器中。适体作为一种很有希望的替代抗体，克服了抗体成本高、体积大、不稳定等缺点。核酸适体是一种短小的单链 DNA 或 RNA 寡核苷酸，由于具有模拟抗体功能的三维构象，与目标分析物具有高特异性的结合亲和力。

在过去的十年中，APTAS 传感器（即生物识别元件为适配体的生物传感器）由于其更好的稳定性，比抗体更高的选择性和亲和力，作为基于抗体的检测的替代已被广泛研究。完全替代抗体似乎是不太可能的，因为只有少数已建立的生物传感器使用适配体作为生物受体。然而，一些例子已经证明了使用适配体相对于其等效抗体的优势。例如，Chhasatia 等人比较了适配体和抗体修饰的介孔硅干涉仪在胰岛素检测中的应用。结果表明，以适配体为识别元件的介孔硅在响应值、响应时间和 LOD 方面具有较好的生物传感性能。Urmann 等人报道了适配体与基于介孔硅的换能器的集成。这种方法使蛋白质和细菌的特异性、快速和可靠的生物传感成为可能。在一项研究中，Arshavky-Graham 等人将电动 ITP 与适配体固定化介孔硅干涉仪集成在微流体装置中。通过预浓缩 his 标记的目标蛋白，结合适配体的高捕获能力，使生物传感器的灵敏度提高了 1000 倍，LOD 为 7.5nmol/L。

6.4.5 酶生物传感器

与专注于抗体-抗原相互作用的生物传感器相比，基于酶的生物传感器由于其选择性结合能力和催化活性通常被认为更敏感。基于酶的生物传感器既可以检测作为目标生物分析物的酶，也可以检测使用酶作为生物识别元件的特定底物。酶是临床感兴趣的生物标志物，诊断一系列疾病，包括癌症、慢性伤口或心血管疾病。通过将底物固定在生物感应器上，通过测量催化反应产物或底物耗尽来检测酶的活性。酶也可以用作生物识别元件。它们有能力专门翻转一些临床相关底物，如葡萄糖、胆固醇和尿素。催化生化反应产生可检测的物种，允许对生物分析物进行定量检测。

由于全球数百万糖尿病患者，定量监测血糖水平已成为最需要的临床检测之一。葡萄糖生物传感器的开发也是酶生物传感器技术最成功的应用。电化学方法已被广泛研究用于监测葡萄糖水平。许多研究小组都尝试将介孔硅应用于葡萄糖检测。研究人员发展了一种在特定电压下电流和葡萄糖浓度之间的关系。葡萄糖固定化浓度在 1~1000μg/L 范围内，纵向和横向传导均随葡萄糖固定化浓度的增加而降低。蛋白酶活性生物传感器可用于各种病理研究，包括癌症、免疫疾病和慢性伤口。此外，蛋白质水解还促进了触发腐蚀信号放大概念的发展。在合适的底物存在下，酶促反应可直接或间接诱导腐蚀。这种反应可能会在干涉仪的折射率上产生深刻的变化，导致实质性的信号增强，并最终成为高度敏感的生物传感器。例如，赛勒和同事通过使用介孔硅过滤器的比色法实现了胃蛋白酶的低皮摩尔检测。蛋白酶活性消化之前固定在生物传感器表面上的亲水蛋白，诱导光信号，允许检测浓度低至 7μmol/L 的蛋白酶。在较高的浓度下，折射率的变化足以产生肉眼可观察到的颜色变化。

近年来，介孔硅微腔生物传感器的研究主要集中在发光增强方面。这种类型的光子晶体已被证明可以大大提高灵敏度和提高检测限。在微腔间隔中加入荧光团或发射器作为信号传感器，这种光学结构限制了光，并根据珀塞尔效应提供了增强的发射。这一机制由巴勒斯坦诺等人通过荧光增强检测自荧光葡萄糖氧化酶首次证实。作者观察了与单层和多层相比，腔层中荧光发射放大的影响。此外，当酶促反应的产物产生或猝灭发光时，光子微腔可以增强该信号，显著提高生物传感器的灵敏度。

6.4.6　基于介孔硅的体外和体内诊断

2006 年，赛勒和他的团队首次提出了智能培养皿的概念，通过演示对暴露在毒素中的介孔硅过滤器上培养的肝细胞进行实时、无创监测。通过测量散射光检测细胞活力和细胞暴露于毒素诱导的形态变化。类似的方法也被用于检测细菌中的病毒感染。装有明胶水凝胶的介孔硅过滤器可以监测组织培养中的酶分泌。明胶的蛋白质降解导致反射率峰的强蓝移，使得检测限很低（1pg）。由独立介孔硅晶体断裂形成的介孔硅光子微粒已被提出用于检测酶和单细胞。这些微粒显示出与独立薄膜相同的光学和物理化学性质。可以对它们进行光谱监测，并可以对其表面化学进行修饰以附着生物识别元素。此外，抗体功能化介孔硅微粒选择性检测 HeLa 细胞的能力已经被证明。基质金属蛋白酶无标记检测的混合聚合物介孔硅微粒系统，由多肽基聚合物填充的纳米孔充当蛋白酶底物。肽的蛋白质水解切割导致了放大的蓝移，使 MMP-9 的检测水平低至 0.37pmol/L。底物的蛋白质水解裂解引起了依赖于酶浓度的微传感器反射率谱的偏移。

到目前为止，介孔硅已被广泛证明为体外或纯化体液中检测目标生物分析物提供了一种有前途的方法。然而，将这些研究成果成功转化为可植入装置用于临床实践必须通过体内研究进行验证。可植入介孔硅光子晶体的研究首次通过动物尸体皮肤检测氧化微腔的光学反射率。这项工作为成功设计植入式介孔硅生物传感器的要求提供了基本的理解。然而，对于长期的体内植入应用，生理条件下介孔硅层的水解稳定性是一个主要问题。在改善介孔硅稳定性的现有方法中，THC 已成为创建稳定数周的硅表面的首选方法。

本章介绍介孔硅在纳米医学中的不同应用，即治疗和诊断。在过去的十年中，许多不同的基于介孔硅结构的创建可以高精度地制造，并通过适当的化学和物理性能进行修改。介孔硅是一种多样化的生物材料，具有许多独特的特性，如可调节的孔隙度和孔径，方便和完善的表面化学，高负载能力，生物降解性和生物相容性。

从药物输送的角度来看，介孔硅的独特性质比其他有机或无机材料具有许多优势。随着近年来积极靶向配体和多功能纳米颗粒在治疗中的应用兴趣的增加，介孔硅显示自己是一个领跑者。介孔硅易于接近的表面积允许对控制释放进行修改，并结合靶向部分以针对不同的疾病状态。介孔硅可用于多种药物输送，包括基因治疗、化疗、抗菌应用、伤口愈合和心血管疾病。近年来，关于介孔硅的体外和体内生物相容性有很多有前景的研究，但其转化为临床环境的研究仍相对未被探索。

从诊断的角度来看，介孔硅的生物传感能力已经有效地扩展到检测临床生物标志物，包括葡萄糖、DNA、免疫球蛋白、细菌和病毒。在过去的十年中，在敏感性、特异性和可重复性方面取得了重大进展，从而验证了基于介孔硅的诊断设备的潜力。但要成功地将其转化为可用于测试复杂生物液体的商业医疗设备，仍有许多挑战需要克服。这可以通过工程设计介孔硅器件的表面化学来实现，以提高其长期的鲁棒性和稳定性，减少生物污染和干扰物种的非特异性吸附，并纳入新的高度特异性的生物受体。将介孔硅集成到微流控装置中还可以帮助分析物扩散到孔隙中，从而提高灵敏度和响应时间。

参考文献

[1] Shen J，Zhang W，Qi R，Mao Z-W，Shen H. Chemical Society Reviews，2018，47：1969.

[2] Behzadi S，Serpooshan V，Tao W，Hamaly M A，Alkawareek M Y，Dreaden E C，Brown D，Alkilany A M，Farokhzad O C，Mahmoudi M. Chemical Society Reviews，2017，46：4218.

[3] Kim B，Pang H-B，Kang J，Park J-H，Ruoslahti E，Sailor M J. Nature Communications，2018，9：1969.

[4] Joo J，Kwon E J，Kang J，Skalak M，Anglin E J，Mann A P，Ruoslahti E，Bhatia S N，Sailor M J. Nanoscale Horizons，2016，1：407.

[5] Zhang H，Zhu Y，Qu L，Wu H，Kong H，Yang Z，Chen D，Mäkilä E，Salonen J，Santos H A，Hai M，Weitz D A. Nano Letters，2018，18：1448.

[6] Shrestha N，Araújo F，Shahbazi M A，Mäkilä E，Gomes M J，Herranz-Blanco B，Lindgren R，Granroth S，Kukk E，Salonen J，Hirvonen J，Sarmento B，Santos H A. Advanced Functional Materials，2016，26：3405.

[7] Sinha S，Tong W Y，Williamson N H，McInnes S J P，Puttick S，Cifuentes-Rius A，Bhardwaj R，Plush S E，Voelcker N H. ACS Applied Materials & Interfaces，2017，9：42601.

[8] Chhasatia R，Sweetman M J，Harding F J，Waibel M，Kay T，Thomas H，Loudovaris T，Voelcker N H. Biosensors and Bioelectronics，2017，91：515.

[9] Mariani S，Strambini L M，Barillaro G. ACS Sensors，2018，DOI：10.1021/acssensors.7b00650.

[10] Tang Y，Li Z，Luo Q，Liu J，Wu J. Biosensors and Bioelectronics，2016，79：715.

[11] Lin V S Y，Motesharei K，Dancil K-P S，Sailor M J，Ghadiri M R. Science，1997，278：840.

[12] Canham L T，Ferguson D. in Handbook of Porous Silicon，DOI：10.1007/978-3-319-04508-5_90-1（Ed：L Canham），Springer International Publishing，Cham，2021：1.

[13] Weissleder R. Nature Biotechnology，2001，19：316.

[14] Kwon E J，Skalak M，Bertucci A，Braun G，Ricci F，Ruoslahti E，Sailor M J，Bhatia S N. Advanced Materials，2017，29：1701527.

[15] Rizzello L，Pompa P P. Chemical Society Reviews，2014，43：1501.

[16] Shen J，Xu R，Mai J，Kim H-C，Guo X，Qin G，Yang Y，Wolfram J，Mu C，Xia X，Gu L，Liu X，Mao Z-W，Ferrari M，Shen H. ACS Nano，2013，7：9867.

[17] Kang J，Joo J，Kwon E J，Skalak M，Hussain S，She Z G，Ruoslahti E，Bhatia S N，Sailor M J. Advanced Materials，2016，28：7962.

第 7 章　生物纳米高分子材料

7.1　概述

纳米高分子材料（polymeric nano-materials）又被称为高分子纳米微粒或高分子超微粒，其粒径范围在 1~100 纳米之间。这类超微粒子具有极大的比表面积，因此展现出一些普通微米材料所不具备的新性质和功能。其热学性能、磁学性能、电学性能、光学性能、力学性能和化学活性等表现出与传统材料迥然不同的性质，且此特殊性能无法用传统的理论体系进行解释。由此便衍生了小尺寸效应、量子尺寸效应、表面效应和宏观量子隧道效应这四种纳米效应。

小尺寸效应主要反应在小尺寸颗粒在熔点、磁学、电学和光学性能等方面均与大尺寸同类材料明显不同。量子尺寸效应使得纳米颗粒在磁性、光学、电学、声学、热学、化学及超导电性等方面表现出与块体材料截然不同的特性。表面效应是指随着颗粒尺寸变小，颗粒的比表面积显著增加，导致颗粒表面的活性原子数量增多，使其表现出高活性和不稳定性，进而展现出与大尺寸材料不同的特性。宏观量子隧道效应则解释了纳米镍颗粒在低温下维持超顺磁性的现象。

目前，纳米高分子材料已广泛应用于生物医学领域如免疫分析、药物控制释放载体及介入性诊疗，化工领域如纳米自洁涂料等多个领域。

7.2　纳米高分子复合材料

复合材料（composite materials）是将两种或两种以上的材料复合在一起，进行优势互补，以谋求最佳的综合性能。高分子纳米复合材料是由各种纳米单元与有机高分子材料以多种方式复合成型的一种新型复合材料，其分散相尺度至少有一维小于 100nm。其中，纳米单元按照化学成分划分有金属、陶瓷、有机高分子、其他无机非金属材料等；按其外部形状划分有零维的球状、柱状纳米颗粒，一维的纳米丝、纳米管，二维的纳米膜等。

由于纳米分散相大的比表面积，使得纳米复合材料表现出与一般宏观复合材料不同的综合性能。同时这种新型复合材料可以将无机材料的刚性和稳定性与高分子材料的韧性和可加工性完美地结合起来。

高分子纳米复合材料通常以陶瓷、黏土或金属等作为纳米添加组分与高分子基体材料相结合。由于两种材料之间性能差异大，形成的复合材料具有良好的互补性，能够获得双方单一材料所不具备的性能。此外，高分子纳米复合材料具有易加工、耐腐蚀等优异性能，并且成本相对较低，有利于工业化应用及推广。

高分子纳米复合材料的制备方法主要可以分为以下四类：
① 直接将纳米单元与高分子混合在一起，如通过溶液和熔融共混法等。
② 在高分子基体中生成纳米单元。这可以通过溶胶-凝胶法等途径实现。
③ 在纳米单元存在下，聚合单体分子生成高分子。这通常是在含有金属或氢氧化物的单体胶体溶液中进行的，通过聚合反应直接生成含纳米粒子的高分子纳米复合物。
④ 同时生成纳米单元和高分子。这可以通过单体插层聚合法制备聚合物纳米复合物等途径实现。

这些制备方法的核心是控制纳米单元的初级结构，同时也需要考虑如何控制纳米单元聚集体的次级结构。

纳米复合高分子材料是一种新型材料，结合了纳米粒子和高分子材料的优点，具有比传统材料更出色的综合性能，因此备受关注，具有广阔的应用前景。以磁性纳米粒子为例，其尺寸较小，结构为单磁畴，具有极强的矫顽力，应用于磁记录制备可以提升记录密度，同时优化信噪比。金属纳米粒子是目前主要应用的纳米催化剂，附着在聚合物膜上，可以制备复合材料催化剂。纳米粒子与聚合物复合后，材料的力学性能显著提升。例如，一种通过原位插层聚合方法制备的纳米复合高分子材料结构稳定，具有较高的强度和模量，在工业制造领域已经得到应用。此外，还可以制备具有特殊光学性质、电学性质、磁性等纳米复合高分子材料。导电纳米粒子与高分子材料的复合可应用于导电胶和导电涂料，替代银制导电胶，且不影响使用效果。

7.3 纳米高分子材料的制备

与普通材料相比，纳米材料性质较为独特，是介于宏观物质与微观原子、分子之间存在的一种含有若干个原子或分子的组成相或微粒。在纳米高分子材料的制备过程中，运用了各种物理化学方法制备得到纳米高分子材料，再经过一系列改性修饰得到具有特殊性能的纳米高分子复合材料，大大提升了纳米材料的应用能力，能够更好地适应实际应用需求。

7.3.1 制备方法

纳米高分子材料的制备方法主要分为以下 3 种：①物理法，如喷雾法、物理粉碎法、蒸发凝聚法、超细机械研磨等；②化学法，如化学气相沉积法、化学气相冷凝法、溶胶-凝胶法、水热法、化学沉淀法等；③其他方法，如物理化学法、聚合法、分散法等。

7.3.1.1 物理法

物理法制备纳米高分子材料较为简单，其不需要进行复杂的实验，只需要利用各种物理手段实现材料纳米化。具体介绍下面 3 种常见方法。

（1）喷雾法

喷雾法是一种通过物理原理制备纳米材料的方法，它将溶液雾化，从而将纳米材料打散成单一的分子和原子结构，形成超微粒子的形式。这种制备方式可以确保纳米材料的分散性和均匀性，同时还可以获得亚微米级别的纳米材料。该方法包括了溶液的制备、喷雾、干燥、收集及热处理等多个步骤，从而最终得到高品质的纳米材料。

超临界流体技术被用来制备纳米材料或药物纳米粒。首先将聚合物或药物溶解在超临界液体中，然后通过微小孔径的喷嘴减压雾化。随着超临界液体的迅速汽化，固体纳米粒得以析出。但是，该方法仅适用于分子量在10000以下的聚合物。当药物和载体材料在超临界液体中不溶解时，可以应用超临界反溶剂（SAS）技术。将聚合物和药物溶解在可与超临界液体相混溶的"反溶剂"中，然后同时雾化。在高压下，超临界流体可以完全吸收"反溶剂"而析出纳米粒。超临界流体技术因使用了环境友好的溶剂、高纯度地加工纳米粒以及不残留有机溶剂，正成为具有吸引力的制备方法。

（2）物理粉碎法

物理粉碎法是一种通过超细磨方法制备纳米粒子的过程。在这个过程中，利用介质和物料之间的相互摩擦和冲击特性，借助助磨剂对纳米粒子进行微细化处理，以实现预期的目标。

（3）蒸发凝聚法

纳米粒子的制备可以通过蒸发凝聚法来实现。首先，将待蒸发的物质置于惰性气体中，然后进行加热处理。随着温度的升高，这些物质会逐渐汽化。当停止加热后，惰性气体中的温度会逐渐下降，而这些气体在冷凝后将会形成纳米粒子。在蒸发凝聚法中，加热方式的选择有很多种，包括高频感应、激光以及电阻等。不同的加热方式会对纳米粒子的存在状态产生不同的影响。

具体而言，蒸发凝聚法是通过加热、蒸发等方式将纳米粒子的原料分解成单一的分子和原子结构。然后，利用科学手段和计算公式将这些原子和分子重新排列，以形成具有特定序列和结构的纳米材料。在蒸发凝聚法的实施过程中，温度控制非常重要，通常需要在1100~1400℃之间。此外，还需要创造一个低压的环境，以确保纳米粒子的制备质量和效果。

通过蒸发凝聚法制备的纳米材料，其直径一般可以控制在10nm左右。这种方法的优点在于它可以在保证纳米粒子质量的同时，实现大规模生产。同时，由于该方法对温度和压力的控制要求较高，因此需要一定的技术和设备支持。总的来说，蒸发凝聚法是一种有效的纳米粒子制备方法。

综上所述，此类物理法是一种简单可行的纳米材料制备方法。在制备纳米材料时，通过此种方法可以较好地对纳米材料的参数和体积进行控制。这种制备方法也存在一些不足之处，具体表现为无法确定空间分布参数以及纳米结构单元的无规则分布。如果发生团聚，将会对纳米材料的性能产生不良影响。针对这些问题，研究人员已经做了大量的研究，并发现通过表面改性的方式对纳米结构单元进行处理，能够显著改善其各项性能，从而达到预期的目标。

7.3.1.2 化学法

化学法是指通过适当的化学反应，从分子、原子、离子出发制备纳米物质，它包括化学气相沉积法、化学气相冷凝法、溶胶-凝胶法、水热法、化学沉淀法等。

（1）化学气相沉积法（CVD）

化学气相沉积（CVD）是目前应用最广泛的制备纳米材料的气相法。该方法是在加热的衬底上，通过一种或几种气态元素或化合物产生的化学元素反应形成纳米材料的过程。这种方法主要分为热分解反应沉积和化学反应沉积两个类别。采用化学气相沉积法制备纳米材料可以降低能耗，节约制备成本，并且保证制备效率。该方法均匀性好，可以实现对整个基体进行沉积。然而，衬底温度较高是其存在的一个缺点。随着其他相关技术的发展，还衍生出许多新技术，如金属有机化学缺陷相沉积、热丝化学气相沉积、等离子体辅助化学气相沉积、等离子体增强化学气相沉积及激光诱导化学气相沉积等。

化学气相沉积法（图 7-1）是通过应用热源促使各种氧化物以气相的形式存在，然后进行化学反应来完成纳米粒子的制备。另外，在纳米粒子制备过程中，还可以通过在金属盐溶液中加入沉淀剂，完成沉淀后进行加热，通过共沉淀、均一沉淀以及直接沉淀的方式得到纳米高分子材料。

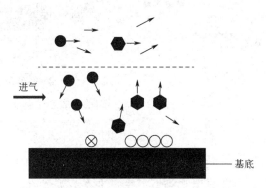

图 7-1　化学气相沉积原理示意图
⊗ 中间产物；○ 固体产物；● 气体反应物；⬢ 反应后的产物

（2）化学气相冷凝法（CVC）

化学气相冷凝法（CVC）主要通过有机高分子热解获得纳米粉体。具体过程是先将反应室抽到 10^{-4} Pa 或更高真空度，然后注入惰性气体 He，使气压达到几百帕斯卡，反应物和载气 He 从外部系统先进入前部分的热磁控溅射 CVD 装置，通过化学反应得到反应物产物的前驱体，然后通过对流到后部分的转筒式骤冷器，冷却和收集合成的纳米微粒。

（3）溶胶-凝胶法

溶胶-凝胶法是用易水解的金属化合物（无机盐或金属盐）在某种溶剂中与水发生反应，经过水解与缩聚过程逐渐凝胶化，再经干燥、烧结等后处理得到所需的材料（图 7-2，图 7-3）。其基本反应有水解反应和聚合反应。它可在低温下制备纯度高、粒径分布均匀、化学活性高的单或多组分混合物（分子级混合），并可制备传统方法不能或难以制备的产物。该法又分为醇盐法和非醇盐法。醇盐法是将醇盐制成溶胶，然后把溶剂、催化剂、配合剂等溶胶变成凝胶，最后将凝胶干燥、热处理后获得所需纳米材料。清华大学曾庭英等人采用醇盐法制备纳米级微孔 TiO_2 玻璃球，孔径为 1~6nm。

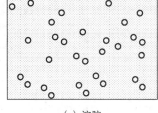 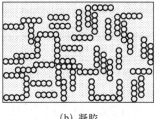 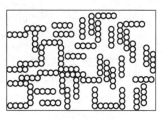

(a) 溶胶　　　　　　　　(b) 凝胶　　　　　　　　(c) 溶胶-凝胶整体固体

图 7-2　溶胶-凝胶法的材料

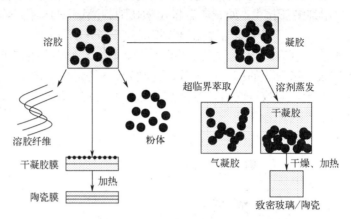

图 7-3　溶胶-凝胶材料的合成过程

（4）水热法

水热法是通过在高温高压的水溶液或蒸汽等流体中合成物质，再经过分离和热处理得到纳米微粒。水热法与蒸发凝聚法类似，都需要在高温条件下制备纳米材料，但与蒸发凝聚法不同的是，水热法在保持高温的同时还需要维持高压的状态。在此环境下，纳米粒子进行水解反应以生成所需物质。通过水热条件来制备纳米材料会涉及相关的化学反应方程式，如 $mM + nH_2O \longrightarrow M_mO_n + H_2$。通过相关的化学实验操作来保持水热的状态，可以迅速反应并提高反应活性，为纳米材料的制备创造良好的条件，并保证其制备的均衡性。例如，在水热条件下，离子反应和水解反应可以得到加速和促进。与常温下相比，一些反应速度较慢的热力学反应在水热条件下可以实现快速反应。根据反应类型不同，这些反应包括水热氧化、还原、沉淀、合成、水解和结晶等。

使用水热法制备纳米粒子具有纯度高、分散性好、晶形好且大小可控等优点。这种制备方法具有广泛的应用前景，可用于制备各种不同种类的纳米材料。

（5）化学沉淀法

化学沉淀法是一种在金属盐类的水溶液中，通过控制适当的条件，使沉淀剂与金属离子反应生成水合氧化物或难溶化合物，从而使溶液转化为沉淀，再经过分离、干燥或热分解得到纳米级超微粒的方法。化学沉淀法可以分为直接沉淀法、均匀沉淀法、共沉淀法和醇盐水解沉淀法这四种具体方法。直接沉淀法是指金属离子与沉淀剂直接相互作用形成沉淀的过程。均匀沉淀法是通过预沉淀剂在溶液中反应缓慢释放出沉淀剂，再与金属离子作用形成沉淀的方法。醇盐水解沉淀法是金属醇盐遇水分解成醇和氧化物或其水合物沉淀的过程。共沉淀法是在混合的金属盐溶液中添加沉淀剂得到多种成分混合均匀的沉淀，然后进行热分解得到纳米微粒的方法。由于冷冻干燥过程中冷冻液体并不进行收缩，因此生成的微粒表面积较大，可以较好地消除粉料干燥过程中粉末团聚的现象。目前，该方法已成功制备出 $MgO\text{-}ZrO_2$ 及 $BaPb\text{-}xBixO_3$ 超微粒子。

化学法是一种制备纳米高分子材料的常见方法，其操作相对简单，对原料和设备的依赖度较低，制备出的纳米材料颗粒的纯度较高。这些特性使得化学法能够满足大多数行业和领域的应用需求。

7.3.1.3 其他方法

（1）物理化学法

活性氢-熔融金属反应法是一种常用的物理化学方法，其制备原理是利用等离子体与金属之间产生电弧，将金属进行熔融处理。在这一过程中，氢气和电离惰性气体会与熔融金属混合，蒸发和凝聚后，即可完成纳米粒子的制备。在进行高纯纳米粒子的制备时，利用这一方法可以提高制备效率，取得良好的效果。

（2）聚合法

聚合物纳米技术被认为是有前途的技术之一，各种等级的均聚物和共聚物用于制备各种纳米颗粒，合成具有可控结构和构象的聚合物为具有精确调整特性的纳米颗粒铺平了道路。目前，聚合法制备纳米材料主要有以下2种。

① 乳液聚合

乳液聚合是一种常见的高分子合成方法，它涉及两种互不相溶的溶剂在表面活性剂的作用下形成乳液。在这个过程中，乳滴中的单体会经历成核、聚结、团聚以及热处理等阶段，最终形成纳米粒子。这种方法在合成纳米材料方面具有广泛的应用价值。根据有机相或水相，将以下方法分为两类：单体的分散体进入乳液参与连续的有机相，这也可以定义为逆微乳液或非溶剂单体；在水相连续相中，乳化剂或表面活性剂不是必需的，因为在连续相的情况下，单体溶解，并且这通常用作水溶液。

② 微乳液聚合

微乳液聚合是制备纳米级聚合物颗粒的有效方法。尽管乳液聚合和微乳液聚合可以形成具有大摩尔质量的胶体聚合物颗粒，但它们在动力学上是完全不同的。

在微乳液聚合中，每个颗粒的粒径和平均串数基本上更小。在微乳液聚合中，将通常为水溶性的引发剂添加到含有膨胀胶束的稳定热力学微乳液的水相中。聚合过程从这种稳定的、自发产生的热力学状态开始，并且基于大量在油/水界面处具有低界面张力的表面活性剂。此外，由于应用了大量的表面活性剂，颗粒完全被表面活性剂包覆。随后，链的渗透和弹性冲击破坏了脆弱微乳液的稳定性，导致颗粒生长，形成空胶束和二次成核。决定微乳液聚合动力学一些关键因素包括引发剂类型和浓度、表面活性剂、单体和反应温度。

胶束和反胶束的形成见图 7-4。

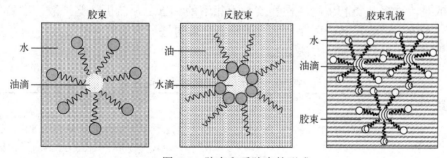

图 7-4 胶束和反胶束的形成

（3）分散法

分散法包括溶剂蒸发法、自乳化溶剂扩散法、盐析乳化扩散法等。

① 溶剂蒸发法

该方法是将聚合物溶解在有机溶剂（例如二氯甲烷）中，然后将药物溶解或分散在聚合物溶液中。在存在水和乳化剂的情况下，聚合物溶液形成稳定的乳液。接着，通过高压乳匀或超声处理后，经过连续搅拌并在一定的温度和压力条件下蒸去溶剂，从而得到水包油（OPW）纳米混悬液。这种方法适用于制备憎水性药物，也可以用于制备载药的高分子纳米粒子。

如需包裹水溶性药物（如蛋白质及易消化药物），则须制备成复乳（WPOPW），即先将亲水药物和稳定剂溶解在水里。初乳液由水相分散在溶解有聚合物的有机溶剂中形成，初乳再次被分散在含有沉淀剂的水相中，和单乳法一样让溶剂挥发。复乳法主要解决水溶性药物在乳化过程中快速地分散到外层水相中而影响包封率的问题，所以在第一次乳化过程中须快速形成水包油体系。

② 自乳化溶剂扩散法

该方法是一种对溶剂蒸发法的改进，以丙酮或甲醇作为"水相"，以水不溶性低沸点有机溶剂如二氯甲烷或氯仿作为"油相"。在乳化剂存在的条件下，由于大量"水相"的迅速扩散，可以将"油相"分散成微细液滴。蒸发溶剂后，就会形成固体纳米粒子。这种方法不需要进行高压乳匀或超声处理，而是一种自发的过程。随着水溶性溶剂的增加，纳米粒子的尺度会逐渐变小。通过这种方法制备的纳米粒子具有典型的核壳结构，粒径均匀并且大小可控。

③ 盐析乳化扩散法

溶剂蒸发法和自乳化溶剂扩散法都使用了有毒的有机溶剂，而美国食品与药品管理局（FDA）对注射用胶束体系中残留的有机溶剂作了明确的规定。为了满足这些要求，Alleman 等发展了制备纳米粒的方法，即盐析乳化扩散技术，这种方法不需要使用有机溶剂。

这种以白蛋白、明胶等天然大分子为囊材的方法，既可将高分子水溶液盐析固化析出制备毫微制剂，也可将水溶液在油中乳化后使高分子变性固化析出。先将高分子材料和药物溶解在水中，在表面活性剂存在条件下，边搅拌边加入盐类沉淀剂或乙醇，使高分子析出。也可以通过改变 pH 值使高分子析出，然后加入乳化剂至混浊刚消失，并在搅拌下加入适量戊二醛等固化剂，使其固化。最后通过透析膜或凝胶柱色谱精制而得。值得注意的是，许多盐类和生物活性物质是不相溶的。总之，盐析乳化扩散技术是一种制备纳米粒子的新方法，具有环保、高效的特点，值得进一步研究和应用。

纳米高分子材料的制备方法见表 7-1。

表 7-1 纳米高分子材料的制备方法

制备方法	分类	优缺点
物理法	喷雾法、物理粉碎法、物理气相沉积法	优点：较为简单，可以对纳米材料的参数和体积进行控制 不足：无法确定空间分布参数，纳米结构单元无规则分布
化学法	化学气相沉积法、化学气相冷凝法、溶胶-凝胶法、水热法、化学沉淀法	方式比较简单，对于原料和设备的要求较低，制备出来的纳米材料颗粒纯度较高

续表

制备方法		分类	优缺点
其他方法	物理化学法	活性氢-熔融金属反应法	可制备高纯纳米粒子
	聚合法	乳液聚合、微乳液聚合	可合成具有可控结构和构象的聚合物
	分散法	溶剂蒸发法、自乳化溶剂扩散法、盐析乳化扩散法	以白蛋白、明胶等天然大分子为囊材，可使高分子水溶液盐析固化析出制备毫微制剂

7.3.2 纳米高分子材料复合改性

在制备纳米高分子材料的过程中，为了满足实际应用中复杂的性能要求，经常将纳米高分子材料与其他具有特定性质的物质进行混合，制备得到所需的纳米高分子复合材料。纳米高分子复合材料属于一种新型的先进材料，它结合了纳米颗粒和高分子材料的优点，因此具有超越传统材料的综合性能。该材料由两个主要部分构成，分别是纳米材料结构单元和有机高分子材料。通过混合和复合化，纳米材料结构单元和有机高分子材料可以形成纳米高分子复合材料。纳米材料结构单元种类繁多，包括金属外壳、陶瓷、高分子等。

其制备过程主要是将纳米材料结构单元与有机高分子材料二者混合即可，混合形式多样，大部分情况下为乳液或溶液形式。根据材料的共混方式，可分为以下3种复合方法。

7.3.2.1 纳米材料结构单元与有机高分子材料直接共混

这种制备纳米高分子复合材料的方法相对简单，只需要将纳米高分子材料和其他具有特殊性质的物质直接混合即可。混合的形式多种多样，大部分情况下，可以选择乳液或溶液形式进行混合。

以下是两种具体的混合制备方式：

（1）构筑式

以原子和分子等作为出发点，先制备出纳米材料结构单元，再将其与有机高分子材料混合制备得到纳米高分子复合材料。

（2）粉碎式

以常规块材为出发点，将块材粉碎成纳米级别的粒子，再将这些纳米粒子与有机高分子材料混合制备得到纳米高分子复合材料。

以上两种制备方式都可以得到高质量的纳米高分子复合材料。

7.3.2.2 在有机高分子基体中原位生成纳米材料结构单元

这种制备纳米高分子复合材料的方法充分利用了聚合物的特性，具体表现为聚合物的络合吸附作用以及基体对反应物空间的限制作用，这使得原位反应能够有效地促使纳米高分子复合材料的形成。在进行金属类纳米材料结构单元制备时，这种方法的效果尤其显著。此外，这种方法可以支持多种纳米材料结构单元前体，除金属离子之外，还包括有机金属化合物。另外，辐射、气体反应以及加热都可以作为纳米材料结构单元的生成方式。

除了上述方法之外，微乳液和反相胶束法同样是有效的纳米粒子制备方法。这些方法的制备原理是利用两种溶剂，分别为水溶液和有机溶剂，同时选择合适的表面活性剂，促使水相液的尺寸为纳米级。当不同微乳液滴相互接触时，它们完成物质交换过程，并在水核中发生化学反应。在这个过程中，每个水相微区相当于一个微反应器，从而实现对粒子大小的有效控制，最终完成纳米粒子的制备。表面活性剂的存在可以限制纳米粒子的生长，并改善其表面化学性质。甚至部分表面活性剂的应用可以对水相微区形状进行调整。

7.3.2.3 同时生成纳米材料结构单元和有机高分子材料

这种制备纳米高分子复合材料的方法种类较多，常用的包括蒸发沉积法、插层原位聚合、溶胶-凝胶法。金属-有机聚合物复合膜属于纳米材料结构单元和有机高分子材料同时生成的基体，以这种材料作为基体，可以为有机单体聚合创造有利的条件。在聚合完成后，衬垫还可以作为金属气体沉积的基体，最终完成纳米高分子复合材料的制备。值得注意的是，不同条件下使用这种方法所获得的纳米复合材料存在很大差别。例如，使用溶胶-凝胶法制备纳米材料的原理是水解反应，因此这种方法制备的纳米材料为混杂纳米材料。通过对相形态、作用力和组分结构加以控制，可以进一步调控材料的使用性能。

7.3.3 表面修饰

由于纳米材料的直径较小，表面能较大，并且具有易于团聚的特点，因此在制备纳米复合材料时，需要选择合适的方法。通过对纳米材料表面改性的方式，能够有效增加纳米材料与聚合物的结合力，增强其分散能力。同时能够有效降低纳米材料的表面活性，从而有效提高纳米粒子的亲和力，降低其表面极性。纳米材料的表面改性可以分为以下4种。

7.3.3.1 表面覆盖改性

表面覆盖改性是一种利用活性剂将纳米粒子表面覆盖的方法，从而赋予纳米粒子新的性质。常用的表面改性剂包括钛酸酯类偶联剂和硬脂酸等。通过表面覆盖改性，可以改变纳米粒子的表面性质，提高其在有机溶剂中的分散性和稳定性，同时增强纳米粒子与聚合物基体的相容性。

7.3.3.2 机械化学改性

通过激活纳米粒子表面性质，改变其表面晶体结构及物理结构，可以运用粉碎或摩擦的方法，实现机械应力作用。通过运用此方法，可以使纳米粒子内部分子晶格出现位移，从而增大其内容。再通过外力的作用能够保证活性粉末表面与其他的物质发生附着反应，其中包括化学键合和物理吸附等方式，从而实现表面改性的目的。

7.3.3.3 局部活性改性

为了赋予纳米粒子新的功能，可以通过化学反应将具有不同功能基团的聚合物与纳米粒子表面结合，从而实现纳米粒子表面改性。

7.3.3.4 外膜层改性

通过将其他物质的膜均匀覆盖在纳米粒子表面，可以有效改变纳米粒子的表面性质。纳米材料的制备采用了各种方法，目前已经开发出简单、安全且可重复的制备工艺供选择。总的来说，纳米颗粒制备方法的特点有以下几点：

① 尽量使用危害较小的试剂；
② 简化程序以实现具有成本效益的扩大生产；

③ 通过优化生产条件提高产量和纯度。

纳米材料表面修饰的方法见表 7-2。

表 7-2 纳米材料表面修饰的方法

表面修饰种类	特点
表面覆盖改性	用活性剂将纳米粒子表面覆盖，钛酸酯类偶联剂及硬脂酸等是常用的表面改性剂
机械化学改性	激活纳米粒子表面性质，改变其表面晶体结构及物理结构
局部活性改性	用化学反应将不同功能基团的聚合物与纳米粒子表面结合
外膜层改性	将其他物质的膜在纳米粒子表面均匀覆盖

7.4 纳米高分子材料的应用

纳米高分子材料在生物医学领域中的应用是国际生物技术领域的前沿和热点问题，在医药卫生领域有着广泛的应用和明确的产业化前景，特别是生物传感器、医用载体、仿生医学等，将在疾病的诊断、治疗和卫生保健方面发挥重要作用。

7.4.1 基于高分子纳米材料的传感器

7.4.1.1 应变传感材料

应变传感高分子纳米材料工作的机理是当材料受到外力作用时，会发生形变，从而导致材料内部的导电网络逐渐崩溃，进而引起电阻大幅度增加；而当所施加的外力被撤去时，由于材料自身的内应力作用，导电网络能够恢复到原始状态，同时电阻值也随之恢复。所以，通过对应变传感材料的电阻值或电流值即时检测，可推断出应变材料所受应变大小。金属填料，比如金属纳米颗粒和金属纳米线，作为最早使用的传感组分，可以与柔性高分子材料进行复合，制备柔性应变传感材料。例如，研究人员发明的一种便捷且经济高效的反复浸涂工艺：将由棉纤维和聚氨酯纤维制备的复合纤维浸泡在银纳米线乙醇溶液中。制备出的金属银纳米线修饰表面的高分子弹性体基底材料所构成的复合导电纤维所编织成辫子状结构不仅能够检测多种变形，包括拉伸、扭转和弯曲，而且在高达 100%的应变下表现出了高度稳定的灵敏度，灵敏系数高达 65。同时，这种材料还能够有效保持循环拉伸的稳定性，可用于监测手腕脉搏、识别语音、感知前臂肌肉的收缩和放松，并纠正运动员的运动姿势。根据碳元素的不同 sp^2 杂化结构类型，碳系纳米填料可以被分类为不同维度的结构，包括零维结构的富勒烯、一维结构的碳纳米管、二维结构的石墨烯以及三维结构的金刚石。碳原子的 sp^2 杂化使得其形成了广泛分布的离域 π 键，从而引发了明显的共轭效应。因维度不同，碳系材料分散于高分子基底上会形成不同导电网络结构，因此相应碳系柔性高分子复合材料表现出不同传感行为。科学家们通过对异戊二烯橡胶导电复合材料（IR）应变传感行为依赖于碳系填料维度进行研究后发现，由于炭黑（CB）网络易在拉伸过程中发生断裂，并能迅速重构于释放过程中，因此 CB/IR

复合材料表现出了极高的应变敏感性及较好的可恢复性。然而，CB/IR 复合材料的逾渗阈值高达 8.01phr，这一缺陷导致该复合材料的力学性能较差、成型加工难等问题。而另一方面碳纳米管（CNTs）/IR 复合材料尽管逾渗阈值较低，达到 1.44phr，但是应变灵敏度较低，可恢复性较差。另外，此研究还发现，零维 CB 与一维 CNTs 相结合构造杂化的 CNTs-CB 网络可以克服 CB 网络与 CNTs 网络的不足。该杂化网络结构使 CNTs-CB 复合材料具有低逾渗阈值、高应变灵敏度和优良的自我恢复性。

7.4.1.2 温度传感材料

温度传感高分子纳米材料通常是指将碳系、金属等热敏性纳米材料通过与柔性高分子材料进行共混、组装等工艺所制备的材料，这些材料在继承了柔性高分子基底材料的可拉伸性的同时，也继承了热敏性纳米材料对温度的敏感性。热敏性纳米材料的温度敏感性的基本原理是其对温度变化所表现出的热阻效应，即随着温度升高电阻降低的现象。金属作为最早应用于温度传感器中的热敏组分，已经被广泛研究。例如，研究者们所制备的一种基于银纳米线（AgNW）/聚酰亚胺复合材料的可拉伸温度传感材料。其中，AgNW 可以相互接触形成导电网络，并利用聚酰亚胺薄膜对其进行封装。该材料的制备过程中，研究者们通过调节银纳米线的密度和热退火温度调控该温度传感材料的电阻温度系数。该温度传感高分子纳米材料可被裁成拉花结构，使其可在不同应变下保持基本恒定阻值，以消除应变因素对温度传感器所造成的影响。碳纳米材料被广泛应用于柔性温度传感材料中，不仅可以作为新一代导电导热纳米粒子，还是常用的传感组分之一。研发人员开发了一种新型柔性温度传感材料，通过将石墨填充到聚环氧乙烷（PEO）和聚偏氟乙烯（PVDF）复合材料中制造而成。这种材料具有高精度的温度检测能力，精确度可达 0.1℃。同时，在不同的曲率条件下，材料的温度传感性能几乎没有受到影响。此外，这种材料还可以紧密贴合在人体皮肤上，用于监测微小的皮肤温度变化，具备高准确性和抗干扰能力。

7.4.1.3 多模态传感材料

现阶段，大多数柔性传感材料只能感知温度、压力、应变或气体中的某一种刺激，但这种单一的检测功能已经无法满足人们的需求，因此科学家们正在努力研发具备两种或两种以上感应功能的多功能传感材料。例如，研究人员利用旋涂技术成功制备了一种薄膜，其中包含了由半导体氧化铟镓锌（IGZO）、氧化铜、导电铟锡氧化物和金属铜构成的 3D 无机纳米纤维网络（FN）结构。这些 FN 金属氧化物可以被压制或嵌入弹性材料的表面或内部，从而制备出多模态传感材料并集成多功能设备，该设备能够对压力、应变、温度和湿度等刺激做出响应。尽管如此，研究显示，基于金属的柔性多功能传感材料在高应变条件下无法正常运作。由于金属材料在弹性体表面的集成，其模量远远高于弹性体，因此在受到大应变时容易发生断裂和脱落等问题，这一显著缺陷严重限制了基于金属的模态传感材料的应用。

7.4.2 医用载体

7.4.2.1 药物载体

由载体材料和负载药物组成的纳米载药控释系统要满足以下的特点：
（a）能够保持或聚集在指定的位置；
（b）必须在指定的位置以适当的速度释放药物；

(c) 组成载药系统的载体材料必须是无菌、无毒、可降解的。

癌症治疗，纳米控释系统被广泛应用于肿瘤药物的输送系统之中，这是其最具发展潜力的应用之一。细胞活性的增强和肿瘤内脉管系统的衰弱导致了纳米粒子在静脉内的集聚。有一些研究已经指出，通过纳米技术将抗肿瘤药物缓慢释放，可以延长药物在肿瘤内的停留时间，减缓肿瘤的增长速度，并且相较于直接使用游离药物，可以延长患肿瘤动物的存活时间。因为肿瘤细胞具有强大的吞噬能力，所以肿瘤组织内的血管通透性也相对较高。因此，通过静脉注射纳米粒子，可以有效地将药物输送到肿瘤内部，从而增强治疗效果，减少药物用量和毒性反应。通过体内和体外实验证明，将亲脂性免疫调节剂胞壁酰二肽或胞壁酰二肽胆固醇包裹在纳米胶囊中，能够显著增强其抗转移瘤的功效，相较于未包裹的游离态药物，效果更为显著。阿霉素 A 的聚氰基丙烯酸异丁酯纳米粒子在体内外均展现出比游离的阿霉素 A 更为明显的抗肝细胞瘤效果。此外，已经有实验证实，将寡核苷酸吸附在聚氰基丙烯酸烷基酯纳米粒子上可以增强其对核酸酶的稳定性，并且还能够更好地定位到细胞内部。经过实验证明，一旦受到蛇毒液中的磷酸乙酯酶的影响，被纳米粒子包裹的寡核苷酸的寿命从 2 分钟大幅延长到了 1200 分钟以上。通过对纳米颗粒进行改良，可以提高其对癌症组织的针对性。Allemann 将抗肿瘤药物 ZnPcF16 包裹在聚乳酸（PLA）纳米粒子和经乙二醇（PEG）修饰的 PLA 纳米粒子中，然后通过静脉注射给小鼠，结果发现前者的血药浓度较低（$AUC_{0-168}=227\mu g \cdot h/g$）。PEG 修饰的纳米粒子能够减少网状内皮系统对其的吸收，与此同时却能提高肿瘤组织对其的吸收。同样有人使用聚乙烯吡咯烷酮纳米粒子包裹紫杉醇等较新的抗癌药物，通过在小鼠体内进行实验，评估药物的疗效，主要考察肿瘤体积的减小程度和小鼠的存活时间。根据实验结果显示，纳米粒子中的紫杉醇比相同浓度下游离的紫杉醇具有显著增强的治疗效果。在研究中，研究者采用了 W/O/W 型复乳的方法来制备聚原酸酯载甲氨蝶呤（MTX）纳米粒子，以便进行对聚原酸酯抗癌药物的体外释药研究。实验结果指出，POE 载药纳米颗粒具有良好的药物输送效果。

此外，POE 还可以在生物体内分解成易于代谢的小分子化合物，从而可以通过控制材料的分解速度来控制对机体的释放速度，以确保药物的安全可靠性。

细胞内靶向作用，因为纳米粒子在网状内皮系统中聚集，所以已被广泛应用作为药物的载体来治疗网状内皮系统中的细胞内寄生物。这些纳米粒子包裹的药物能够快速通过静脉聚集在肝脏和脾脏等网状内皮系统的重要器官，从而降低了由于治疗药物非特异性聚集而引起的毒性。一项研究利用纳米粒子包裹的氨必西林来治疗细胞内感染，结果显示其疗效比游离的氨必西林高出 20 倍。这个方法同样能够治疗大鼠感染沙门氏菌的情况。研究人员发现，细胞对纳米粒子的吞噬作用是由纳米粒子表面特征所引发的。巨噬细胞在艾滋病的免疫病理中发挥了至关重要的作用。因此，只要将抗病毒药物有针对性地输送到巨噬细胞，就能使药效得到充分发挥，进而达到减少剂量、减轻毒副作用的效果。

对药效的延长作用，纳米粒子的医疗用途要求尽量延长其对靶向器官的作用时间。纳米粒子的用途包括延长药物载体的作用时间、用作显影剂或对肝和脾以外的器官靶向输送。对载有不同嵌段共聚物和聚乙二醇的预成形纳米粒子进行表面修饰，修饰后的纳米粒子与沿静脉用药的未修饰的纳米粒子相比，系统的作用时间延长了好几倍。近年来，也有关于包裹抗人类免疫缺陷病毒药物纳米粒子的报道，其主要优点是可改善药物的动力学性质，并把药物定向输送到网状内皮系统，从而增强药物疗效。

对疫苗的辅助作用，包裹或表面结合疫苗的纳米粒子的辅助作用已经在对皮下和口服用药的研究中被证实。纳米粒子的辅助作用在于持久地释放被包裹的抗原或加强吸收作用和身体免疫系统对被纳米粒子结合抗原的免疫反应。聚甲基丙烯酸甲酯纳米粒子对大鼠体内的艾滋病毒疫苗起辅助作用，与氢氧化铝或水溶解的辅助作用相比，抗体滴度要高10～100倍。

口服用药，用界面聚合方法制备的含胰岛素的聚氰基丙烯酸异己酯纳米胶囊，给禁食的糖尿病大鼠单次灌胃，2天后起效，可使血糖水平降低50%～60%。按每千克体重50单位胰岛素，以纳米胶囊形成给药，降血糖作用可维持20天；而在同样的实验条件下，口服游离的胰岛素却不能降低血糖水平。纳米胶囊的包裹能够避免胰岛素受分解蛋白酶的作用，而且由于纳米胶囊是通过细胞间质穿过肠道并进入血液循环的，从而显示其系统药效。这种方法是在对利用糖蛋白和糖肽结合纳米胶囊向肠壁传递的受体研究中提出的。在对乳酸-乙醇酸共聚物纳米胶囊的研究中发现，被注入的纳米胶囊中有超过45%是被肠相关组织吸收的。实验证明，回肠是吸收胰岛素纳米胶囊的最有效部位，主要通过与淋巴系统相连的派尔集合淋巴结而快速大量吸收。纳米粒子在大鼠胃肠道的吸收有粒径大小的依赖性，50nm和100nm粒径的效果最佳，灌胃后分别有40%和26%被吸收。到目前为止，已经有很多药物被制成纳米粒子，并对其口服生物利用度和效率进行了研究。每克的纳米粒子大约包裹82毫克的药物。与药物溶解相比，纳米粒子包裹的长春蔓胺要高出62%的口服生物利用度。与静脉注射相比，纳米粒子的口服生物利用度为36%，而溶解药物的生物利用度为22%。生物利用度的提高主要是由于纳米粒子避免了被包裹的药物受到胃酸和分解蛋白酶的作用；而且，纳米粒子能够促进那些被包裹的口服吸收特性很差的药物在肠道的传递。这样被纳米粒子包裹的药物就可以作为持久的口服药物载体，并且可以提高生物利用度。结果表明，对药物的包裹能够明显地加强药物的口服吸收并提高疗效。如果需要对体内的发炎部位进行靶向运载，那么口服路线也许是非常有用的。

眼科用药，载药纳米粒子的胶体悬浮液滴眼后，能使药物经角膜的吸收增加，作用增强或延长，副作用减少。载有Carteolol的聚己内酯的纳米粒子或纳米胶囊与市售Carteolol滴眼液剂相比，能显著地降低眼内压，而心血管方面的副作用却明显减少，载有metipranolol的聚氰基丙烯酸异丁酯的纳米胶囊使全身副作用显著减少。用乳液聚合法制备了载有匹鲁卡品的聚氰基丙烯酸异丁酯纳米粒子，在兔眼内压增高的动物模型中证明，与药物水溶液相比，载药纳米粒子悬浮液滴眼后，对眼无刺激性，并能使药物在房水中的AUC增加，消除半衰期延长，药效学与药动学一致；在低药物含量时，载药纳米粒子能显著延长药物作用时间。例如，载有环包素A和消炎痛的聚己内酯纳米粒子或纳米胶囊都能增加通过角膜的吸收。

7.4.2.2 基因载体

基因输送是对研究药物输送的学者一个不可抗拒的挑战。成功的基因输送系统依靠对实际方法的选择，更依靠临床表现需要转染的细胞比例。用于癌症治疗的各种方法清楚地说明，免疫疗法具有吸引力是因为它们不依靠肿瘤细胞的转染，而依靠糖蛋白毒素表达的分离方法和由肿瘤支持因子表达决定的生长抑制方法都需要分裂细胞的转染。现阶段的无病毒系统不可能达到这种水平，这要依靠对类病毒粒子研究的发展。例如，需要转染以达到临床效果的细胞比例是囊性纤维性变（CF）基因治疗的关键因素，治疗要达到的目的是替换气管上皮组织中囊性纤维性变输送调节因子（CFTR）缺陷的蛋白质。据推算，受损面积的10%需要表达基因产物，这在现有科技条件下是很难达到的。而且，无病毒基因输送体内实验已经证明了对分化的无病毒细胞转染的难度。对基因输送系统组合控制更精确、更复杂的研究是很有希望取得成功的，这为研究药物传递的学者提供了很大的机会。

用纳米控释系统输送核苷酸有许多优越性，如能保护核苷酸，防止降解；有助于核苷酸转染细胞，并可起到定位作用；能够靶向输送核苷酸。无论在缓冲液还是在细胞培养基中，结合在纳米粒子上的寡核苷酸都具有对抗核酸酶的作用，防止了核酸酸的降解，并通过细胞对纳米粒子的吞噬作用而增加了寡核苷酸进入细胞内的量，同时增强了其在细胞内的稳定性。

基因治疗囊性纤维性变是一种很有希望的治疗方法。腺病毒载体和脂质体-DNA复合物都已经被应用，它们都具有各自的优缺点。临床试验表明，该领域具有广阔的发展前景。一种新的治疗囊性纤维性变的基因输送体系在明胶和DNA凝聚形成纳米粒子的基础上被设计出来。该体系具有以下特点：①细胞配体与纳米粒子结合激发了细胞内的受体-介导作用；②可以结合细胞溶解酶组分，从而避免了DNA受到核内体和溶酶体的作用；③通过基质保护避免了被血清核酸酶降解而使DNA的生物利用度提高；④由于纳米粒子可以被冻干保存而不损失生物活性，从而使实验的重复性得到加强；⑤其它生物活性组分如蛋白质、多重细胞质粒或药物可以被再次包裹。再包裹能力和用单个载体输送与CFTR质粒结合药物的能力使得囊性纤维性变的药物治疗与基因治疗相结合成为可能。

被制成基因载体的DNA和明胶纳米粒子凝聚体含有氯奎和钙，而明胶与细胞配体运铁蛋白共价结合。纳米粒子在很小的DNA浓度范围内形成并在反应中与超过98%的DNA相结合。用明胶交联来稳定粒子并没有影响DNA的电泳流动性。DNA在纳米粒子中部分避免了被脱氧核糖核酸酶Ⅰ分解，但还能被高浓度的脱氧核糖核酸酶完全降解。被纳米粒子包裹的DNA，只有在钙和包裹运铁蛋白的纳米粒子存在情况下才能进行最佳的细胞转染作用。利用编码CFTR模拟系统可以证明被纳米粒子包裹的DNA的生物完整性。用包含这种基质的纳米粒子对人工培养的人类气管上皮细胞进行转染，结果超过50%的细胞有CFTR表达转染效率，与CFTR DNA纳米粒子的物理化学性质有关。而且，在氯化物中输送的CFTR缺陷的人类支气管上皮细胞，在被包含有CFTR输送基因的纳米粒子转染时可以提高有效的输送活性。

7.4.3 基于高分子纳米材料的医用仿生

7.4.3.1 用于牙科植入物和整形外科应用的聚合物纳米生物复合材料

聚合物纳米生物复合材料是牙科和整形外科应用的第三代生物材料，已经对这些复合材料进行了研究，以确定它们具有与天然骨相似的特征的能力。在骨替代物时代，金属合金被认为是第一代生物材料，其次是陶瓷。在考虑增强牙科和整形外科植入物的力学特性时，主要关注的特性是杨氏模量、硬度、承载能力、拉伸强度、水中膨胀度以及对应变的影响。

通常，牙科和髋关节植入物聚合物基质的选择主要取决于疾病类型或需要矫正的缺损。常用的有聚甲基丙烯酸甲酯（PMMA）、聚乳酸（PLA）和PE。过去几年，PMMA一直用于全关节置换，以填充植入物-骨界面之间的间隙。同样，由于其生物相容性和无毒性，PE和PLA已被证明是骨组织工程的优秀候选材料，因为它们在插入体内时不会表现出太多的炎症反应。一些最成功的填料是银、碳纳米管、二氧化钛、二氧化硅、二氧化石墨烯、羟基磷灰石晶须等。在这些填料中，碳纳米管被广泛用于牙科和整形外科，因为它们在向复合材料中仅添加少于0.1%的极少量时就能增强力学性能，如弹性模量、杨氏模量和拉伸强度。类似地，其他金属氧化物，如二氧化钛和溴化银，被认为是双重作用可调纳米材料，因为它们不仅能增强力学性能，还能作为优秀的抗菌剂。此外，羟基磷灰石晶须或纳米纤维，也常用于牙科树脂中，以增强纳米生物复合材料的生物相容性。它们具有许多积极的属性，例如更高质量的生物活性和生物相容性，以及高的长径比。使用羟基磷灰石晶须的缺点包括填料分散性较低和力学性能不足。为了克服这些纳米纤维的缺点，采用了更好的表面处理方法。除了纳米纤维，陶瓷也用于聚合纳米复合材料，以增强其力学和生物性能。通过比较使用几种纳米填料（包括硅和二氧化钛颗粒）的聚（3-羟基丁酸酯）纳米生物复合材料的结果，研究发现，二氧化钛和二氧化硅纳米颗粒增强了聚合物基质的拉伸强度和模量，而纳米羟基磷灰石提高了延展性，降低了复合材料的吸水能力。此后，研究集中在使用两种或两种以上类型的纳米纤维或聚合物基质的组合，以获得与天然骨相似的最佳力学和生物特征。例如，水凝胶因其化学和生物学特性与细胞基质相匹配而被广泛开发。然而，水凝胶并未表现出骨替代物所需的力学性能。因此，科学家通过分别引入PEG-二氧化硅和甲壳质/羟基磷灰石，成功改变了水凝胶的性能。随着它们的加入，水凝胶增强了韧性和力学性能，甚至增加了细胞黏附。

另一种改善骨再生的方法是添加骨形态发生蛋白和纳米颗粒。使用羟基磷灰石和聚合物开发骨替代物。随着纳米技术领域的进步，研究人员研究了表面修饰技术，同时制造了能够携带药物和生长因子的聚合物纳米复合材料，以确保生长因子的持续释放。

7.4.3.2 用于眼部应用的聚合物纳米复合材料

眼睛是一个非常复杂的器官，对包括药物在内的所有类型的异物具有非凡的防御能力。治疗与眼睛相关的缺陷或疾病，以及设计具有与自然眼睛相似的生物相容性和力学性能的植入物或药物变得极其困难。人造角膜植入物可以由具有更高折射率、柔韧性、亲水性、生物相容性和相似的聚合物纳米复合材料制成。为了获得与自然眼睛近似相似的折射率，已经通过使用不同类型的亲水和疏水共聚物的组合进行了许多努力。例如，发现甲基丙烯酸正丁酯（BMA）、甲基丙烯酸六乙二醇酯（HEGMA）和聚氨酯低聚物或互穿聚合物网络（IPN）与纳米粒子复合的各种共聚物的组合可以实现，期望更高的折射率水平，以便纳米复合材料可以作为眼部植入物。另一个在成功植入物的开发中起关键作用的因素是它们的吸水能力。传统上，尽管选择用于眼科植入物的聚合物能够达到合理的折射率，但植入物缺乏吸水能力和柔韧性。为了克服这些缺点，可以设计具有遗传性大表面迁移率、显著内在迁移率和独特流体动力学特征的生物相容性水凝胶。促使研究人员选择水凝胶的主要因素是其在保持聚合网络结构的同时吸收高百分比水的能力。通过利用这一特性设计水凝胶网络，通过自由基共聚方法将锌纳米颗粒均匀分散在该网络上。这些纳米复合材料可能是人工角膜植入物中有前途的成分，因为它们不仅表现出优异的折射率、高吸水性和对细胞的最小毒性，而且最终的复合材料是透明和清澈的。

一旦插入所需部位，植入物可能会由于其与周围环境和感染的较弱生物相容性而被排斥。为此，聚合物纳米复合材料被用于增强增殖过程。由于与身体分子大小相似（即在纳米级范围内），纳米颗粒可以通过眼睛防御机制，从而抵御感染。而且聚合物纳米复合材料制成的植入物无腐蚀性，可生物降解，它们可以很容易地从体内排出。然而，传统的植入物却不能如此，因为它们需要通过手术取出。传统上，为了治疗眼部疾病或缺陷，例如葡萄膜炎、增生性玻璃体视网膜病变等，使用滴眼液或药物。由于眼睛具有特殊的防御机制，因此药物或滴眼液很难自行到达所需的位置。从目前的知识可以推断，由于其非反应性和颗粒尺寸，聚合物纳米生物复合材料可以作为药物进入角膜的优异载体。因此，植入物的长期存活反过来又确保了药物的长期控制释放。用于此目的的一些常用纳米颗粒是聚丙交酯和壳聚糖。由于聚丙交酯纳米颗粒的生物相容性和设计成所需形状和尺寸的能力，聚丙交酯纳米颗粒正被用于稳定和连续地输送眼部药物。同时，聚丙交酯纳米颗粒还能够延长药物的滞留时间。

此外，生长因子确实具有调节有丝分裂和分化功能的潜力，并且它们触发信号级联。这些生长因子在细胞外基质的重建、伤口愈合过程以及上皮细胞和基质细胞的增殖中起重要作用。生长因子可以被设计用于治疗引发对眼用材料或选择性抑制反应的应用或通过外源应用。为此，使用了几种类型的生长因子，如成纤维细胞生长因子、表皮生长因子、血小板衍生生长因子、内皮生长因子。表皮生长因子和阳离子化明胶水凝胶是药物递送的极好候选物，因为它减少了兔心脏上皮缺损的数量，并通过增加上皮增殖促进了伤口愈合过程。同样，使用壳聚糖聚乳酸纳米颗粒作为雷帕霉素药物的载体显著提高了角膜移植物的存活率。

7.4.3.3　用于心血管应用的聚合物纳米生物复合材料

一般来说，心血管植入物包括心脏瓣膜、旁路移植物和支架。发现这些植入物失败的一些主要原因与结构失效、晚期血栓形成、钙化和血栓原性有关。然而，心血管支架和移植物与纳米复合材料的融合已经引领了增强力学和表面性能、提高血液相容性和促进抗血栓性的方法。目前，治疗晚期心脏瓣膜疾病需要机械和生物人工瓣膜。然而，商业上可获得的心脏瓣膜并不完全成功，因为在儿科患者中，它们倾向于使患者处于感染、血栓形成和细胞生长受阻的风险中。此外，瓣膜的耐久性也是促使科学家寻找更好材料的另一个主要因素。因此，考虑使用聚合物纳米复合材料，由于其增强的血液动力学功能和更高的耐久性而成为心脏瓣膜的替代实践。然而，由于一些原因，聚合物心脏瓣膜在临床试验中并不太成功。例如，由于水解或氧化引起的聚合材料的降解导致这些装置过早报废。将聚合物和纳米粒子结合起来提供了这方面的有效解决方案。因此，有前途的心脏瓣膜复合材料包括聚乙烯醇（PVA）-细菌纤维素（BC）、聚氨酯和聚碳酸酯软段（PCU）和多面体低聚倍半硅氧烷（POSS）纳米颗粒，它们可以实现合理的机械强度和生物相容性。

此外，钙化是早期心脏移植排斥的主要原因之一。在聚合物基质中添加抗钙化剂可显著减少钙化，而不会影响其力学性能。设计心血管植入物时需要记住的第二个因素是血栓形成和内膜增生。通过使用POSS-PCU作为聚合物基质，可以通过使用一氧化氮和银来减少感染和血栓形成。类似地，S-亚硝基-N-乙酰青霉胺（SNAP）-POSS-PCU能够预防血栓形成并诱导内皮祖细胞的黏附。同时，富含煅制银纳米颗粒的POSS-PCU基质被发现具有显著的抗菌效果和抗血栓形成特性。

植入物或移植物上内皮化层的形成降低了插入排斥的机会。聚合纳米生物复合材料以及分子成分通常遵循后续步骤，以便通过部署来自骨髓的内皮祖细胞（EPC）启动原位内皮化。这些细胞（即内皮细胞、内皮祖细胞和干细胞）能够帮助血管移植物黏附在目标部位，并形成具有自愈能力的全功能内皮细胞。

参考文献

[1] 孟翠省. 纳米技术在高分子材料改性中的应用 [J]. 化工新型材料，2001，（02）：3.

[2] 严满清，王平华. 高分子/无机纳米复合材料的研究进展 [J]. 现代塑料加工应用，2002，（05）：61.

[3] 马明亮，张秋禹，刘燕燕，等. 稀土纳米材料制备方法的研究进展 [J]. 化工进展，2009，28（05）：822.

[4] 王迎春，史宝平. 碳纳米材料制备技术的进展 [J]. 化学工业与工程技术，2009，30（03）：24.

[5] 刘志，宋岩，邓丽萍. 溶胶-凝胶法制备金属-炭凝胶材料的研究进展 [J]. 炭素技术，2010，29（06）：23.

[6] 蔡莹. 基于角鲨烯的阳离子纳米结构脂质载体的制备及免疫佐剂作用的初步研究 [D]. 南京农业大学，2020.

[7] Chen J，Li H，Yu Q，et al. Strain sensing behaviors of stretchable conductive polymer composites loaded with different dimensional conductive fillers[J]. Composites Science and Technology，2018，168：388.

[8] Cui Z，Poblete F R，Zhu Y. Tailoring the temperature coefficient of resistance of silver nanowire nanocomposites and their application as stretchable temperature sensors[J]. ACS applied materials & interfaces，2019，11（19）：17836.

[9] Huang Y，Zeng X，Wang W，et al. High-resolution flexible temperature sensor based graphite-filled polyethylene oxide and polyvinylidene fluoride composites for body temperature monitoring[J]. Sensors and Actuators A：Physical，2018，278：1.

[10] 黄钧新，王春喜. 纳米粒子用于诊治恶性肿瘤的研究进展 [J]. 中国激光医学杂志，2021，30（06）：344.

[11] 常津，魏民，姚康德. 聚原酸酯抗癌药物毫微囊的制备及体外释药研究 [J]. 中国生物医学工程学报，1999，（02）：97.

[12] 冯辰昀，李旭东，郑好婕，等. 纳米材料的毒理学研究进展 [J]. 中国科学：化学，2022，52（01）：15.

[13] 戴建荣，朱荫昌. 纳米药物研究进展 [J]. 中国血吸虫病防治杂志，2006，（01）：74.

[14] 宋元博，宋策，于丽. 纳米药物载体在临床医学中的应用 [J]. 临床医药文献电子杂志，2018，5（70）：95.

[15] 颜蓉，王亚男，许来，等. 纳米晶作为眼部药物递送系统的研究进展 [J]. 中国药学杂志，2020，55（24）：1993.

[16] 杨龙，陈凌云，魏刚. 眼用脂质纳米制剂的研究进展 [J]. 中国医药工业杂志，2016，47（12）：1592.

[17] 彭冬先，何援利. 纳米技术在临床医学中的应用研究进展及前景 [J]. 医学综述，2001，（11）：698.

[18] 金晗英，陈智. 腺病毒载体在抗HBV基因治疗中的应用 [J]. 国际流行病学传染病学杂志，2006，（02）：106.

[19] 卓新雨，张艾立，马菲，等. 纳米载药系统的研究进展 [J]. 广东化工，2022，49（10）：85.

[20] 刘海峰，常津，姚康德. 纳米高分子材料在医用载体方面的应用 [J]. 化学通报，2001，（06）：332.

[21] 魏利娜，甄珍，奚廷斐. 生物医用材料及其产业现状 [J]. 生物医学工程研究，2018，37（01）：1.

[22] 吴晓芳，陈凯，张德坤. 可降解水凝胶作为关节软骨修复材料的研究进展 [J]. 材料工程，2022，50（02）：12.

[23] 凌秀菊，龚兴厚，邱巧锐. 生物降解高分子/羟基磷灰石复合材料研究进展 [J]. 高分子通报，2009，（04）：58.

[24] 唐昊天，廖荣东，田京. 压电材料修复骨缺损的应用及设计思路 [J]. 中国组织工程研究，2023，27（07）：1117.

[25] 李娜，周伟，孙恒. 人工角膜的研究进展 [J]. 医学综述，2009，15（04）：575.

[26] 毛誉蓉，孙佳敏，周雄，等. 医用特种高分子聚醚醚酮植入体及其表面界面工程 [J]. 功能高分子学报，2021，34（02）：144.

[27] 刘志民，牛艳华，吴智华. 医用生物降解塑料 [J]. 塑料科技，2004，（02）：53.

[28] 高昭，赵宇昊，何易祥，等. 基于DNA水凝胶药物输送及在骨组织工程研究中的应用 [J]. 中国组织工程研究，2022，

26（27）：4379.
[29] 郎丽敏，何生，姜增誉，等.导电复合材料在心肌梗死组织工程治疗领域的应用进展 [J].中国组织工程研究，2021，25（22）：3584.
[30] 王林林,冷劲松,杜善义.4D 打印形状记忆聚合物及其复合材料的研究现状和应用进展 [J].哈尔滨工业大学学报，2020，52（06）：227.

第8章 生物分子纳米材料

8.1 概述

纳米技术和生物材料结合发展的纳米生物材料是一种新类别的生物材料,兼具微观和宏观材料的特性,与传统生物材料相比,具有独特的结构和功能。纳米生物材料是指应用于生物领域的纳米材料与纳米结构,包括纳米生物医用材料、纳米药物及药物的纳米化技术。从狭义上讲,纳米生物材料即为纳米生物医用材料,是指对生物体进行诊断、治疗和置换损坏的组织和器官或增进其功能的具有纳米尺度的材料。纳米生物材料的主要性能包括:①纳米量级尺寸效应导致的声、光、电、磁、热等新性能,赋予生物材料新的功能和生物医学应用;②纳米尺度巨大比表面积,为表面生物相容性修饰和多种生物分子或化学物质成分的装载提供了可行性,能够实现药物、基因/蛋白质、影像增强剂和靶向分子的递送;③纳米生物材料的化学尺寸、性质和结构类似生物大分子(蛋白质、核酸)和亚细胞器等生物组分,可实现对生物成分的识别和调控。

尽管,当前纳米材料与生物系统的相互作用机制仍需进一步深入、全面探究,但是,天然的纳米材料(如细胞、病毒、外泌体、蛋白质分子、血液等生物体;或贝壳、珊瑚、骨骼、昆虫翅膀等自然矿化材料)和各种人工合成的纳米材料的有效性已在药物/基因靶向递送、细胞与组织的再生与修复、生物传感以及疾病诊断与分子成像等医学和生物学领域得到验证,尤其是具有响应物理或生物微环境(如电、光、温度、pH、生物成分等信号)特性的智能多功能纳米生物材料的发展,进一步推动生物材料进入纳米时代。

8.2 核酸纳米生物材料

DNA 和 RNA 等核酸具有广泛的生物化学功能,包括遗传信息的存储和传递、基因表达的调控、分子识别和催化等。基于其存储和传递遗传信息的重要功能,核酸是生命最基本的组成部分。1953 年,互补碱基配对原理和 DNA 双螺旋结构的发现开启了分子生物学时代,将 DNA 遗传功能的研究延伸到了分子水平。在 20 世纪 90 年代,越来越多的核酸的非遗传功能开始引起研究人员的兴趣,最早的代表是有机染料的 RNA 适配子和凝血酶的 DNA 适配子。非遗传核酸家族继续增长,从而产生了"功能核酸(FNA)"的概念。FNA 是核酸和核酸类似物分子的总称,包括 DNA 酶、适配子、DNA 分子瓦和 DNA 折纸技术以及其他类型的非传统核酸,它们可以取代传统的蛋白酶和抗体,具有独立的结构功能,并执行特定的生物非遗传功能。

8.2.1 DNA/RNA 折纸技术

DNA/RNA 折纸是一种新型的程序化核酸组装系统，它利用核酸互补的性质，通过 DNA/RNA 链之间的分子间相互作用来构建纳米结构。具有各种形状和定义大小的 2D 和 3D DNA/RNA 纳米结构已经被创造出来，并精确地控制它们的几何、周期和拓扑。Rohemund 开发了一种通用而简单的"一锅"2D DNA 折纸方法，名为"支架 DNA 折纸"，它包括将一条长的单链病毒 DNA 折叠成所需形状的 DNA 支架，如正方形、长方形、三角形、五角星，甚至使用多个短"订书针"链的笑脸。

可以通过扩展 2D DNA 折纸系统来设计 3D DNA 折纸结构，例如通过捆绑 dsDNA，其中相邻 dsDNA 的相对位置由交叉或通过使用互连链将 2D 折纸结构域折叠成 3D 结构来控制。基于结点柔性和边缘刚性的最小 DNA 链集合也被用来构建具有立方体、多面体、棱柱和巴克球等拓扑结构的 3D DNA 网络。

由于 RNA 和 DNA 的折叠性质不完全相同，RNA 链中的二级相互作用，RNA 的组装通常是在略有不同的角度下进行的。为此，基于三级相互作用的 RNA 构造被引入 RNA 的自组装中。特别是，发夹-发夹或发夹-受体相互作用已被广泛用于构建 RNA 结构。DNA 折纸的基本原理也适用于 RNA 折纸。例如，使用三向和四向连接来构建新的和多样化的 RNA 体系结构非常类似于用于 DNA 的分支方法。核糖核酸和脱氧核糖核酸都可以形成拼图，也可以发育成束。

DNA/RNA 折纸最重要的特征之一是 2D 结构的每个单独位置包含不同的序列信息。这意味着附着在订钉链上的功能分子和颗粒可以放置在 2D 结构上的所需位置。例如，通过将配体和适配子连接到主链上，NP、蛋白质或染料被选择性地定位在 2D 结构上并进行精确控制。这些 DNA/RNA 折纸支架可以应用于选择性生物分子功能化、单分子成像、DNA 纳米机器人和分子机械设计。

8.2.2 DNA 分子瓦

DNA 分子瓦和 DNA 折纸是核酸自组装技术中构建有序、稳定的纯核酸纳米结构的两个基本元素。在最初的探索阶段，一些原创的基于 DNA 杂交的纳米结构利用多个交叉连接的原理以赋予足够的刚性来实现定向相互作用。在 20 世纪 90 年代，科学家们开始设计带有分支的 DNA 分子瓦，以构建有趣的 2D 纳米结构。Seeman 和他的同事首先引入了这个想法，将黏端内聚力和分支 DNA 连接组合成几何对象和周期性 2D 晶格。通过链交换将两个双螺旋连接在一起，他们构建了一组称为 Doublecrossover（DX）分子的分支复合体。通过适当的黏端设计，DX 分子被鼓励自组装成周期性 2D 晶格。在这一令人兴奋的发展之后，无数刚性的、分支的 DNA 分子瓦被设计和构造成自组装成 2D 甚至 3D 晶格。这些分子包括三螺旋（TX）；Holliday 连接（HJ）、对位交叉（PX）和 JX_2，它们都来自双螺旋；四螺旋、八螺旋和十二螺旋平面分子瓦；三螺旋和六螺旋束；平行四边形 DNA 连接；十字形 DNA 分子瓦；三角形和三点星图案。虽然这些分子的形式很多，但用于 DNA 分子瓦构建的分子通常在相反的链之间形成交叉。菱面体晶格、四面体、二十面体和巴克球都是由这些基本的螺旋域编织而成的。

到目前为止，DNA 分子瓦的应用主要集中在两个重要方面。首先，基于 DNA 分子瓦的动态装置通常被用来研究蛋白质与 DNA 或两个蛋白质之间的相互作用。其次，金属、半导体和磁性纳米材料可以通过各种 DNA 分子瓦被组织成定义明确的类别，以开发或改进电子设备构建块和化学生物传感器。

DNA 分子瓦技术的发明极大地促进了 DNA 纳米技术的发展。然而，由于瓦基纳米结构的合成涉及大量短链寡核苷酸之间的相互作用，因此完整纳米结构的产率对链的相对比例高度敏感。因此，相对复杂的纳米结构的合成被认为需要多个反应步骤和纯化，产量受到 DNA 纳米结构的复杂性的限制。DNA 折纸技术有助于解决与 DNA 分子瓦方法相关的一些问题。

8.2.3 适配子

适配子是单链核酸（RNA、DNA 和修饰的 RNA 或 DNA），由于其三维形状，可以高选择性和亲和力地与其靶标结合。它们是通过体外选择从化学合成的 10^{12} 到 10^{15} 个组合寡核苷酸文库中分离出来的。它们能通过选择程序从随机寡核苷酸文库中筛选出来，该选择程序称为 SELEX（指数富集配体的系统演化）。与抗体一样，适配子高度亲和靶分子。

适配子具有区别于抗体的优势：①可以容易和经济地获得；②可以经过以低毒和低免疫原性著称的目标的选择过程；③比抗体具有更好的特异性和亲和力；④易于化学修饰；⑤具有更好的热稳定性；⑥可以与其他药物结合用于联合治疗；⑦具有易于定制的特征，例如通过分裂、删除、替换、融合和延伸，以改进性能，特别是在实现基于蛋白质的抗体的替代和由于分裂适配子技术的发展而直接检测小分子方面；⑧包括 Mango 和 Spinach 等品种，这些品种可以很容易地将小分子结合起来，以增强荧光信号。因此，它们可以作为体内特异的核酸探针或作为生物传感器中的荧光开关元件。

由于适配子在本质上是热稳定的，它们可能会经历无数轮的变性和复性。当它们被利用在各种生物传感器中时，这使得它们易于再生和重复使用。在没有靶标的情况下，适配子和普通核酸之间没有区别。靶的存在会导致适配子的构象发生变化。当适配子与一些纳米材料结合时，适配子的构象变化可能会使某些纳米材料组分离，并导致电荷变化和随后记录的电位变化。这一性质被用于各种目标类型的电化学检测。

8.2.4 核酶

天然核酶是具有切割磷酸二酯键的酶活性的 RNA 分子。因此，核酶在癌症、遗传疾病和病毒治疗中有很大的潜力，它通过切割 RNA 底物来特异性地抑制基因表达，例如，RNA 的病毒基因组包含一个与核酶催化中心互补的序列。

天然核酶通过 Watson-Crick 碱基对与底物 RNA 结合，提供底物 RNA 的序列特异性切割。两种核酶，"锤头"核酶和"发夹"核酶已被广泛研究。核酶的催化基序被侧翼序列包围，该序列负责将核酶"引导"到其目标 RNA，并使结构保持稳定。对于"锤头"核酶，切割依赖于二价金属离子，如镁，并且可以发生在目标 RNA 序列中的任何 NUH 三联体（其中 N=任何核苷酸，H=A、C 或 U）之后。对于不同的三联侧翼序列组合，反应动力学可能有很大的不同（高达一个或多个数量级），因此，选择合适的核酶切割位点是"锤头"核酶设计的第一步，也是最重要的一步。

通过体外筛选，从随机或组合核酸文库中筛选出具有催化活性的人工核酶。通过将适体选择过程的结合选择步骤改变为活性选择步骤，适体选择策略的变体可以用于分离催化核酸序列。这种方法已经被用来改变已知核酶的功能，并从随机或组合核酸池中创造出全新的核酶。可以催化广泛的化学反应，如各种类型的共价键的形成、裂解和重排。不仅包括在磷中心通过磷酸酯转移裂解或连接 RNA 底物，而且还包括在碳中心通过 Diels-Alder 反应，N-糖苷键的形成，烷基化，酰化和酰胺键的形成。核酶寡核苷酸池的催化性能、核酸酶抗性和多样性也可以通过掺入化学修饰的核苷酸来增强，如适体选择方案中所使用的那样。

核酶可以从载体中表达，这提供了这些分子在细胞内持续生产的优势。然而，核酶的周转率在某些情况下相当低，因为从切割产物解离是控制其有用性的限速步骤。此外，一些核酶需要较高的二价金属离子浓度才能有效切割底物，这可能会限制它们在细胞内环境中的使用。为了在治疗中利用核酶，所有这些问题以及靶外活性、对血清和细胞核酸酶的抵抗力以及细胞特异性的靶向递送都需要解决和克服。核酶很难以裸露的形式结合到细胞中，而且通常需要载体才能有效地运送。许多种类的纳米材料，包括阳离子脂质体、阳离子聚合物胶束以及由无机核和紧密堆积的、高度定向的核酸外壳组成的球形核酸已被用作输送载体，以防止核酸酶依赖的降解，并增强细胞靶向和细胞内转导。

8.2.5 三链 DNA

三链 DNA 是通过 Hoogsteen 与双螺旋 DNA 相互作用而形成的。三链 DNA 可分为由 C-G·C$^+$、T-A·T、A-T·G 和 G-C·T 形成的平行三链结构和反平行三链结构，如 C-G·G、T-A·A、T-A·T 和 C-G·A$^+$。三链 DNA 组件的稳定性受许多参数的影响，如三链碱基对的数量和种类、三链结构域的突变或错配、pH 值以及离子或结合剂的存在。例如，酸性条件促进 C 的质子化，从而提高 C-G·C$^+$ 碱基对的稳定性，而中性条件提高 T-A·T 碱基对的稳定性。镁的存在影响三链 DNA 的形成，因为它是在三链 DNA 中形成双链结构所必需的。菲和芘可以作为连接物连接双链结构和第三链，以促进三链 DNA 的形成。

近十年来，三链 DNA 在传感技术中得到了广泛应用。这些方法不仅利用三链 DNA 作为识别元件，而且还利用三链 DNA 作为功能结构转换单元，允许在目标识别时产生输出信号。因此，涉及三链 DNA 的检测目标并不局限于特定的核酸序列，而是覆盖了广泛的分子目标，包括抗体、蛋白质、重金属离子和小分子。在目标 DNA 序列的存在下，环状结构域-靶 DNA 双链的形成诱导三链 DNA 结构域的分解和三链稳定的发夹的打开，从而导致作为读出信号的荧光增强。这种传感器的特异性和灵敏度可以通过改变茎区域的 T-A·T 碱基对的数量来调节。

2015 年，通过原子力显微镜（AFM）直接观察到了三链 DNA。最近，基于三链 DNA 组装的纳米传感器呈现出两种趋势。首先，三链 DNA 组件与不同的金属纳米颗粒结合，实现信号转导。例如，已经建立了一个基于银纳米颗粒（AgNP）修饰的金膜作为密集基础的三重 DNA 介导型 SERS 传感器。研究人员构建了另一个三重 DNA 介导型 SERS 纳米传感器，使用链霉亲和素涂层的硅珠作为 SERS 活性热点。这种策略的优点是可以建立不同信号的纳米传感器来满足不同的检测需求。此外，基于三链 DNA 碱基对的 pH 依赖性，三链 DNA 具有调节不同纳米材料的组装和拆卸的能力，如折纸框架、链烷、微胶囊和金属有机骨架（MOF）。

8.3 蛋白质纳米生物材料

蛋白质是由氨基酸有机基团通过肽键结合而成的一类有机生物大分子，是组成生命的物质基础和主要承担者。蛋白质可以通过分子内和分子间的相互作用力继而构建二级、三级以及四级结构。蛋白质因其氨基酸种类、数目、顺序以及空间结构的不同可以构成性质各异、功能不同的蛋白质。蛋白质作为一种生物质纳米生物材料，在生物医学领域的各个方面都得到了极大发展。

8.3.1 白蛋白

白蛋白（albumin）是血液中最丰富的血浆蛋白（35～50g/L血清），主要在肝脏中合成，用于维持渗透压和血浆pH，运输和分配各种内源性和外源性配体。常见的为人血清白蛋白（human serum albumin，HSA）、牛血清白蛋白（bovine serum albumin，BSA）。其中HSA结构明确，具有多个配体结合位点，可通过共价、非共价结合或融合表达将药物搭载到白蛋白上，是递送疏水性物质的理想载体。HSA还可与细胞表面受体（包括gp18、gp30、gp60、FcRn）相互作用，实现肿瘤组织靶向。同时白蛋白表面具有丰富的可修饰性的氨基和羧基结构，为其在生物医学的药物治疗和临床诊断提供了良好的基础。

除了通过非共价作用包载药物之外，白蛋白表面含有丰富的可功能化基团，一方面可以共价偶联化学药物小分子构建前药进行药物递送；另一方面，白蛋白表面也可以偶联多肽和蛋白质，实现多肽和蛋白质的细胞和活体的药物递送，可以构建多肽或蛋白质靶向配体，实现主动靶向的药物传递。Xu等构建了PEG化白蛋白自组装纳米胶束并在其表面修饰靶向α，β-整合素的靶向多肽环状RGD，该RGD靶向的白蛋白胶束可以包载抗肿瘤药物小分子阿霉素，细胞内吞实验证实了该白蛋白纳米胶束明显增强了细胞内吞和细胞内滞留能力。通过共价和非共价作用实现药物的双载体系也得到了发展。Song等发展了白蛋白包载具有光热转换效应的聚吡咯并在其表面修饰光动力光敏剂Ce6的光动力和光热联合治疗新体系，更为重要的是，Ce6分子具有螯合钆离子的能力，螯合上钆离子后可以实现核磁共振成像。因此，该白蛋白纳米体系通过共价和非共价的双重作用实现了影像介导的光动力-光热联合治疗策略，为发展基于白蛋白的多功能纳米体系提供了新思路。

目前，白蛋白作为纳米生物材料已经在生物医学领域取得了一定程度的成果。但是，如何更精确地控制白蛋白的组装体，有效调控白蛋白的纳米尺寸以及生物学效应仍然是当前的研究难点。接下来的工作应该更为深入地研究白蛋白的相关化学以及生物性能，更好地为生物医学的发展提供动力。

8.3.2 铁蛋白

铁蛋白最早是被捷克科学家从马的脾脏中分离得到的，后来科学家陆续发现在其他哺乳动物、植物、微生物等生物体内均存在此类蛋白。铁蛋白由24个亚基组成，每个亚基约含163个氨基酸残基，每个分子最多可结合4500个铁原子，分子质量约为450kDa。典型的铁蛋白是由亚基组装形成的空心球状结构，其外径约12～14nm，空腔径长约8nm。

如果内部空心含有铁离子称为铁蛋白，如果不含铁则是去铁铁蛋白。铁蛋白具有独特的物理化学性质，特别是铁蛋白在生理条件下保持其球形空心结构，在 pH=2 的酸性条件下就会发生解组装作用；当 pH 恢复到生理条件下时，铁蛋白又可以重新自组装成为一个完整的空心球形铁蛋白纳米结构。该特质促使铁蛋白成为一种可操作性的生物源纳米模板结构，可以组装成为功能各异的生物纳米材料，应用于生物医学的纳米催化、药物递送、成像诊断等方面。

铁蛋白的纳米空腔可以为金属纳米合成提供良好的生物环境。Stephen Mann 等首次利用铁蛋白的空腔合成了尺寸均一的 Fe_3O_4 纳米颗粒，开辟了以铁蛋白为生物模板的纳米颗粒合成方向。随后，其他一些无机金属纳米颗粒都在铁蛋白的纳米空腔内制备成功。然而该方法仍然存在一些问题，比如难以得到高活性以及完整性的铁蛋白壳。随着基因工程技术的发展，基因工程重组表达出的人 H 亚基铁蛋白壳，极大地推进了铁蛋白纳米生物材料的发展。美国科学家 Trevor Douglas 成功利用基因工程重组表达出的人 H 亚基铁蛋白壳为模板合成了氧化铁纳米颗粒，该铁蛋白氧化铁纳米颗粒的蛋白质壳保持完整，活性高，且铁蛋白空腔内几乎没有铁原子。这种仿生氧化铁纳米颗粒随后被命名为磁性铁蛋白纳米颗粒（magnetoferritin nanoparticles）。该磁性铁蛋白纳米颗粒在多模态成像、肿瘤显色、药物递送、生物催化等多个方面具有广泛应用。

磁性铁蛋白纳米颗粒本身就含有磁性纳米颗粒，具有核磁共振成像能力，在其上构建特异性靶向识别配体和其他信号分子（荧光分子、放射性元素等），可以使铁蛋白纳米生物材料具有靶向性和多模态成像潜能。Douglas 等采用基因工程技术构建 H 亚基铁蛋白融合表达具有肿瘤识别能力的 RGD 多肽，再以此 RGD 融合的铁蛋白为模板合成 RGD-磁性铁蛋白纳米颗粒。随后的实验证实了该 RGD 修饰的磁性铁蛋白可以靶向识别多种肿瘤细胞表面过表达整合素 $a_v\beta_3$ 的肿瘤细胞。在上述研究的基础上，多种具有肿瘤标志物靶向的配体和多肽利用基因工程技术融合表达重组铁蛋白及磁性铁蛋白纳米颗粒成功，比如表皮生长因子（EGF）、多肽以及促黑激素（MSH）等。除了利用核磁共振成像技术外，陈小元课题组以铁蛋白为基础成功地将靶向多肽 RGD、荧光信号分子 Cy5.5 以及放射性铜整合进入铁蛋白纳米颗粒，成功地发展了活体肿瘤的正电子发射断层扫描和近红外荧光双模成像方法。该课题组进一步通过以基质金属蛋白酶（MMP）作为桥链偶联荧光信号分子 Cy5.5 和猝灭分子 BHQ 到铁蛋白表面，制备了肿瘤微环境激活的铁蛋白荧光成像探针。除了在铁蛋白空腔内构建磁性纳米颗粒外，以铁蛋白为生物源材料合成的其他金属纳米颗粒也得到了相应发展。

铁蛋白纳米颗粒除了可以发展成为成像探针外，还具有其他独特的物理化学性能，比如磁性铁蛋白的氧化铁纳米材料本身的过氧化物酶活性就是一种十分有意思的性质。2012 年，中国科学院生物物理研究所阎锡蕴课题组就报道了磁性铁蛋白纳米颗粒在过氧化氢存在的情况下能够催化氧化过氧化物酶底物 TMB 及 DAB 发生显色反应，展示出强的过氧化物酶活性。利用 H 亚基铁蛋白的肿瘤靶向能力以及过氧化物酶活性，该课题组以 DAB 显色反应对肿瘤组织进行染色分析，结果发现该肿瘤组织特异性染色与抗体免疫组织化学染色保持一致，证实了 H 亚基铁蛋白纳米颗粒具有肿瘤靶向以及肿瘤显色的双功能。在此基础上，科学家们进一步对 9 种 474 例临床肿瘤标本进行了染色筛查，筛查结果发现 H 亚基铁蛋白纳米颗粒不仅可以从正常组织中染色识别出肿瘤细胞，而且对肿瘤组织的染色诊断灵敏度高达 98%，特异性为 95%，高于临床的基于抗体的免疫组织化学方法。特别值得提出的是，该 H 亚基铁蛋白纳米颗粒还可以对不同等级和分化程度的肿瘤细胞进行分级分型，展示了新型铁蛋白纳米颗粒潜在的肿瘤诊断潜能，可发展成为一种简单、快速和低成本的广谱性的肿瘤诊断新方法。

铁蛋白纳米颗粒具有良好的生物兼容性，而且其直径只有 12nm，具有良好的增强滞留和渗透效应（EPR 效应）。更为重要的是，铁蛋白在生理条件下十分稳定，在 pH=2 时该蛋白质解聚成为单体，且过程可逆，这种特性就便于通过调控 pH 负载各种药物分子，对提高治疗药物的生物利用率和药物代谢能力具有重要的作用。除此之外，铁蛋白可以通过基因工程技术改造成为具有靶向配体融合表达的新载体系统。通过控制 pH 值进行可逆的解组装-自组装过程可将抗肿瘤药物阿霉素包封进入铁蛋白内；另外一种一线抗肿瘤药物顺铂也以同样的方法包载成功，并被运载进入胃癌细胞引发肿瘤细胞的凋亡。

阎锡蕴等采用脲变性复性法成功利用 H 亚基铁蛋白高效包载抗肿瘤药物阿霉素。原理是利用铁蛋白在解聚-组装过程中将正电荷的阿霉素吸附到负电荷明显的铁蛋白空腔内，待铁蛋白复性后，就可以形成包载阿霉素的铁蛋白纳米颗粒。共聚焦显微镜成像研究发现，H 亚基铁蛋白可以与肿瘤细胞表面的 TfR1 受体结合，进入细胞溶酶体，在溶酶体酸性刺激下铁蛋白解聚释放出阿霉素进入细胞核发挥抗肿瘤活性。活体代谢成像证实了铁蛋白包载的阿霉素具有良好的血液循环滞留和肿瘤部位富集作用，且肿瘤模型裸鼠实验表明该阿霉素铁蛋白纳米颗粒明显降低了阿霉素本身的毒副作用。该研究利用 H 亚基铁蛋白的独特特性成功发展了一种新型的肿瘤靶向药物载体系统。

除了化学药物小分子之外，其他生物药物，包括多肽、抗体片段、毒素等，也被成功递送进行靶向治疗。比如人类表皮生长因子受体 2（human epidermal growth factor receptor-2，HER2）通过基因融合表达技术实现在铁蛋白上的融合表达，同时实现了乳腺癌细胞的靶向识别与治疗，在临床肿瘤治疗方面具有良好的应用潜力。Xie 等利用铁蛋白发展了一种新的肿瘤物理治疗方法。首先在铁蛋白表面修饰靶向肿瘤细胞表面过表达的整合素受体的 RGD 多肽，然后在铁蛋白内装载上光动力治疗分子十六氟酞菁锌（$ZnF_{16}Pc$）。该包载光敏剂的铁蛋白纳米颗粒的平均半径为 18.6nm，脑胶质瘤皮下肿瘤模型发现该包载光敏剂的铁蛋白纳米颗粒具有高的肿瘤富集能力，并能够显著抑制肿瘤生长，无其他毒副作用。该技术极大地推进了光动力治疗向临床的转化。更进一步，Chen 等利用铁蛋白包载一种近红外荧光染料 IR820，开发了一种新的铁蛋白纳米笼。这种新合成的 IR820 铁蛋白笼在原子力显微镜下展示为平均半径为 12nm 的形貌。该 IR820 铁蛋白笼可利用两个波长的激光获得 550nm 的荧光成像和 808nm 的光声成像以及光热治疗能力。光热治疗研究发现该铁蛋白包载 IR820 纳米笼能够完全抑制肿瘤生长，为发展基于铁蛋白的诊疗一体化纳米药物系统提供了新思路。

8.3.3 其他蛋白

其他以天然或重组蛋白作为生物源的纳米生物材料在生物医学领域也有一定程度的应用。例如胶原蛋白在组织工程生物材料方面具有广泛的应用，极大地推动了组织工程，包括组织和细胞移植治疗的临床应用；转铁蛋白（transferrin，Tf）作为一种糖基化的球蛋白，是许多肿瘤细胞表面过表达的转铁蛋白的配体，应用在肿瘤的诊断和靶向治疗方面，基于转铁蛋白构建的多功能纳米生物材料极大地推进了肿瘤靶向治疗；蚕丝蛋白也在组织工程基础材料方面有一定程度的应用。除此之外，还有许多其他的蛋白质在生物医学领域发挥了重要作用，在此就不一一列举。

8.4 多肽纳米生物材料

多肽是氨基酸通过肽键构筑而成的介于氨基酸和蛋白质之间的中间物质。随着多肽合成技术的发展，设计合成特定序列和功能的多肽成为十分简单的事情。多肽按照其分子结构特征的不同可分为线性多肽、环状多肽、树枝状多肽以及两亲性多肽等。与蛋白质不同的是，多肽的结构可调性和可操作性极强，特别是多肽具有特定的二级结构，比如 α 螺旋、β 折叠和 β 发夹等，该类多肽可自组装成具有生物活性和特定结构形态的超分子组装体。特定结构的多肽在特定环境条件下组装成一定的纳米结构，比如纳米颗粒、纳米管、纳米纤维、囊泡、胶束和水凝胶。这类多肽类纳米生物材料在生物模拟、组织工程以及药物载体等生物医学领域得到了广泛应用。

8.4.1 组织工程

应用于组织工程的纳米生物材料必须具备以下几个特点：①具有良好的生物兼容性；②可以作为细胞培养基质；③具有一定的生物活性或功能。基于多肽的纳米生物材料刚好就具备以上几个特点，完全满足作为组织工程材料的条件。

多肽纳米生物材料在组织工程方面得到了广泛研究，包括细胞的增殖、定向分化、活性迁移以及胞外基质特性等方面。Zhang 等将原代神经细胞附着在三维凝胶多肽支架上后，神经细胞的神经轴突就可以沿着支架表面发射性生长，而且突触可以连接形成具有活性的突触连接。此外，Stupp 等设计合成了一种能自组装成三维结构的两亲性多肽，该两亲性多肽的序列为 RGDSKKLLA（K），疏水端为烷基链。紫外灯照射可诱导两亲性多肽自组装成为纳米纤维结构。细胞培养实验发现该两亲性多肽纳米纤维可以为细胞提供 RGD 的生物信号实现识别性细胞附着。该多肽纳米纤维很好地模拟了细胞外基质的多孔性和整体结构，为三维细胞培养提供了极具潜力的纳米生物材料。Gu 等发展了包含香豆素的负电荷的水性凝胶分子，该多肽水性凝胶分子可以自组装成短的纤维，而且超声能加速成胶，形成平均半径 30~40nm 的均一性纳米纤维结构，该多肽纳米纤维十分适合应用于成纤维细胞 NIH-3T3 的迁移和增殖研究。响应性的成胶多肽纳米水凝胶也得到了广泛发展。其中，南开大学杨志谋研究组发展了一种针对谷胱甘肽响应性的多肽水凝胶纳米生物材料，该多肽结构在谷胱甘肽还原下可引发水凝胶成胶，透射电子显微镜和荧光图像均证实了该水凝胶结构。进一步的三维细胞培养表明了该多肽水凝胶支架平台十分适合 3D 细胞培养和组织工程。

8.4.2 生物和化学传感

刺激响应性的多肽纳米生物材料，比如超分子水凝胶，由于其本身的优越性在生物和化学传感方面吸引了极大的注意力。这是因为：①基于各种生物、化学和物理因素（包括生物标志物、酶、离子和气体等）均能设计成成胶因子形成超分子水凝胶结构；②超分子水凝胶结构的成胶可以作为靶向分子的报告因子。举例来说，某个生物酶可以引发形成水凝胶，该水凝胶就可以作为该酶的指示剂。半胱氨酸天冬氨酸蛋白酶 3（Caspase-3）

是一种十分重要的肿瘤标志物,针对该酶的检测在临床诊断显得举足轻重。Cao 等设计了序列为 Acetyl-Asp-Glu-Val-Asp-Cys(StBu)-Lys(Biotin)-CBT 的多肽衍生物,该多肽分子中包含可被 Caspase-3 特异性识别切割的多肽序列 DEVD 序列,切割后该多肽分子可以自组装形成表面生物素化的纳米颗粒,该纳米颗粒可以捕获链霉亲和素标记的染料 FITC 实现荧光的打开。这种荧光信号的改变可以用于 Caspase-3 活性的检测分析。

8.4.3 药物递送

基于多肽的纳米生物材料能够自组装成多种纳米结构,比如纳米纤维、纳米颗粒以及水凝胶,这些纳米结构具有多重作用,可以负载一些疏水性或亲水性的药物,而且多肽具有优良的可修饰性,也可以通过共价偶联药物分子进行药物递送。Mao 等设计合成了一种新的多肽衍生物,该多肽结构包括疏水性的地塞米松和具有自组装能力的苯丙氨酸三肽,为了增加水溶性,在末端通过二硫键修饰上 2 个谷氨酸。该多肽衍生物可同时负载抗肿瘤药物羟基喜树碱和紫杉醇。药物释放实验表明,负载双药的多肽纳米颗粒能够有效地释放羟基喜树碱和紫杉醇。肿瘤细胞毒性也证实了双药多肽纳米载体对人肝癌细胞 HepG2 具有好的半数致死浓度(IC_{50})。在此基础上,该课题组利用上述多肽衍生物进行蛋白质的细胞内递送研究。绿色荧光蛋白(GFP)被广泛选用为模型蛋白应用于这项研究中。该多肽衍生物可与 GFP 共组装形成水凝胶结构,透射电子显微镜研究证实了 GFP 共组装的纳米纤维结构,且 GFP 的共组装具有良好的稳定性,提高了 GFP 蛋白的生物稳定性。进一步的细胞内递送研究发现,该 GFP-多肽共组装水凝胶可有效递送 GFP 进入人宫颈癌细胞 HeLa 细胞内部,而单独的 GFP 则不能进入细胞内。该研究为多肽纳米生物材料应用于蛋白质递送提供了一个很好的思路。

南开大学杨志谋等发展了一种新型的基于多肽细胞内自组装增强顺铂的抗肿瘤活性以及逆转肿瘤耐药性体系。该多肽前体分子(L-1,D-1)可以有效地进入细胞且能被细胞内分泌的羧基酯酶水解成能自组装的 L-2 和 D-2。L-2 和 D-2 能够与细胞内的顺铂进行共组装,增强了顺铂对顺铂耐药细胞 SKOV3 和 A2780cis 的抗肿瘤活性。该细胞内多肽自组装增强顺铂逆转肿瘤耐药性的活性远大于同时递送顺铂和 siRNA 的纳米技术。这项研究提供了一种新的增强顺铂逆转耐药性的细胞内酶响应的多肽自组装策略,且该体系具有良好的生物兼容性。国家纳米科学中心蒋兴宇研究员基于上述研究选择了具有极低的最小成胶浓度的多肽衍生物 Nap-GFFY-OMe,开发了一系列新的多肽水凝胶,应用于递送 DNA 疫苗且有效增强免疫响应。该多肽水凝胶载体可以有效递送 HIV 的 DNA 疫苗,而且无论通过肌内注射、皮肤注射还是皮下注射都显著增强了免疫响应能力。这种免疫增强效果的可能原因是多肽水凝胶纳米结构可以有效压缩疫苗 DNA 免受降解,增加了疫苗 DNA 的细胞进入量。除此之外,生物安全性评价证实了该多肽水凝胶载体具有良好的细胞清除能力。这项研究为 HIV 感染提供了一个安全有效的 DNA 疫苗载体,也为多肽水凝胶的疫苗递送应用开辟了新的道路。

8.4.4 生物活性调控

生物活性,特别是细胞活性的调控在生物学中具有重要的作用,如何调控生物活性是当前的研究热点。基于多肽的纳米生物材料能够自组装成一定的纳米结构,在生物活性方面具有极大的潜在应用价值。Xu 等利用苯丙氨酸的二肽在极低浓度下自组装得到纳米纤维，而且得到的组装体具有与微管相互作用的能力。进一步研究发现，该多肽纳米生物材料的纳米纤维只对胶质瘤细胞具有毒性，而对正常神经元细胞没有毒性，从而可以应用于胶质瘤的治疗研究。在此基础上，该课题组进一步发展了一种肿瘤分泌酶响应性的多肽超分子水凝胶材料。金属基质酶7（MMP-7）是肿瘤特异性分泌的一种酶，当肿瘤细胞分泌的这种酶遇到多肽胶凝因子时，可立即切割多肽序列引发多肽亲疏水性的不平衡导致多肽自组装成水凝胶，该水凝胶可封闭在细胞膜外面阻碍细胞的生物学功能导致肿瘤细胞死亡，而正常细胞由于不分泌MMP-7不引发水凝胶的形成。该多肽水凝胶体系显示了极好的肿瘤细胞特异性，为肿瘤细胞治疗提供了一种新的基于多肽分子自组装的药物治疗策略。肿瘤特异性分泌酶是临床肿瘤诊断和治疗的主要生物标志物。针对这些特异性分泌酶的功能，设计一些新型的响应性组装纳米生物材料成为科学家们探索的焦点，碱性磷酸酶就是这样一类肿瘤特异性分泌酶。Kuang等设计合成了一种简单的两亲性苯丙氨酸二肽磷酸修饰的前体，该前体在碱性磷酸酶的去磷酸化作用下脱掉磷酸基团，磷酸基团的脱落导致二肽的亲疏水性平衡打破，导致二肽在细胞表面形成水凝胶和纳米网络结构，扫描电子显微镜原位证实了该细胞表面的水凝胶和纳米网络结构。该响应性水凝胶和纳米网络结构可有效调控细胞物质交换引发细胞凋亡。细胞凋亡效应在多药耐药细胞上也得到了实现。另外，这种自组装的水凝胶和纳米网络结构也可以应用于调控细胞分泌物和细胞微环境的研究。

参考文献

[1] Mitchell M J, Billingsley M M, Haley R M, et al. Engineering precision nanoparticles for drug delivery[J]. Nature reviews drug discovery, 2021, 20（2）: 101-124.

[2] Bock L C, Griffin L C, Latham J A, Vermaas E H, Toole J J. Nature, 1992, 355: 564-566.

[3] Rothemund P W K. Folding DNA to create nanoscale shapes and patterns. Nature, 2006, 440: 297-302.

[4] Douglas S M, Marblestone A H, Eerapittayanon S T, Azquez A V, Church G M, Shih W M. Nucleic Acids Res, 2009, 37: 5001-5006.

[5] Hu Y, Ren J, Lu C H, Willner I. Nano Lett, 2016, 16: 4590.

[6] Larsen M T, Kuhlmann M, Hvam M L, et al. Albumin-based drug delivery: harnessing nature to cure disease[J]. Mol Cell Ther, 2016, 4（1）: 3-15.

[7] Xu R, Fisher M, Juliano R. Targeted albumin-based nanoparticles for delivery of amphipathic drugs. Bioconjugate Chem, 2011, 22: 870-878.

[8] Song X, Liang C, Gong H, et al. Photosensitizer-conjugated albumin-polypyrrole nanoparticles for imaging guided in vivo photodynamic/photothermal therapy. Small, 2015, 11（32）: 3932-3941.

[9] Uchida M, Flenniken M L, Allen M, et al. Targeting of cancer cells with ferrimagnetic ferritin cage nanoparticles. J Am Chem Soc, 2006, 128: 16626-16633.

[10] Lin X, Xie J, Niu G, et al. Chimeric ferritin nanocages for multiple function loading and multimodal imaging. Nano Lett, 2011, 11: 814-819.

[11] Gao L, Zhuang J, Nie L, et al. Intrinsic peroxidase-like activity of ferromagnetic nanoparticles. Nat Nanotechnol, 2007, 2: 577-583.

[12] Liang M, Fan K, Zhou M, et al. H-ferritin-nanocaged doxorubicin nanoparticles specifically target and kill tumors with a single-dose injection. Proceedings of the National Acadermy of Sciences, 2014, 111: 14900-14905.

[13] Kang H J, Kang Y J, Lee Y M, et al. Developing an antibody-binding protein cage as a molecular recognition drug modular nanoplatform. Biomaterials, 2012, 33: 5423-5430.

[14] Huang P, Rong P, Jin A, et al. Dye-loaded ferritin nanocages for multimodal imaging and photothermal therapy. Adv Mater, 2014, 26: 6401-6408.

[15] Holmes T C, De Lacalle S, Su X, et al. Extensive neurite outgrowth and active synapse formation on self-assembling peptide scaffolds. Proceedings of the National Academy of Sciences, 2000, 97: 6728-6733.

[16] Lv L, Liu H, Chen X, et al. Glutathione-triggered formation of molecular hydrogels for 3D cell culture. Colloids Surf: B, 2013, 108: 352-357.

[17] Cao C Y, Chen Y, Wu F Z, et al. Caspase-3 controlled assembly of nanoparticles for fluorescence turn on. Chem Commun, 2011, 47: 10320-10322.

[18] Mao L, Wang H, Tan M, et al. Conjugation of two complementary anti-cancer drugs confers molecular hydrogels as a co-delivery system.Chem Commun, 2012, 48: 395-397.

[19] Li J, Kuang Y, Shi J, et al. Enzyme-instructed intracellular molecular self-assembly to boost activity of cisplatin against drug-resistantl ovarian cancer cells. Angewandte Chemie, 2015, 127: 13505-13509.

[20] Tian Y, Wang H, Liu Y, et al. A peptide-based nanofibrous hydrogel as a promising DNA nanovector for optimizing the efficacy of HIVI vaccine. Nano Lett, 2014, 14: 1439-1445.

[21] Kuang Y, Xu B. Nanofibers of small hydrophobic molecules disrupt dynamics of microtubules and selectively inhibit glioblastoma cell. Angewandte Chemie (International ed in English), 2013, 52: 6944.

[22] Kuang Y, Shi J, Li J, et al. Pericellular hydrogel/nanonets inhibit cancer cells. Angew Chem Int Ed, 2014, 53: 8104-8107.

第 9 章 生物纳米复合材料

9.1 概述

基于聚合物、陶瓷、金属和复合材料的生物材料在生物医学应用中具有悠久的历史，用于诊断和治疗各种疾病。典型的有机生物材料是以聚合物为基础的，由于具有生物相容性和生物降解性的特性，已经开发了多种类型的生物相容性聚合物材料。聚合物生物材料在药物输送领域的应用尤其引人注目。玻璃、陶瓷和矿物等无机材料也用于生物应用。与有机材料相比，无机材料有几个优点，包括它们的机械、热、光学和磁性。虽然许多生物材料采用独立的有机和无机材料，但随着对多功能化生物材料的需求增加，有机/无机复合材料的开发变得必要。

有机/无机杂化纳米复合材料通常被定义为亚微米尺度的有机和无机材料的混合物。水溶液中不分散的无机纳米颗粒，例如金纳米颗粒（AuNP）、氧化铁（Fe_3O_4）纳米粒子、半导体量子点（QD）、碳点等可以通过有机聚合物的表面修饰分散在水中，生成的复合材料可以用作诊断或治疗试剂。因此，通过利用无机纳米颗粒的光学或物理性质，可以开发用于生物医学成像的新型功能性治疗剂，并且还能够通过表面聚合物进行药物递送。此外，含有无机陶瓷纳米颗粒的高分子复合材料具有很强的力学性能，使其适合用作骨移植材料。基于复合材料的理化性质，有机/无机复合材料和医疗器械（例如，药物输送载体，组织工程支架，血管支架和牙科植入物等）在各种药物和医学设备的开发中引起了人们的广泛关注。

9.2 先进有机/无机复合纳米材料

有机/无机复合材料根据其有机和无机组分之间相互作用力可分为两类：第一类复合材料通过有机和无机组分之间的范德华力、静电或氢键弱相互作用；第二类复合材料通过强相互作用（例如共价键或离子键）结合在一起。本章中，从概念上将有机/无机复合材料分为复合纳米颗粒和纳米复合材料。复合纳米颗粒由纳米级有机和无机材料组成，而纳米复合材料是由大于微米级的有机和无机材料复合组成。复合纳米颗粒和纳米复合材料，可以进一步分类为第一类和第二类，其结合强度取决于它们的合成过程。

9.2.1 复合纳米颗粒

一般来说，纳米颗粒为尺寸 1~100nm 的有机或无机材料。在金属类别中，金、银和铜纳米颗粒表现出独特的电学、光学和催化性质，这些性质根据其尺寸而变化。与块状金属或分子化合物的性质不同，纳米颗粒强烈依赖于尺寸大小、颗粒形状、颗粒间距离。

为了使无机纳米颗粒用于生物应用,将它们分散在水相中至关重要。纳米颗粒还应具有化学稳定性,不易降解。聚合物稳定剂广泛用于金属纳米颗粒,因为它们允许颗粒分散在水相中,提高其化学稳定性。此外,这些有机/无机复合纳米颗粒可以提高原始材料的生物相容性和加工性能,纳米颗粒的性能可以通过表面聚合物进行改变。复合纳米颗粒不仅具有无机和有机纳米材料的特性,而且具有超越原始成分的独特性能。因此复合纳米颗粒可用于各种生物医学应用,包括生物医学成像、药物输送、光疗和图像引导疗法。

9.2.2 纳米复合材料

有机/无机纳米复合材料通常为纳米级尺寸的有机和无机材料的复合物。纳米复合材料可以是有机和无机组分的均相或非均相系统。每个有机或无机组分的范围从几纳米到几十纳米。由于组分材料之间的协同作用,纳米复合材料的性质由其有机和无机组分的性质和含量决定。制备的纳米复合材料的物理化学性能优于其单个组分,特别是在力学和热稳定性方面。此外,纳米复合材料的互连多孔网络和磁性、电化学、氧化还原和化学性质可以通过其内部的无机成分组件进行调节。纳米复合材料的内部孔隙率适合用作药物输送载体。此外,由于它们可以作为细胞治疗的支架,因此纳米复合材料也用于组织再生。例如,包裹骨诱导剂的多孔杂化纳米复合材料可促进细胞分化为骨,已被用于组织再生。功能性水凝胶,包括几种类型的有机和无机组分,也广泛地用于生物应用,如药物输送和组织工程。

9.3 先进复合纳米材料的合成

近年来,许多研究人员试图利用无机和有机纳米颗粒理想的生物医学性能。为了扩大纳米颗粒在各种领域中的应用,必须控制单个纳米颗粒的间距和排列以利用其理想的性能。考虑到这一点,已经开发了多种合成方法,包括表面改性固定、自组装、金属有机框架(MOF)、物理共混和原位沉积,通过改变纳米颗粒的表面性质并控制其排列来获得所需的物理化学性质。表面改性是一种克服纳米壳与极性/非极性溶剂或聚合物基质之间表面不相容性的简单方法,涉及将小分子或合成聚合物引入纳米颗粒表面。

这种简单的方法不仅提高了纳米粒子在聚合物基质中的分散性,而且可以对纳米粒子进行进一步修饰,从而扩大了其应用范围。此外,已经开发了各种方法,通过控制纳米颗粒的排列来获得增强的物理化学性质。组装的纳米颗粒可以表现出相对于原始形式的特征或特性。因此,已经开发了多种杂化纳米颗粒,使用自组装和 MOF 等方法来控制纳米颗粒排列。同样,已经开发了一种使用聚合物基质制造纳米复合材料的方法,以改善其力学和其他性能。为了获得具有理想性能的成熟纳米复合材料,纳米颗粒必须稳定地分散在聚合物母体中。具有高均匀性的纳米复合材料的合成策略可以分为物理和化学两大类。物理方法包括溶液和熔融共混,化学方法涉及原位沉积过程。

9.3.1 杂化纳米颗粒的合成

一些无机纳米颗粒具有显著的物理和化学本体性质,但其表面性质(特别是生物相容性和胶体稳定性)通常不适合生物医学应用。此外,由于其高比表面体积比,无机纳米颗粒容易形成团聚/聚集体，导致网状内皮系统（RES）的快速清除。为了拓宽无机纳米颗粒的应用范围，有必要通过用有机聚合物包覆来改变其物理化学性质，从而提高其生物相容性，延长其血液循环时间。在这一部分中，将总结通过表面改性表征和自组装实现聚合物和无机纳米颗粒复合的方法。此外，将讨论受到关注的 MOF 纳米材料。

9.3.1.1　表面修饰

无机纳米颗粒的表面可以通过物理（吸附）和化学（接枝）方法进行改性处理。物理修饰是通过表面吸附或与小分子反应实现的，而化学修饰涉及通过化学键将聚合物分子接枝到颗粒上的官能团。硅烷偶联剂是无机纳米颗粒表面最常见的改性剂，具有可与两相反应的双官能团，因此在它们之间形成桥梁。硅烷偶联剂的一般化学结构为 R—Si—(OR')$_3$。OR'（R'= 烷氧基：CH_3O—，CH_3CH_2O—）是一种锚定基团，在金属氧化物表面上与—OH 基团反应，并通过缩合反应形成强 Si—O—M 键（M 是金属氧化物）；而 R 是连接硅原子和有机官能团的烷基桥。通过硅烷偶联剂进行表面改性处理四个步骤：①在利用硅烷偶联剂进行无机表面改性之前，必须在水存在下水解烷氧基团，从而释放醇类并生成反应性硅醇基团；②在水解过程中，硅醇发生自缩合，并形成硅醇低聚物；③反应性硅醇单体或低聚物通过金属氧化物表面的氢键物理吸附到金属氧化物的羟基上；④最后，这些氢键通过加热释放水转化为共价键，并且金属氧化物表面剩余的硅醇基团彼此缩合。进一步的表面修饰可以使用硅烷偶联剂的末端功能性凸起来实现。例如，Chen 等人开发了用于 X 射线介导光动力疗法的二氧化硅涂层纳米闪烁体。以氨基丙基三乙氧基硅烷（APTES）和正硅酸乙酯（TEOS）为前驱体，在 $SrAl_2O_4:Eu^{2+}$（SAO）纳米颗粒表面包覆一层固体二氧化硅，制备了纳米闪烁体。合成的二氧化硅涂层纳米闪烁体表面含有大量的氨基团，表面带正电荷。

另一种方法改性无机纳米颗粒表面的是化学方法。该方法涉及将合成聚合物接枝到基底表面，这增强了天然无机纳米颗粒的化学功能并改变了表面拓扑结构。已经报道了两种化学接枝方法。第一种"接枝"方法，是一种将末端官能化聚合物连接到互补的官能化无机纳米颗粒表面的便捷方法。尽管接枝方法简单，但由于对末端官能化聚合物链的反应性施加了熵限制，通常会导致接枝密度低。通过表面引发的受控聚合（"接枝"方法）可以实现更高的接枝密度。这种聚合过程，包括自由基、阴离子和阳离子聚合，涉及接枝聚合物从颗粒表面的传递。在接枝方法中，单体从无机纳米颗粒的表面聚合。由于单体的低分子量，它们可以穿透聚集的纳米颗粒并与表面的活化位点反应。通过调节单体进料和聚合时间可以控制聚合物层的厚度，特别是密度，最终产生有机/无机复合纳米颗粒。Matyjaszewski 等人以 12-(2-溴异丁酰亚胺) 十二酸为原子转移自由基聚合（ATRP）引发剂，采用接枝的方法将聚（2-甲磺酰基）丙烯酸乙酯接枝到超顺磁性纳米氧化铁颗粒表面。

9.3.1.2　自组装

就像纳米粒子表现出与相应宏观材料不同的属性一样，组装的纳米粒子可以具有不同于单个纳米粒子和宏观材料的集体属性。自组装提供了一种简单的方法来控制无机纳米颗粒的组装，以可控的方式改善或提供独特的性能。自组装是指纳米颗粒或其他离散成分通过特定的相互作用直接或间接通过其环境自发组织的过程。

具有独特 ABA 三嵌段化学结构的嵌段共聚物，可提供与纳米粒子的良好结合相互作用，在纳米颗粒自组装中起重要作用。嵌段共聚物通过特定直接或间接相互作用自组装成有序的纳米结构，这取决于环境。嵌段共聚物的自组装受各种力的平衡控制，包括共价或非共价键、库仑吸引/排斥、耗散力或偶极子-偶极相互作用以及空间位阻。然而，亲水性/亲脂性平衡（HLB）在自组装方面存在障碍。通过控制嵌段共聚物的 HLB，可以获得球形胶束、囊泡和薄片等纳米结构。无机纳米颗粒可以用作模板来促进嵌段共聚物的自组装，并且可以通过在自组装纳米结构中引入额外的功能来形成多功能、生物响应的纳米平台。特别是，通过嵌段共聚物的自组装结合的磁性纳米颗粒表现出比分离良好的单个纳米颗粒更高的 r_2 弛豫度。例如，Ling 等人报道了肿瘤 pH 敏感磁性杂化纳米颗粒（PMN），尺寸小于 5 纳米的自组装氧化铁纳米颗粒与刺激响应嵌段共聚物用于治疗诊断应用。PMN 通过组装氧化铁纳米颗粒显示出增强的 T_1 磁共振（MR）成像。此外，PMN 可以通过酸性肿瘤微环境触发的表面电荷逆转选择性地靶向肿瘤。同时，PMN 具有 pH 敏感的荧光成像和光动力活性，可以选择性地杀死癌细胞，从而增强治疗性。

9.3.1.3 金属有机框架

纳米颗粒作为药物载体的新特性，例如靶向特定疾病区域和保护药物免受降解的能力，导致了纳米药物（Doxil®、Abraxane®和 Ambisome®）的商业化。然而，由于纳米部分拮抗剂的药物载量低（质量分数<5%），合适药物的清单仍然有限。作为一种替代方法，高度规则的多孔性晶体杂化 MOF 已经成为克服传统纳米载体载药效率低的一种手段。MOF 的高而规则的孔隙率是其孔体积和壳表面积的函数，增加了它们的载药能力。MOF 是通过金属节点和多齿有机桥联配体之间的配位键构建的材料，具有很高的热稳定性和力学稳定性。各种功能材料，包括金属纳米粒子、量子点、石墨烯、碳纳米管和生物分子，已经被集成到 MOF 中，形成复合材料或杂化材料。

MOF 具有性能优良的物理化学性质，包括可定制的组成和拓扑结构、高孔隙率以及比单组分纳米结构更大的 Brunauer-Emmett-Teller（BET）表面。合成 MOF 的传统技术包括溶液法、扩散法和水热法。溶液法是将金属元素、有机配体和其他附加材料按特定比例混合在溶剂中，然后在固定温度下搅拌特定时间。为了提纯 MOF 晶体，反应产物通过过滤分离，并通过蒸发除去残留的溶剂。相比之下，扩散法是在温和的条件下进行的，反应时间长。该方法进一步可分为凝胶扩散、液体扩散或气体扩散。凝胶扩散是将分散在凝胶中的有机配体与金属离子溶液混合一段时间，在凝胶中形成 MOF 晶体的一种方法。在液体扩散中，中心金属离子和有机配体溶解在不相溶的溶剂中，混合在界面上得到 MOF 晶体。气体扩散是一种使用挥发性配体溶液作为溶剂，通过与中心金属离子溶液充分反应来产生 MOF 晶体的方法。水热法是将金属离子、有机配体、调节剂、反应溶剂等按一定比例混合在聚四氟乙烯反应釜里，然后放入高温反应器中引发反应。Chen 等人使用具有高载药量和对 pH 敏感的降解特性的咪唑骨架（ZIF-8）来提供自噬抑制剂 3-甲基腺嘌呤（3-MA），其结果显示出强的抗癌作用。3-MA@ZIF-8 NPs 在生理条件下表现出较高的 3-MA 包封率（质量分数 19.798%），形状和尺寸均匀，生物相容性优异，稳定性高。此外，他们通过 EPR 效应介导肿瘤精确药物递送实现对荷瘤小鼠的自体脂肪的显著抑制。

9.3.2 纳米复合材料的合成

纳米复合材料是有机/无机复合材料，旨在改善组成材料的力学和其他性能，例如光学、电学、磁性和流变特性。纳米复合材料由有机聚合物基质组成，其中掺入了各种类型的无机纳米颗粒，包括金属、金属氧化物等。然而，由于聚合物基质中分散不充分导致强烈的团聚倾向，导致纳米复合材料的物理和化学性质退化。为了提高无机纳米颗粒在聚合物基质中的分散性和稳定性，表面修饰是纳米粒子之间产生强烈排斥力的关键。多种合成方法已经被报道出来，用于获得物理化学性能良好的纳米复合材料。

9.3.2.1 物理混合

制备纳米复合材料最直接和最传统的方法是将无机纳米颗粒直接混合到聚合物基质中。物理共混一般可以通过溶液或熔融共混来实现。溶液混合是指将分散在适当溶剂中的聚合物和无机纳米颗粒的溶液混合在一起。通过溶剂去除、沉淀和简单过滤可以得到纳米复合材料。然而，难以找到合适的溶剂并在最后阶段将其去除，同时许多溶剂的潜在毒性使得溶液混合方法存在潜在缺点。Chae 等人通过溶液共混和薄膜浇铸的方法合成了聚苯乙烯（PS）/氧化锌（ZnO）纳米复合材料。在该研究中，作者将纳米氧化锌溶解在 N,N-二甲基乙酰胺（DMAc）中，并在 PS 的作用下进行强力搅拌，将氧化锌纳米颗粒与 PS 充分混合后，在 90℃下浇注，得到纳米复合膜。透射电子显微镜分析表明，溶液混合使纳米氧化锌均匀分散在 PS 基质中。此外，在 PS 中引入纳米氧化锌后，体系的玻璃化转变温度（T_g）略有提高，从而提高了体系的热稳定性。

熔融混合是一种相对经济有效且简单的技术，它消除了对有毒溶剂的需要。在熔融加工中，无机纳米颗粒被分散到熔融的聚合物中，然后通过挤出制备聚合物/无机纳米复合材料。然而，由于热塑性聚合物的高黏度，很难控制无机纳米粒子在基质中的分布。袁等人报道了一种通过马来酸酐接枝聚丙烯（PP-MAH）和氨基化二氧化硅（SN-NH$_2$）熔融共混制备聚丙烯接枝纳米二氧化硅（PP-g-SiO$_2$）的有效方法。以马来酸酐为端基的 PP 与氨基官能化的 SiO$_2$ 进行缩合反应，制得 PP-g-SiO$_2$。PP-MAH 和 SN-NH$_2$ 混合在 HAAKE PolyLab OS Rheo-Drive 7 模块化扭矩流变仪中，温度为 140℃，用回流二甲苯提取。最后，在 200℃下将 PP-g-SiO$_2$ 分散在 PP 基体中，制得 PP/PP-g-SiO$_2$ 纳米复合材料。剪切和拉伸流变学结果表明 PP 的熔体强度有所提高。

9.3.2.2 原位沉积

将无机纳米颗粒掺入聚合物基质中的一种简单而可靠的方法是在聚合物基质内原位沉积。这种原位沉积产生无机纳米颗粒的均匀分布，并且通常避免使用溶剂。该方法在聚合过程之前将无机纳米颗粒直接分散在单体溶液中，单体掺入聚合物基质可通过气相或液相实现。在含有单体与无机纳米颗粒混合物的溶液中，纳米材料复合可通过染色机械方法（超声波、搅拌等）或光引发（UV 固化）来实现。不能通过溶液混合或熔融共混加工的聚合物以及热不稳定的聚合物可以通过这种方法进行处理。程等人通过光引发的自由基聚合原位沉积制备交联的二甲基丙烯酸酯/银纳米复合材料。为制备交联的二甲基丙烯酸酯/银纳米复合材料，将己酸-2-乙酯银溶于双酚 A 甘油酯甲基丙烯酸酯-三甘醇二甲基丙烯酸酯（BisGMA-TEGDMA）树脂混合物中，并用可见光将混合树脂溶液光聚合。TEM 结果表明，银纳米颗粒均匀地分散在整个聚合物基质中，X 射线光电子能谱（XPS）表明，银纳米颗粒优先位于聚合物基质表面附近。

9.4 功能复合纳米材料的结构与表征

9.4.1 复合纳米颗粒的结构与表征

复合纳米颗粒已成为材料化学和生物交叉学科领域的前沿，例如生物医学、制药、光催化等。复合纳米颗粒不仅因为它们结合了其原始材料的功能，而且还因为通过单个组分之间的协同作用可以产生新的特性，既可以控制核心或外壳材料改性，又可以通过更改组成材料或外壳厚度来改性。在生物医学应用的背景下，有机/无机复合物可用于两种结构：核/壳结构和组合式自组装。

9.4.1.1 核/壳结构

核/壳纳米粒子可以广义地定义为由核和壳两部分组成的复合材料，这两部分都可以由有机或无机材料组成。可以有多种不同的组合，包括无机/无机、无机/有机、有机/无机和有机/有机。在生物医学应用方面，该外壳材料可以弥补核心材料的不足。在这一部分中，将重点介绍无机/有机核/壳结构。

在生物医学应用中，已经开发了各种无机/有机核/壳结构，其中无机部分为金纳米颗粒、二氧化硅纳米颗粒、量子点或磁性纳米颗粒，有机部分是聚合物、脂质或生物分子。一般来说，由于其特殊的物理化学、光学、磁性和电化学性质，核/壳纳米结构被广泛用于生物成像和光化学治疗。光致发光和等离子体共振等光学性质已被用于成像和光疗。此外，核/壳纳米结构的有机部分增加了无机纳米结构的生物相容性和稳定性，并能够同时加载大量治疗剂，从而最大限度地提高治疗性能。无机纳米材料的表面通常必须经过改性处理才能在生物条件下相互作用。由于无机纳米颗粒的表面可能是有毒的或生物不相容的，因此可以用有机材料封盖，以使它们更适合生物医学应用。核/壳材料的有机部分还增强了无机纳米颗粒的活化性、生物相容性、分散性和稳定性。

在各种聚合物中，聚乙二醇（PEG）被认为是实现无机纳米颗粒生物医学应用的金标准。聚乙二醇化产生水合层，同时还提供空间位阻稳定，导致蛋白质吸附的抑制，使得无机纳米颗粒表面与生物环境的相互作用不那么强烈，促进了纳米颗粒在血液中的循环。PEG 无毒、生物相容性好且无免疫性，已被美国食品和药物管理局（FDA）批准为添加剂。亲水性聚乙二醇提高了纳米颗粒的生物相容性和胶体稳定性，使其广泛用于生物医学领域。1977 年，Davis 等人首次将聚乙二醇化用于药物传递，将聚乙二醇共价结合到牛血清白蛋白和肝脏过氧化氢酶上。通过优化聚乙二醇化比例，作者使用这种方法在不显著影响活性的情况下降低了免疫原性，增加了蛋白质的体内循环时间。1990 年，FDA 批准了第一种聚乙二醇化蛋白质产品——聚乙二醇化酶 Adagen®，用于治疗一种免疫缺陷疾病。除了体内分布，聚乙二醇化也被用来增加纳米粒的稳定性。对于大尺寸磁性纳米粒子的合成，聚乙二醇化策略也可以用来减少体内团聚和增加稳定性。

另一种有机外壳材料是生物分子，它可以使无机纳米颗粒更具功能性。生物分子主要用于增加无机纳米颗粒的溶解度，使它们更具生物相容性，尤其是提供特异性靶向功能。各种类型的生物分子，包括抗体、肽、多糖和适配子，已被广泛用于靶向靶细胞上的特异性受体。在活性靶向复合纳米颗粒的设计中，构成有机部分的靶向分子通常被化学键合或自组装，以便在不被修饰的情况下实现靶向功能。例如，化学修饰的聚乙二醇通常用于连接纳米复合材料中的靶向部分，以最大限度地延长循环时间以实现细胞识别。

脂质体由于具有高载药量、稳定性和良好的重复性，使其成为有机外壳材料的第三类候选材料。此外，由于它们的可扩展性、易于合成和生物相容性，增加了临床应用成功的可能性。由多个功能纳米粒和单个脂泡组成的简单脂质体-纳米粒复合体可以以多种结构形式形成，包括表面结合纳米颗粒的脂类、双层嵌入纳米颗粒的脂类、核包裹纳米颗粒的脂类和脂类双层核包裹纳米颗粒（核/壳结构）。这种杂化产物的纳米结构不仅受到纳米颗粒表面的显著影响，而且作为完整脂质体的初始形态保存下来。根据纳米粒子的表面性质（即亲水性或疏水性），它们可以位于疏水的脂双层内或脂质体的水溶液内部。在由脂质和纳米颗粒组成的各种复合结构中，脂质/无机纳米颗粒核/壳结构主要用于保护成像和治疗纳米颗粒免受外部生物条件的影响，同时通过特定的配体提供多功能。

面对纳米颗粒表面如何用合成有机材料功能化的局限性，研究人员已经开始设想使用生物启发材料的替代策略，特别是纳米颗粒需要许多改进来提高其在体内的稳定性、循环时间和溶解度。为了满足这些需求，最早于2011年报道的细胞膜涂层技术，研究人员直接利用整个细胞膜作为纳米颗粒包覆的材料。通过直接将细胞膜转移到纳米颗粒表面，可以保持含脂质、蛋白质和碳水化合物的细胞膜的复杂性，使包覆的纳米颗粒获得源细胞的特征。

由于细胞在体内的行为通常由细胞膜上的蛋白质决定，因此直接用细胞膜包被使纳米颗粒具有与源细胞相同的特性。例如，红细胞（RBC）是体内循环时间最长的细胞，它们不被巨噬细胞通过细胞膜中的CD47蛋白识别。纳米颗粒表面还可以涂覆干细胞膜、癌细胞和巨噬细胞，这使得该方法利用每个细胞膜的特征用于生物医学应用中。因此，细胞膜涂层技术为设计表面复制有效生物接口所需的复杂和多样化功能的纳米载体提供了一种简单的自上而下的方法。包裹在细胞膜上的纳米颗粒固有地模仿源细胞的特征，赋予它们广泛的功能，包括长期循环、组织趋向性和与疾病相关的靶向作用。

9.4.1.2 组合式自组装

纳米颗粒组装体具有特殊的物理化学性质，与单个纳米颗粒或其不加区分的聚集体不同。这种自组装主要以一种智能和编程的方式发生，并依赖于两个重要的组成部分：纳米颗粒表面对各种刺激做出反应的配体，以及使配体能够反应的刺激信号。这些组件可以设计为外源性（磁性滤波器、温度、超声波、光或电脉冲）或内源性（pH、酶活性或氧化还原梯度浓度）。例如，pH值是由特殊配体组装的纳米颗粒释放的重要决定因素。体内的生理pH值取决于健康状况，在某些与疾病相关的细胞中，例如癌细胞和感染细胞，局部pH值低于健康细胞周围的pH值。pH环境的差异已被广泛用于特定疾病的靶向治疗。pH变化后，某些功能配体由疏水变为亲水。在pH 7以上，功能配体的疏水性使修饰的纳米颗粒能够组装。如果纳米颗粒组件在与疾病相关的细胞环境中遇到pH低于7，官能团被质子化并变得亲水性，触发纳米颗粒释放到流体中。在这里，将重点放在使组装能够响应刺激而不是各种刺激的配体上。参与纳米颗粒组装的配体包括聚合物和生物大分子。

该聚合物不仅在结构上对纳米粒子的自组装具有重要意义，而且在基于这一原理的生物医学应用中也具有重要意义。由于聚合物通常可以改善药物动力学，延长纳米颗粒在体内的循环时间，并通过额外的结合实现靶向递送，设计良好的刺激响应型纳米颗粒自组装通常使用刺激响应型聚合物。用于纳米颗粒组装的聚合物主要用于响应诸如 pH、温度和光的刺激。一般来说，刺激反应聚合物有一个特定的部分，在特定刺激的存在下会以某种方式发生变化。在决定纳米颗粒组件结构性质的相互作用中，疏水作用最为重要。因为在生物流体中通过激活这些反应，由于疏水部分的质子化，聚合物部分变得亲水。随后，纳米颗粒组装变得不稳定，随后纳米颗粒在体内被分解到靶向区域。Hyeon 等人报道了一种对 pH 敏感的铂纳米簇组装体，它可以克服顺铂耐药和肝细胞癌的异质性干细胞。具体地说，合成了一个组装的铂纳米簇，该簇包含一个 pH 敏感的聚合物和肝细胞癌（HCC）靶向配体。铂纳米簇组装在血液循环中是潜伏的，但很容易靶向播散型肝癌干细胞（CSLC）；一旦结合，它在酸性亚细胞条件下通过 pH 敏感聚合物的质子化分解成极小的铂纳米簇。

热敏聚合物在一定温度下会发生结构变化。为了利用这一效应，有必要通过纳米粒子的等离子体性质或磁热效应来提高环境温度。例如，使用最广泛的温度敏感型聚合物之一的聚 *N*-异丙基丙烯酰胺（PNIPAAm），可以通过调节温度来控制等离子体金纳米粒子之间的距离，然后等离子体性质可以用于各种生物医学应用。纳米粒子组装体在生物医学领域的应用，特别是在体内的应用，要求具有低细胞毒性和免疫原性的生物相容性，因此生物大分子是理想的纳米粒子组装体的结构连接物。多糖、多肽、蛋白质和核酸等生物大分子可以用来将纳米颗粒组装成智能聚集体。在这些大分子中，蛋白质和多肽可用作交联剂，或通过化学或两亲性作用帮助纳米颗粒组装。为了使蛋白质作为纳米颗粒组装的交联剂，多个结合结构域被用来通过交联相应的位置来促进纳米颗粒的聚集。由 Otsuka 等人报道的基于蛋白质的 AuNP 可逆组装，通过使用 D-半乳糖残基来分解 AuNP 聚集体，这是由于 AuNP 的距离相关的表面等离子体性质介导的溶液颜色发生变化。

核酸，特别是单链寡核苷酸，可以通过互补碱基配对形成双链 DNA。A-T 和 C-G 碱基对之间形成氢键是双螺旋结构变化的驱动力。A-T 和 C-G 碱基对分别有 2 个和 3 个氢键，这使得可以通过调节 DNA 的 GC 含量来控制 DNA 的热稳定性。双链 DNA 的稳定性取决于多种因素，包括 GC 含量、长度、核酸浓度、盐浓度等。DNA 可以通过结构 DNA 碱基配对在纳米粒子的组合式自组装中发挥重要作用。1996 年，Mirkin 等人首次证明，通过改变温度，可以使带有 DNA 寡核苷酸的球形 AuNP（直径约 13nm）可逆聚集，这种效应是通过颗粒之间 DNA 桥的形成和熔链来实现的。随后，Alivisatos 等人报道了小的（1～2nm）金簇，每个金簇带有单链 DNA，可以组装成二聚体和三聚体，称之为"纳米晶体分子"。利用 DNA 的分子识别特性，基于 DNA 的结构可以作为支架可设计至少两种不同的策略组装纳米颗粒。第一种策略，纳米颗粒被一个或多个单链 DNA 寡核苷酸功能化，允许它们与预先组装的 DNA 模板上特定位置的互补单链 DNA 序列杂交。第二种策略，每个纳米颗粒首先连接到一个单链 DNA 序列。然后，这些 DNA-纳米颗粒结合物被用来构建组成晶格的砖，从而在组装过程中将纳米颗粒结合到更大的晶格结构中。在过去的二十年里，利用具有互补序列的 DNA 分子作为连接物，已经实现了广泛的纳米颗粒排列。2006 年 DNA 折纸方法的发展催生了一系列结构多样的微米和纳米级 DNA 修饰纳米颗粒组装体。这种稳健的方法是基于用几十个短寡核苷酸将长的单链 DNA 折叠成预定的形状。该方法允许构建各种二维和三维形状，并且因为每个钉是可寻址的，所以以可控的方式使结构功能化。另一方面，可以直接构建大的阵列，得到的纳米结构可以很容易地通过黏端缔合连接起来，也可以使用硫醇修饰的寡核苷酸连接到纳米颗粒上。

9.4.2 纳米复合材料的结构与表征

将无机纳米颗粒掺入其中的聚合物基质可以由新的多功能材料组成。这个想法激发了科学家将有机/无机纳米复合材料应用于各种行业。无机颗粒，如金属（如铁、铝、银和金）、金属氧化物（如 Al_2O_3、ZnO、TiO_2 和 $CaCO_3$）和非金属氧化物（如 SiO_2），已用于合成纳米复合材料。无机纳米颗粒可以根据所需的热、力学和电学性质来选择纳米复合材料。在生物医学应用中，通过使用能够进行生物成像或具有生理活性的纳米颗粒，可以改善混合纳米复合材料的功能。例如，含有金纳米颗粒的纳米复合材料由于其高 X 射线吸收系数而适用于计算机断层扫描（CT）成像。这一部分中，将含有无机纳米颗粒的有机/无机纳米复合材料分为基质和水凝胶，并对这些复合材料的合成、结构、性能和应用进行概述。

9.4.2.1 有机/无机基质

有机/无机基质是含有无机纳米颗粒的聚合物基质。复合基质的常规合成方法是将无机纳米粒子与聚合物简单共混。通常，混合可以通过熔融混合或通过溶液混合来进行。通过共混法合成纳米粒子的局限性在于，由于其强烈的团聚倾向，很难将其均匀分散在聚合物基质中。溶液混合在材料合成和制造中被广泛使用，因为它允许液体粉末在分子水平上均匀混合。Li 等人采用溶液共混法，用一种简单的浇铸和蒸发方法将聚氨酯（PU）和纳米氧化锌颗粒（直径约 27nm）共混，制备了聚氨酯（PU）/氧化锌纳米颗粒基质。

熔融共混是一种将无机纳米颗粒分散在聚合物熔体中，然后挤出以产生纳米复合材料的方法。Kim 等人为了改善聚合物基质的力学和流变性能，通过使用挤出机进行熔融共混，合成了与二氧化硅纳米颗粒混合的基质。同样，Lee 等人通过双螺杆挤出机制备了含有氢氧化镁[$Mg(OH)_2$，MH]和 β-磷酸三钙（β-TCP）的聚乳酸-乙醇酸（PLGA）纳米复合材料。

一种将无机纳米颗粒巧妙地掺入聚合物复合材料中的合成方法是原位生长。在该技术中，无机纳米颗粒由聚合物基质中存在的前体产生。通常，前驱体以液相或气相嵌入聚合物基质中，但在极少数情况下，也可以是固相的。化学还原、光还原和热分解等合成方法，已被用于原位合成纳米颗粒。例如，聚合物基质中银和金纳米颗粒的制备是由聚乙烯醇（PVA）诱导的，聚乙烯醇（PVA）充当还原剂和稳定剂。在 PVA 和聚乙烯吡咯烷酮（PVP）聚合物基质中原位制备银纳米颗粒。在此方法中，银纳米颗粒被有效地整合到聚合物基质中，而不需要对颗粒表面进行任何修饰。

使用上述方法合成的有机/无机基质的复合材料的力学、光学、磁、电和热性能可以根据聚合物基质中无机纳米颗粒的类型或含量进行调节。将无机纳米颗粒添加到聚合物基质中的主要目的是通过纳米颗粒的增强机制来改善力学性能（拉伸强度、弯曲强度、硬度和杨氏弹性系数或刚性）。事实上，在聚合物基质中添加各种无机纳米颗粒最终可以显著提高有机/无机复合材料的力学性能。由于骨组织比软骨等软组织要求更高的强度和弹性模量，因此机械强度提高的复合材料适合用于硬组织工程。

9.4.2.2 有机/无机水凝胶

水凝胶是物理上（非共价）和/或化学上交联和高度水合的三维（3D）聚合物网络，用于多种生物医学应用。然而，水凝胶的力学性能差和功能有限，从而限制了其更广泛的应用。由聚合物和水之间以及聚合物之间的分子间力（氢键、范德华力、π-π 相互作用和静电相互作用)产生的物理交联是可逆的,可以在不断变化的物理条件(pH、温度和离子强度)下拆卸。因此,物理水凝胶通常在力学上很弱。化学交联水凝胶通常表现出比物理水凝胶更强的力学性能,因为它们依赖于共价键。然而,在大多数情况下,化学水凝胶无法抵抗强烈的机械应力(伸长、压缩或弯曲),这是因为它们的交联网不规则,交联点的链长较短。

纳米复合水凝胶是一种三维有机/无机纳米复合体系,可以在无机纳米材料的存在下,通过有机聚合物在水中的物理和/或化学交联来制备,如硅酸盐纳米材料、磷酸钙纳米颗粒、碳基纳米材料或金属/金属氧化物纳米颗粒。自从 2002 年首次报道了使用纳米黏土和 NIPAAm 的纳米复合水凝胶以来,研究者试图开发将无机纳米材料加入有机水凝胶中的纳米复合水凝胶,目的是改善传统有机水凝胶的物理性能和功能。掺入功能的无机纳米材料不仅增强了软有机水凝胶,还赋予了水凝胶定制的物理、化学和生物特性。这些掺入有机聚合物水溶液中的无机纳米材料通常可以与聚合物相互作用。因此,无机纳米材料可以用作多功能交联剂,而不是使用有机交联剂,使聚合物链通过非共价相互作用在多个结合点与纳米材料强烈相互作用。黏土(Laponite)是第一种用作纳米复合水凝胶交联剂的无机纳米材料,并且仍然使用最广泛。Laponite 纳米片是一种二维(2D)纳米硅酸盐,可以作为 NIPAAm 的交联剂,形成 PNIPAAm/Laponite-bas 纳米复合水凝胶。聚合物链通过氢键结合附近的黏土纳米片,分散在聚合物水溶液中。由此产生的 PNIPAAm/Laponite 网络水凝胶坚韧、透明,并具有改善的热性能和力学性能。然而,带负电荷的滑石表面可以吸附蛋白质,有可能引发血栓形成。因此,为了提高磷灰石基纳米复合水凝胶的血液相容性,Li 等人将明胶加入聚丙烯酰胺(PAAm)/磷灰石体系中。在水凝胶中添加明胶不仅提高了 pH 灵敏度,而且改善了纳米复合水凝胶的抗血栓形成性能。甲基丙烯酸化明胶(GelMA)可以通过强静电相互作用与拉彭相相互作用,这种 GelMA/滑石纳米复合水凝胶具有更好的物理、化学和生物性能。剥离的磷灰石纳米片可以通过静电作用与含有 Eu^{3+} 的两亲性单体共同组装在聚丙烯酸钠上,得到具有强烈发光、非凡的力学性能和自愈合能力的超分子水凝胶。

其他类型的有机纳米材料,包括 Fe_3O_4 纳米颗粒、CaP 纳米颗粒、氢氧化钙纳米球晶(CNS)、层状双氢氧化物(LDH)和层状构建稀土氢氧化物(LRH),已成功用于新型纳米复合水凝胶。CaP 纳米颗粒与双膦酸盐在双膦酸盐功能化透明质酸(HABP)上形成可逆键,形成可注射、黏结和自我修复的 HABP/CaP 纳米复合水凝胶。直径<5nm 的 CNS 在水中均匀分布而没有任何聚集,与 PAAm 作为交联剂相互作用形成超可拉伸的 PAAm/CNS 纳米复合水凝胶。胶原蛋白/金纳米复合水凝胶是通过无机阴离子团簇($[AuCl_4]^-$)和带正电荷的胶原链之间的静电相互作用形成的,然后通过生物矿化生成金纳米颗粒作为交联剂。由 PAAm 和含羟乙基磺酸盐的 LDH 纳米颗粒组成的纳米复合水凝胶具有显著的溶胀性能,表现出不寻常的多级多孔结构和超高张力。通过原位自由基聚合法制备的 PAAm/LRH 纳米复合水凝胶可以发射多种颜色的光,具有长的发光寿命和高的量子产率。

丙烯酰化无机纳米材料能交联丙烯化有机聚合物形成水凝胶。甲基丙烯酸酯羟基磷灰石(MeHA)和自组装的丙烯酸酯双膦酸镁(Ac-BP-Mg)纳米复合水凝胶通过 Ac-BP-Mg 纳米颗粒聚集形成的多价交联域稳定,从而改善了力学性能。甲基丙烯酸化氧化石墨烯(GO)的掺入或将 GO(rGO)还原到 GelMA 水凝胶中,产生高度多孔的微观结构,并且显著改善了力学和生物学性质。在另一种方法中，将寡聚[（聚乙二醇）富马酸盐]（OPF）、丙烯酸酯GO（GOa）、PEG-丙烯酰化碳纳米管（CNTpega）和[2-(甲基丙烯酰氧基)乙基]三甲基氯化铵（MTAC）化学交联，然后原位还原GOa以获得导电性，可以得到带正电荷的rGOa/CNTpega/OPF/MTAC纳米复合水凝胶。

原位矿化是一种在有机水凝胶中产生均匀分布的CaP纳米颗粒并改善纳米复合水凝胶的力学性能的方法。Rauner等人报道碱性磷酸酶诱导的聚-2-羟乙基丙烯酸酯（HEA）原位矿化，由三甘醇二甲基丙烯酸酯（PHEA-1-TEG）、聚N,N-二甲基丙烯酰胺-1-三甘醇（PDMA-1-TEG）连接，产生了具有可调力学的超硬和韧性纳米复合水凝胶。

无机纳米材料和有机聚合物水溶液的物理共混是制备有机/无机纳米复合水凝胶的一种有效方法。例如，通过提高氧化石墨烯（GO）或rGO物理共混的PEG-PA水溶液的温度，可构建由热敏PEG-聚（L-丙氨酸）二嵌段共聚物（PEG-PA）和GO或rGO组成的纳米复合水凝胶。

9.5 智能杂化纳米材料在生物医学领域的应用

9.5.1 在医学领域

纳米级试剂在生物医学应用中具有显著的潜力，例如生物传感器、诊断系统和药物输送系统。药物输送系统旨在改变其相关药物的药代动力学和生物分布，而高负载能力和通过封装在纳米颗粒上保护药物免受降解的能力是纳米颗粒应用于纳米医学的两个理想性质。对于肿瘤，其实体瘤具有高通透性和滞留效应（EPR效应）（图9-1）。基于此，研究工作者开发出用于治疗肿瘤的纳米药物，可通过肿瘤的渗漏血管结构优先积聚在癌症组织中，从而起到靶向治疗。

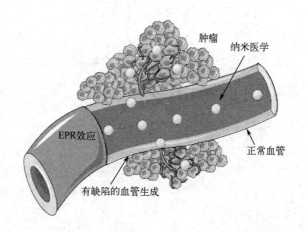

图9-1 肿瘤血管中，利用其渗透性和保留效应使靶向纳米药物能在肿瘤组织中被动靶向聚集

有机/无机杂化材料的生物医学应用见表9-1。

表 9-1 有机/无机杂化材料的生物医学应用

生物应用	有机成分	无机组分
治疗诊断学	聚 L-谷氨酸	Fe_3O_4 或 CdSe/Zn
	Pluronic F127，棕榈酸	Fe_3O_4
	聚丙烯酸	Fe_3O_4
	聚乙二醇、生物素、β-环糊精	金纳米粒子
	聚乙烯吡咯烷酮	上转换纳米材料，硝酸铋
癌症免疫治疗	卵清蛋白	金纳米粒子
	聚多巴胺	金纳米粒子
	寡肽	Fe_3O_4 簇
	5，10，15，20-四（对苯并酸）卟啉	Fe_3O_4 簇
	卵清蛋白	二氧化硅纳米颗粒
光动力疗法	PEG–P（β-bz-l-Asp），AmPr 咪唑，Ph-PrAm	上转换纳米材料，Ce（Ⅲ）掺杂 $LiYF_4$@SiO_2@氧化锌
	聚乳酸 F127	二氧化锰
	透明质酸	二氧化锰
	肝素-磷脂 a	金纳米粒子
光热疗法	吲哚菁绿，牛血清白蛋白	Fe_3O_4
	磷脂-聚乙二醇，吲哚菁绿	Fe_3O_4
	磷脂	金纳米粒子
	聚乙二醇，透明质酸	银金双金属 NP
	聚乙二醇，聚 L-谷氨酸	氧化石墨烯，金纳米粒子
基因编辑（CRISPR/Cas9）	精氨酸	金纳米粒子
	2-MIM	锌离子
	聚乙二醇，聚醚酰亚胺	氧化石墨烯
	脱氧核酸，Pasp（DET）	金纳米粒子
物理刺激的换能器	聚乙二醇，肽	金纳米粒子
	聚丙烯酰胺	Fe_3O_4
	聚酰胺-胺型树枝状高分子，聚醚酰亚胺，聚乙二醇	$Zn_{0.4}Fe_{2.6}O_4$
	聚乙二醇	金纳米粒子
	单克隆抗体	$Zn_{0.4}Fe_{2.6}O_4$
组织工程用支架	甲基丙烯酸酰化明胶	人工合成片状硅酸镁锂
	人参皂苷	人工合成片状硅酸镁锂
	壳聚糖琼脂糖明胶	抗体神经营养因子 HNT 抗体，二八面体黏土矿物
	聚乙二醇（二醇）二丙烯酸酯，透明质酸	人工合成片状硅酸镁锂
	透明质酸结合蛋白	C 反应蛋白
	聚左旋乳酸	C 反应蛋白
	结冷胶，黄原胶	锌，生物玻璃

续表

生物应用	有机成分	无机组分
组织工程用支架	MeHA	Ac-BP-Mg
	甲基丙烯酸酰化明胶	碳纳米管
	甲基丙烯酸酰化明胶	氧化石墨烯
	聚乙二醇-丙酸	氧化石墨烯或还原氧化石墨烯
	OPF，MTAC	GOa，碳纳米管聚己二酸乙二醇酯
	甲基丙烯酸酰化明胶	金纳米棒
	甲基丙烯酸酰化明胶	金纳米粒子
	聚L-谷氨酸，细胞外基质	Mg(OH)$_2$
	聚L-谷氨酸	Mg(OH)$_2$
血管植入物	高压聚氨酯	CD-Ag
	聚L-谷氨酸	RA-Mg-OLA
	聚六亚甲基碳酸酯聚氨酯脲/高度糖基化的i型跨膜糖蛋白	多面体低聚硅倍半氧烷
	胶原蛋白	金纳米粒子
	脱细胞主动脉组织	金纳米粒子
牙科植入物	树脂	甲基丙烯酸化POSS
	NPVP，聚甲基丙烯酸甲酯	溴化银
	树脂	C反应蛋白
	胶原蛋白	β-磷酸三钙
	甲壳素/白细胞增殖质	生物活性玻璃颗粒与胶原复合

9.5.1.1 治疗诊断学

由于纳米颗粒具有小尺寸、大表面积、理想的体内动力学，各种纳米材料已被广泛应用于纳米医学，并在该领域快速发展。纳米医学的目的是提高药物对靶点的特异性，以最大限度地减少副作用和提高治疗效率。随着药物递送技术的发展，新型分子探针已促使成像技术的进步，成像和药物递送技术组合的需求也在增长，以实现癌症的准确诊断和治疗，这一概念被称为治疗诊断学。

治疗诊断学是指将诊断和治疗功能集成到单个平台中的概念，可实现对药物的实时监测和治疗。通过监测药物在靶组织中的累积和治疗能力，并优化治疗策略以增强个性化药物的开发（图9-2）。比

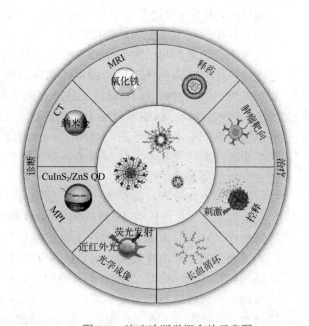

图9-2 治疗诊断学概念的示意图

如开发出基于无机纳米颗粒或有机聚合物纳米颗粒的有机/无机杂化纳米颗粒,提升其生物成像特性及特异性靶向能力,使其在疾病诊断治疗中成为一种很有应用前景的复合纳米材料。肿瘤特异性累积特点使混合纳米颗粒能够实现精确的疾病诊断和治疗剂的递送或释放,包括小分子化疗药物(如顺铂、阿霉素和紫杉醇)和生物治疗药物(如蛋白质药物、抗体、DNA、siRNA 和 miRNA)。Min 等人开发了用于癌症特异性超声成像和化疗的复合材料,阿霉素(DOX)负载于碳酸钙矿化混合纳米颗粒中(DOX-CaCO$_3$-MNP),这些纳米颗粒通过 EPR 效应选择性地聚集在肿瘤组织中,并在肿瘤微环境的酸性 pH 下,分解并生成 CO_2 气泡,从而实现癌症特异性 DOX 释放和超声成像。在患有 SCC-7 肿瘤的小鼠中,与对照组和游离 DOX 处理组相比,DOX-CaCO$_3$-MNP 具有显著的抗癌治疗效果。因此,为纳米颗粒在肿瘤特异性超声图像成像检测提供了可能。

9.5.1.2 癌症免疫治疗

随着用于药物递送的纳米颗粒技术的发展,纳米颗粒在癌症免疫治疗中用作纳米疫苗同样表现出较好的应用潜力,这是一种抑制癌症发展的有效策略,涉及患者自身免疫系统的激活和提高。纳米颗粒还被用作传递免疫刺激剂(抗原/助剂)和诱导产生内源性癌抗原的试剂的载体,目的是引发适应性免疫反应。

相对于非纳米颗粒基抗原和助剂,封装于纳米颗粒内的抗原和助剂能显著改善抗肿瘤免疫应答(即 T 细胞和 B 细胞应答)。与绕过抗原提呈细胞(APC)和其他吞噬细胞的监测,将化疗药物递送至肿瘤细胞的纳米颗粒不同,纳米疫苗直接作用于抗原提呈细胞,甚至直接触发肿瘤相关抗原(TAA)特异性 T 细胞的激活。Kang 等人报道了一种基于 AuNP 的疫苗,该疫苗通过抗原递送到淋巴结来刺激 CD8+T 细胞反应。为了分析 CD8+T 细胞响应,选择重组卵清蛋白(OVA)作为模型抗原并与 AuNP(OVA-AuNP)结合。OVA-AuNP 成功地诱导了骨髓来源的树突状细胞(BMDC)成熟,这是体外免疫应答的一个重要方面。此外 OVA-AuNP 在 C57BL/6 小鼠淋巴结的 DC 中积累,导致 CD8+T 细胞反应,IFN-γ 分泌升高。与这些结果一致,相对于 PBS 对照组,在用 OVA-AuNP 免疫的小鼠中肿瘤生长受到显著抑制。

用杂交纳米颗粒引发免疫应答的另一种方法是原位接种,通过原位破坏肿瘤诱导内源性癌抗原。Nam 等人证明,由高温诱导的肿瘤细胞死亡过程,会进一步诱导肿瘤抗原和促炎细胞因子的释放,并促进了抗肿瘤免疫激活。用聚多巴胺(PDA)涂覆于纳米金粒子(SGNP),以提供纳米金粒子的光热稳定性并提高其光热效率。此外,阿霉素与被聚多巴胺包裹的纳米金粒子共同给药,以引发强烈的抗肿瘤免疫反应。在体内 CT26 结肠癌模型中的实验结果显示,化疗与光热治疗可诱导抗肿瘤免疫,以及对肿瘤再激发的长期抗性发挥了显著的治疗效果。

通过与免疫检查点抑制剂(ICI)结合,可以进一步改善基于混合纳米颗粒的模式的免疫治疗效果,免疫检查点抑制剂阻断免疫抑制途径并增强 T 细胞活化。Chao 等人提出了磁热疗(MHT)和抗细胞毒性 T 淋巴细胞抗原-4(抗-CTLA4)检查点抑制剂的组合,以实现增强的免疫治疗效果。为了获得有效的磁热疗,该团队制备了 PEG/多巴胺共接枝铁纳米颗粒(FeNP)。在肿瘤小鼠模型中,基于 FeNP 的磁热疗能够通过产生肿瘤相关抗原触发系统性抗肿瘤免疫反应。值得注意的是,由于抗-CTLA4 抑制肿瘤免疫逃逸机制的功能,与单次治疗磁热疗相比,基于 FeNP 的磁热疗与施用的抗-CTLA4 的组合增强了肿瘤相关抗原特异性免疫应答。

9.5.1.3 光动力疗法

光动力疗法（PDT）是一种具有应用前景的非侵入性治疗方法，用于治疗包括癌症在内的各种疾病，其原理主要是通过光敏剂（PSs）产生细胞毒性单线态氧（$^1O_2$）。由于在生理条件下 PSs 的疏水性容易引起聚集，其在生物医学上的应用一直受到限制。阻碍光敏剂临床应用的另一个障碍是其严重的副作用，包括光毒性。目前已有多种方案来解决以上问题，如聚合物光敏剂的制造和用于聚苯乙烯装载和递送的纳米载体（例如脂质体、二氧化硅纳米颗粒、聚合物纳米颗粒等）。尽管做出了这些重大努力，但仍需提高治疗效率。目前光动力疗法的主要缺点是可见光组织渗透性差，无法治疗深部肿瘤，进一步限制了该方法的应用和治疗效果。

为了克服光动力疗法的应用局限，镧系离子掺杂的上转换纳米颗粒作为一种改进的手段而受到了关注。上转换纳米颗粒可通过将吸收的近红外光上转换为高能可见光，用作深部组织光动力疗法的纳米转换器。在上转换中，两个或多个近红外光子被无机主体晶格中的三价镧系离子依次吸收，产生单个高能光子（反斯托克斯位移）。通过有效地将穿透深度的近红外光转换为可激发光敏剂以产生单线态氧的可见波长，上转换纳米颗粒可实现深度组织光动力疗法或光激活药物释放和治疗。

Li 等人通过将 pH 响应聚合物配体和上转换纳米颗粒自组装，开发出了由光照射光敏剂组成的肿瘤 pH 敏感光动力纳米试剂，并证明了改进的光动力疗法效应。pH 敏感光动力纳米试剂由 α-NaYF4：Yb（80%）、Er（2%）@CaF$_2$ 核和 pH 响应聚合物配体表面涂层组成。pH 响应聚合物配体依次由 mPEG 聚（β-苄基-L-天冬氨酸）、1-(3-氨基丙基)咪唑和 3-苯基-1-丙胺组成。pH 敏感光动力纳米试剂荧光在血液 pH（约 7.4）下猝灭，但由于咪唑基团的离子化（pK_a=6.8），在肿瘤微环境的 pH（约 6.5）下可快速切换到猝灭状态。因此，在用 pH 6.5 的 NIR 光照射时，pH 敏感光动力纳米试剂的镧系核心吸收这些光子并发射高能可见光，从而通过激发 pH 响应聚合物配体的氯离子来施加光动力疗法效应。在 A549 荷瘤裸鼠 BALB/c 小鼠中，pH 敏感光动力纳米试剂对深部肿瘤显示出更好的抗肿瘤作用，表明它们可以克服由于可见光的低组织穿透深度而对光动力疗法效应的限制。

尽管为解决光的有限穿透力做出了许多技术攻克，但光在皮肤内的低穿透能力仍然是阻碍光动力治疗功效的主要不利因素。考虑到这一点，克服光穿透深度低的另一种方法是利用纳米闪烁体介导的 X 射线诱导光动力疗法，在电离辐射下发光。X 射线显示出高达 2 厘米的组织穿透力，根据能量水平，其深度是红外波长（5 毫米）的四倍。

掺杂镧系元素的纳米闪烁体具有高原子序数和适当的电子能态，当用 γ 射线或 X 射线照射时，在 UV、可见光和近红外区域发射光子。这为弥补 γ 射线或 X 射线与聚苯乙烯能量失配提供了一种解决方案。通过光电效应和康普顿散射效应，X 射线高能光子与纳米闪烁体晶格发生相互作用，产生许多电子-空穴对。在发光中心连续捕获电子和空穴，然后进行辐射复合，产生发光。纳米闪烁体产生的发光（能量）激活相邻的聚苯乙烯，并通过能量转移导致单线态氧的产生。

除了影响光动力疗法效果的外源性因素外，肿瘤微环境中还存在各种内源性抑制因素。由于癌症的快速生长及其不规则形状，血管功能无法满足癌症的氧气需求，导致肿瘤部位缺氧和呈酸性环境。这种低氧环境不仅抑制光动力治疗效果，而且增加肿瘤侵袭，促进转移，并形成化疗耐药性。为此，研究工作者通过改善肿瘤微环境来提高光动力疗效已做了大量的努力。例如，一些研究试图通过将载有 O_2 的全氟碳化合物纳米颗粒递送至肿瘤组织来改善缺氧肿瘤微环境，从而提高光动力治疗疗效。然而，以这种方式输送到肿瘤组织的氧气量非常有限，不足以提高光动力治疗的疗效。

由于肿瘤的异常代谢，其过氧化氢的内源性浓度高于正常组织。利用过氧化氢可分解为水和氧气，几个研究小组已经开始开发纳米系统，可以利用内源性 H_2O_2 在肿瘤微环境中产生氧气。Zhang 等人设计了一种多功能纳米平台（FMZ/DC NP），将化学和光动力治疗、氧气生成和 pH 敏感性集成到一个单一系统中，以提高对缺氧癌症的治疗效果。该多功能纳米平台基于 MnO_2 纳米颗粒与 H_2O_2 反应生成 O_2（$Mn^{2+} + H_2O_2 \longrightarrow 1/2 O_2\uparrow + H_2O$），从而提高氧含量，增加光动力治疗效果。在体外，FMZ/DC NP 通过与 H_2O_2 反应产生氧气，证实光动力治疗效果有所改善。此外，体内获得的实验证据表明，氧水平的显著增加可以克服缺氧环境。这些方法在 4T1 荷瘤小鼠中成功地实现了肿瘤的光动力治疗，与体外结果一致。

9.5.1.4 光热疗法

高温疗法是在温度大于 43°C 时，可在癌细胞中诱导热休克反应，诱导其破坏。鉴于癌细胞比正常细胞更容易受到高温损伤，高温疗法已开始作为一种抗癌疗法引起关注。然而，需要外部热刺激的常规热疗，如射频（RF）或近红外辐射，可能导致正常组织加热，导致严重的副作用。此外，外部热刺激会在身体表面产生温度梯度，在通过组织时会消散，达到肿瘤部位的温度大幅降低。为了解决这个问题，已经开发了各种非外部高温刺激的原位产生热量高温剂。光热疗法是最有前途的高温癌症治疗方法之一，它利用光吸收光热剂的近红外激光照射产生的热量。理想情况下，光热疗法可以通过将光热剂产生的热量直接转移到癌细胞，从而最大限度地提高癌症治疗的效果，同时通过将激光直接聚焦在癌细胞上来降低副作用。七甲基染料和吲哚菁绿（ICG）的有机小分子已成为潜在的光热疗法试剂。吲哚菁绿在近红外光谱中强烈吸收，并可将吸收的光转化为局部热，从而引发高热并诱导癌细胞的破坏。然而，由于吲哚菁绿的浓度依赖性聚集、半衰期短和体内稳定性差，其在癌症热疗中的应用受到限制。通过合适的纳米载体设计，吲哚菁绿可以以改进的选择性特异性递送至靶向癌细胞。

Zhang 等人开发了一种多功能肿瘤靶向光热疗法杂交纳米平台（ICG@MCNPs），这改善了吲哚菁绿的光稳定性和光热转换效果。他们的系统在近红外激光照射下对 4T1 乳腺癌细胞发挥了显著的更强的光热治疗效果。此外，体内光热疗法证明，这些吲哚菁绿负载的杂化纳米颗粒可以有效靶向肿瘤部位，导致肿瘤处的光热疗法效果显著。

Ma 等人成功制造了用于肿瘤消融的荧光/磁共振双模成像引导光热治疗剂 SPIO@DSPE-PEG。通过将 DSPE-PEG 5000 和吲哚菁绿分子引入油胺稳定的 SPIO NP 来制备吲哚菁绿 NP。吲哚菁绿加载到 SPIO@DSPE-PEG/ICG NP 比游离吲哚菁绿更具光稳定性。此外，体内磁共振和荧光成像特性证明，SPIO@DSPE-PEG/ICG NP 实现肿瘤特异性光热治疗，通过光热效应成功消融肿瘤。

9.5.1.5 基因编辑（CRISPR/Cas9）

基因组编辑技术是一种高效、准确的技术，它在特定的靶序列中诱导双链断裂，然后修饰、替换或插入所需的基因。短回文重复序列（CRISPR）和 CRISPR 相关蛋白（Cas）成为基因组编辑工具并引起了广泛关注。CRISPR/Cas9 系统由一个与靶向 DNA 形成互补碱基对的单引导 RNA（sgRNA）和一个在特定位点切割 DNA 的特异性核酸内切酶蛋白

Cas9 组成。CRISPR/Cas9 最重要的应用是疾病相关基因的敲除，以及疾病细胞和组织中基因缺陷的纠正。然而，为了实现这一目的，CRISPR/Cas9 基因组编辑系统必须高效、安全地传递到其细胞内靶位点。为此，Mout 等人利用阳离子精氨酸 AuNP（ArgNP）基纳米组装体开发了 CRISPR/Cas9 核糖核蛋白（Cas9En）的直接胞浆递送系统。该系统显著改善了基因编辑系统的细胞质/核传递，效率达到约 90%。

9.5.2 物理刺激的换能器

有些无机纳米颗粒可将物理刺激转化为其他形式的能量（图 9-3）。例如，磁性纳米颗粒可以将磁场转化为机械能或热，而 AuNP 可以将光转化为热。而且这些外部能量源信号（例如，磁场或光）不是入侵式穿透生物组织，因此可以以远程控制的方式在体内控制换能器纳米颗粒。由 Fe_3O_4 组成的磁性纳米颗粒在 kHz 至 MHz 范围内的磁场振荡，会产生 Brownian 模式和 Néel 模式的产热机制。Brownian 模式通过粒子振荡产生的摩擦来产生热量，而 Néel 模式则通过每次场振荡产生的磁矩旋转产生热量。因此，磁场的高渗透性使得 Fe_3O_4 纳米颗粒被广泛应用于热疗研究。

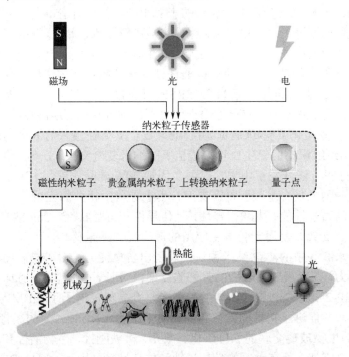

图 9-3 纳米粒子换能器示意图

AuNP 是一种高效的换能器，可通过表面等离子体共振（SPR）的快速弛豫将光能转化为热能。当通过光照射时，表明金原子会激发出自由电子，并形成振荡状态。Zhao 等人构建了抗表皮生长因子受体（EGFR）、肽偶合的醇化聚乙二醇 AuNP（TGN-PEGP75）的复合材料，以根除难以治疗的非小细胞肺癌（NSCLC）。TGN-PEGP75 具有强的近红外吸收、高光热转换效率和良好的生物相容性，在体内表现出高光热转换效率，通过光诱导热效应成功地消融肿瘤。

9.5.3 医疗器械

在过去十年中，混合纳米复合材料出现了新的医疗应用，其中大多数应用需要水凝胶网络的多功能性以及周围基质和细胞之间的动态相互作用。聚合物化学、纳米技术和生物分子工程的交叉融合，使人们能够克服具有单一功能纳米复合材料设计中的限制。

9.5.3.1 组织工程用支架

聚合物支架，如多孔支架、水凝胶或薄膜，缺乏所需的机械强度和体内降解特性，特别是涉及承重再生应用中。因此，近年来人们对能够克服传统聚合物支架的局限的纳米复合支架的开发越来越感兴趣。纳米复合支架可以通过使用各种纳米材料，包括与合成或天然聚合物通过物理或化学结合的硅酸盐基、碳基和金属/金属氧化物纳米颗粒，来调整以模拟天然组织的物理和化学性质。定制的纳米复合支架可以提供 3D 网络、孔隙率、溶质扩散特性、纳米表面结构、可调表面化学特性、组织模拟弹性、亲水性和机械刚度。纳米复合支架的这些有利特性允许更好的细胞-基质相互作用、引导迁移、细胞增殖和/或细胞分化。

硅酸盐类的纳米材料具有亲水性和大的表面积等特征，并容易与生物活性分子（如生长因子和细胞黏附配体）官能化修饰，因而也被广泛使用。此外，降解产物无毒、可吸收，并与成骨细胞功能相关，在组织再生能力和生物相容性方面具有明显的优势。例如，在没有任何骨诱导因子的情况下，负载硅酸镁锂纳米片的甲基丙烯酸酐化水凝胶促进骨前成骨细胞的成骨。含有再生丝素蛋白（RSF）的硅酸镁锂纳米血小板形成可注射的 RSF/Laponite 复合纳米水凝胶，有可能用于修复不规则骨缺损。埃洛石纳米管（HNTs）、双八面体黏土矿和多孔壳聚糖-琼脂糖-明胶纳米复合支架在植入后 6 周内表现出优异的吸收；此外，新结缔组织中的新生血管穿透植入的纳米复合支架。在另一个示例中，通过双通道 3D 生物打印方法开发了由聚乙二醇二丙烯酸酯/硅酸镁锂和 HA 组成的可生物降解和含成骨细胞的纳米复合水凝胶复合支架，用于骨再生相关的应用。

由于其良好的力学性能、生物相容性、骨传导性和可吸收性，CaP 纳米颗粒、羟基磷灰石作为纳米复合支架，是用于骨再生应用的最广泛的纳米材料。例如，引入双磷酸盐功能化纳米复合水凝胶中的 CaP 纳米颗粒，表现出自愈能力、对矿物表面的黏附以及与骨相互作用的能力，在水凝胶植入后的骨细胞支架内生长。由低温 3D 打印分级多孔并负载蛋白-2（rhBMP-2）的 CaP/聚（L-乳酸）纳米复合支架，展示了 rhBMP-2 蛋白和 Ca^{2+} 的成功双重递送，并促进了接种的人骨髓间充质干细胞（HBMSC）的成骨分化。此外，由结冷胶/黄原胶/生物玻璃交联的原位矿化、微孔、机械刚性、生物活性和可生物降解的锌组成的纳米复合支架，具有改善的骨传导性和抗菌性能。掺入 MeHA/BP-Mg 纳米复合水凝胶中的 Ac-BP-Mg 纳米粒子可促进骨再生，而无需添加细胞或诱导剂。

碳基纳米材料具有良好的光学、力学、热和导电性能，因而也被应用于纳米复合支架中。含有碳纳米管的 GelMA 水凝胶具有较好的力学性能和导电性能，可改善心肌细胞黏附、细胞-细胞耦合。同样，将携带血管生成基因的聚乙烯亚胺官能化氧化石墨烯纳米片并入 GelMA 水凝胶中，可改善心梗血管的恢复和收缩功能。GelMA/rGO 纳米复合水凝胶模拟心肌细胞外基质（ECM）的微环境，从而改善心脏组织形态发生和搏动行为。GO 和 rGO 嵌入的热敏 PEG-PA 水凝胶在扁桃体衍生的间充质干细胞（TMSC）中分别表现出增强软骨生成和脂肪生成。此外，通过 rGOa/CNTpega/OPF/MTAC 纳米复合水凝胶成功地制备成具有一定电导率的导电神经导管，为神经组织工程的临床应用提供了选择。

金属/金属氧化物纳米颗粒已用于生成响应于弹性、热和磁刺激的纳米复合支架。掺入 GelMA 水凝胶中的金纳米棒（AuNR）表现出相对较低的电阻阻抗和较好的机械强度。接种了 GelMA/AuNR 纳米复合水凝胶后，新生大鼠心肌细胞在细胞-基质相互作用、细胞-细胞耦合和工程心脏组织功能方面表现出显著改善。掺入一定剂量的 AuNP 到 GelMA 水凝胶中，会根据 AuNP 的用量促进对体外和体内人脂肪来源干细胞的增殖和成骨分化。而表面修饰了 $Mg(OH)_2$ 纳米颗粒的聚乳酸（PLA）同样能起到纳米复合支架作用。Han 小组报告了 $Mg(OH)_2$ 纳米颗粒在肾脏或软骨组织工程中的有效抗炎作用，分别使用 PLGA/脱细胞肾 ECM/$Mg(OH)_2$ 或 PLGA/$Mg(OH)_2$ 的混合纳米复合支架。

这些先进的纳米复合支架可以在一定程度上模拟天然组织的特性，但在将其用作临床应用的人工生物材料之前，必须克服许多问题。例如，组织工程的一个主要挑战是开发生物材料，需要与天然细胞外基质一样，以梯度和顺序方式提供生物化学和机械信号，以在伤口愈合、组织再生和体内平衡期间调节细胞增殖、分化和迁移。因此，先进纳米复合材料支架的设计开发，未来应该重点解决通过调整结构、组成、刺激响应性和/或其他因素，来实现纳米复合支架内提供连续的物理（形貌、材料刚度和孔隙率）和化学（信号生物分子浓度）梯度，以及生物活性分子从纳米材料和/或纳米复合支架的控制释放。

9.5.3.2 血管植入物

自从 Jacques Puel 于 1986 年首次引入血管植入技术以来，冠状动脉支架植入已成为世界范围内治疗冠状动脉疾病的常规方法。纯金属支架（BMS）和药物涂层支架（DESs）已被广泛用于治疗阻塞的冠状动脉。由免疫反应或内膜增生引起的支架内再狭窄（ISR）经常发生在金属支架中；而药物聚合物基质容易引起过敏，因此药物涂层支架易导致晚期支架血栓。为了避免这些问题，正在深入研究涉及纳米复合生物材料开发的新方法。

纳米复合生物材料具有改善支架血液相容性的巨大潜力，是开发心血管支架的候选材料。包含淀粉改性超支化聚氨酯（HPU）与碳点银纳米杂化物（CD-Ag）复合的纳米材料（HPU/CD-Ag）具有良好的膨胀性，热、力学和生物性能，以及细胞相容性、血液相容性和抗感染等特性，这些特点非常有利于用作自膨胀支架的材料。

除了血液相容性外，血管植入物还应能够预防炎症和支架内的继发堵塞。研发出的依维莫司药物应用于可吸收血管支架进行的冠状动脉扩张中，其失败的主要原因是聚乳酸的降解产物会引起血管的炎症反应。而通过表面修饰 $Mg(OH)_2$ 纳米颗粒的（RA-Mg-OLA）和西罗莫司负载的 PLGA 的钴铬（Co-Cr）支架，支架内的继发堵塞和聚乳酸的降解引起的炎症反应受到显著抑制。

血管内皮化在心血管植入物的长期使用中起着重要作用。晚期血管造影支架血栓形成（LAST）是药物涂层支架的主要限制因素，在临床试验中常导致支架植入失败。另一种情况是由于支架延迟内皮化。从这个角度来看，改善内皮化或重新排列暴露区域是血管支架植入领域提高临床转化率的最有效方法。在过去几年中，已经开发了各种实现快速再内皮化的技术，包括活性内皮细胞涂层和使用促进内皮化的纳米复合材料。例如，将多面体低聚倍半硅氧烷-聚（碳酸酯-尿素）聚氨酯（PCU）纳米复合聚合物成功涂覆到金属支架表面，随后与抗 CD34 共价结合，其纳米复合聚合物涂层通过抗体捕获内皮祖细胞促进了再内皮化。在猪胸主动脉纵向动脉切开术中，植入金纳米颗粒复合细胞动脉组织基质的纳米复合生物材料贴片后，支架表现出与动脉血管良好整合，改善了再内皮化，植入 6 个月后没有任何副反应。含有 43.5×10^{-6} Au 的胶原/Au 纳米复合材料显示出比纯胶原更好的生物力学性能和热稳定性。此外，当将含有骨髓干细胞和 Au 纳米凝胶的复合材料导管植入到大鼠的股动脉时，该材料表现出顺应性、抗血栓形成性、生物稳定性、内皮化和血液相容性。由于每种纳米复合材料的实验是在不同的环境下进行的，因此未来的研究应寻求在相同的条件下比较各种纳米复合材料，以便于选择用于血管支架的最佳纳米复合材料。

9.5.3.3 牙科植入物

迄今为止，在牙科材料领域，已经开发出如临时敷料、牙科修复（填充物、水泥、树脂、牙冠和牙桥）、牙科印模（牙齿的负印痕）、修复材料（假牙）和牙科植入物等众多类型的牙科材料。由于复合树脂具有较好的生物相容性和与原牙有较高的相似，并易于操作，因此在二十世纪六十年代便取代了汞合金。为了进一步提高牙科修复树脂复合材料的力学、化学和生物性能，研究人员探索了将无机纳米材料（填料）掺入含光交联聚合物的树脂基质中（例如，双酚 A 甘油酯二甲基丙烯酸酯、三甘醇二甲基丙烯酸酯和聚氨酯二甲基丙烯酸酯等）。第一种用于牙科树脂基复合材料的无机纳米材料是二氧化硅。随后，开发了许多新型无机纳米材料，以改善牙本质和牙釉质的力学性能、断裂韧性、表面润湿性能、黏附性能和抗龋功能，以及减少染色和萎缩的趋势。含有甲基丙烯酸 POSS 的树脂基复合材料表现出收缩率降低、较好力学性能和抗划伤性。基于溴化物/阳离子聚合物（AgBr/NPVP）纳米复合材料改性的聚甲基丙烯酸甲酯（PMMA）的牙科树脂具有细胞相容性，仅质量分数 0.1%的 AgBr/NPVP 就足以抑制真菌生长。Weir 等人报告了使用由树脂[乙氧基化双酚 A-二甲基丙烯酸酯（EBPADMA）和酸性均苯四甲酸甘油二甲基丙烯酸盐（PMGDM）]和 CaP 纳米颗粒组成的纳米复合物能促进牙本质再矿化，表明树脂/纳米复合材料是很有前途的修复材料，既能使牙齿损伤再矿化，保护牙齿结构，又能抑制继发龋齿。

近年来，纳米复合生物材料还被应用于牙周组织工程。牙周治疗的最终目标是创造一个有助于患者保持牙齿健康、舒适的环境。在 9.5.3.1 节讨论的骨再生背景下研究的各种纳米复合支架，同时成为了牙周组织工程有应用前景的候选材料。当前合成牙种植体的主要限制是它们不能适应局部组织环境。尽管钛合金等植入材料已成功用于牙科植入物和假体长达 30 年，但它们因细胞不能直接黏附到大多数金属表面存在明显的界面分离而受到限制。因此，利用纳米涂层和纳米复合材料的目的是改变牙种植体的表面性质，以加速愈合过程。例如，在动物模型中，羟基磷灰石涂层植入物已显示在植入部位与骨界面发生较好的黏附。牙科植入物的另一个要求是具有耐磨性。碳基纳米材料已用于提高牙科植入物的耐磨性，其中，类金刚石碳涂层由于其固有的力学、化学和热性能，近年来受到了广泛关注。尽管它们具有以上优点，但同时也有一些缺点，例如高内应力、较差的黏合性能和对环境条件的高灵敏度。为了克服这些限制，使用 C_{60} 离子束在 Co-Cr 合金板上进行碳纳米复合涂层（CNC）。碳纳米复合涂层沉积显著改善了植入物的生物相容性和耐久性，并改善了新组织的形成而无坏死，说明该方法在骨科和牙科应用中很有前景。对于三种牙周组织的同时再生，使用了组织特异性三层纳米复合水凝胶支架。多孔三层纳米复合水凝胶支架由甲壳素-PLGA、纳米生物活性玻璃陶瓷（nBGC）和生长因子组成。纳米复合材料的最新发展改善了牙科和口腔保健，并将在不久的将来进一步推进这些领域。然而，许多障碍继续阻碍纳米复合生物材料在临床上的广泛应用。未来的研究应寻求开发能够有效细胞-基质相互作用、生长因子递送和牙组织损伤部位的组织再生的纳米复合材料。

随着生物医学对高功能材料的需求增加，有机/无机杂化材料的使用变得不可避免。生物聚合物和无机纳米颗粒的杂化具有不错的潜力，因为它们不仅继承了每个组分的优点，而且还提供了多组分的协同性能。此外，由于有机材料通常力学性能差，无机纳米颗粒的掺入可以将无机纳米材料的非凡物理和化学性质赋予聚合物基体，从而弥补以上问题。代表性的有机/无机杂化物可分为复合纳米颗粒和纳米复合材料。尽管这种混合材料已经通过一系列化学合成方法生产，但目前复杂的合成过程很难在实验室外以工业规模重现。

考虑到用于临床实验足够安全，这些复合纳米材料混合体必须有较好的生物相容性。考虑到生理环境的复杂性，应该对复合纳米材料的体内行为进行更详细的研究，同时进行准确设计的药代动力学/药效学分析。除此之外，还应进行基础生物学研究，以阐明复合纳米材料与生物成分（即蛋白质、细胞和组织）之间的相互作用。在癌症免疫治疗中开发复合纳米材料，结合示踪引导，成为了提高其治疗效果的新策略。人工智能（AI）/大数据技术的发展，可以通过优化有机和无机材料的组合来加速个性化材料的开发，这符合精密医学概念的新兴理念。此外，复合纳米材料有利于用于可穿戴电子医疗设备，可穿戴设备通过改变其有机和无机组分的类型和组成来调节其电子、力学、物理和化学性能。

参考文献

[1] Chen H, Wang G D, Chuang Y-J, et al. Nanoscintillator-mediated X-ray inducible photodynamic therapy for in vivo cancer treatment. Nano Lett, 2015, 15（4）: 2249-2256.

[2] Ling D, Park W, Park S-J, et al. Multifunctional tumor pH-sensitive self-assembled nanoparticles for bimodal imaging and treatment of resistant heterogeneous tumors. J Am Chem Soc, 2014, 136（15）: 5647-5655.

[3] Chae D W, Kim B C. Characterization on polystyrene/zinc oxide nanocomposites prepared from solution mixing. Polym Adv Technol, 2005, 16（11-12）: 846-850.

[4] Yuan W, Wang F, Chen Z, et al. Efficient grafting of polypropylene onto silica nanoparticles and the properties of PP/PP-g-SiO_2 nanocomposites. Polymer, 2018, 151: 242-249.

[5] Cheng Y J, Zeiger D N, Howarter J A, et al. In situ formation of silver nanoparticles in photocrosslinking polymers. J Biomed Mater Res B Appl Biomater, 2011, 97（1）: 124-131.

[6] Xia H, Li F, Hu X, et al. pH-sensitive Pt nanocluster assembly overcomes cisplatin resistance and heterogeneous stemness of hepatocellular carcinoma. ACS Cent Sci, 2016, 2（11）: 802-811.

[7] Otsuka H, Akiyama Y, Nagasaki Y, et al. Quantitative and reversible lectin-induced association of gold nanoparticles modified with α-lactosyl-ω-mercapto-poly（ethylene glycol）. J Am Chem Soc, 2001, 123（34）: 8226-8230.

[8] Mirkin C A, Letsinger R L, Mucic R C, et al. A DNA-based method for rationally assembling nanoparticles into macroscopic materials. Nature, 1996, 382（6592）: 607-609.

[9] Alivisatos A P, Johnsson K P, Peng X, et al. Organization of nanocrystal molecules using DNA. Nature, 1996, 382（6592）: 609-611.

[10] Li J, Hong R, Li M, et al. Effects of ZnO nanoparticles on the mechanical and antibacterial properties of polyurethane coatings. Prog Org, 2009, 64 (4): 504-509.

[11] Li S, Meng Lin M, Toprak M S, et al. Nanocomposites of polymer and inorganic nanoparticles for optical and magnetic applications. Nano Rev, 2010, 1 (1): 5214.

[12] Lee S K, Han C-M, Park W, et al. Synergistically enhanced osteoconductivity and anti-inflammation of PLGA/β-TCP/Mg(OH)$_2$ composite for orthopedic applications. Mater Sci Eng C Mater Biol Appl, 2019, 94: 65-75.

[13] Haraguchi K, Takehisa T. Nanocomposite hydrogels: a unique organic–inorganic network structure with extraordinary mechanical, optical, and swelling/deswelling properties. Adv Mater, 2002, 14 (16): 1120-1124.

[14] Li C, Mu C, Lin W, et al. Gelatin effects on the physicochemical and hemocompatible properties of gelatin/PAAm/laponite nanocomposite hydrogels. ACS Appl Mater Interfaces, 2015, 7 (33): 18732-18741.

[15] Park, Wooram, Shin, Heejun, Choi, Bogyu, et al. Advanced hybrid nanomaterials for biomedical applications[J]. Progress in materials science, 2020, 114: 100686.1-100686.33.

[16] Wu Y, Ali M R, Chen K, Fang N, El-Sayed M A. Gold nanoparticles in biological optical imaging. Nano Today, 2019, 24: 120-140.

[17] dos Santos J, de Oliveira R S, de Oliveira T V, et al. 3D printing and nanotechnology: a multiscale alliance in personalized medicine[J]. Advanced functional materials, 2021, 31 (16): 2009691.

[18] Barroso A, Mestre H, Ascenso A, et al. Nanomaterials in wound healing: From material sciences to wound healing applications[J]. Nano Select, 2020, 1 (5): 443-460.

[19] Kharat P B, Somvanshi S B, Jadhav K M. Multifunctional magnetic nano-platforms for advanced biomedical applications: a brief review[C]//Journal of Physics: Conference Series. IOP Publishing, 2020, 1644 (1): 012036.

[20] Kurian A G, Singh R K, Patel K D, et al. Multifunctional GelMA platforms with nanomaterials for advanced tissue therapeutics[J]. Bioactive Materials, 2022, 8: 267-295.

[21] Liu X, Wu Y, Zhao X, et al. Fabrication and applications of bioactive chitosan-based organic-inorganic hybrid materials: A review[J]. Carbohydrate Polymers, 2021, 267: 118179.

[22] Ma J, Cai B, Zhang S, et al. Nanoparticle-mediated assembly of peptoid nanosheets functionalized with solid-binding proteins: Designing heterostructures for hierarchy[J]. Nano letters, 2021, 21 (4): 1636-1642.

[23] Akgöl S, Ulucan-Karnak F, Kuru C I, et al. The usage of composite nanomaterials in biomedical engineering applications[J]. Biotechnology and Bioengineering, 2021, 118 (8): 2906-2922.

[24] Zuluaga-Vélez A, Quintero-Martinez A, Orozco L M, et al. Silk fibroin nanocomposites as tissue engineering scaffolds—a systematic review[J]. Biomedicine & Pharmacotherapy, 2021, 141: 111924.